reinhardt

Reinhardts Gerontologische Reihe
Band 29

Virginia Bell • David Troxel

Personzentrierte Pflege bei Demenz

Das Best-Friends-Modell für Aus- und Weiterbildung

Mit 99 Ausbildungstools

Aus dem Amerikanischen von Andreas Wimmer

Ernst Reinhardt Verlag München Basel

Virginia Bell, Beraterin der Alzheimer-Gesellschaft in Lexington, Kentucky.
David Troxel, Geschäftsführer der Alzheimer-Gesellschaft in Santa Barbara, Kalifornien.

Titel der Amerikanischen Originalausgabe:
„The Best Friends Staff – Building a Culture of Care in Alzheimer's Programs"
Originally published in the United States of America by Health Professions Press, Inc.

Bibliografische Information der Deutschen Bibliothek

Die Deutsche Bibliothek verzeichnet diese Publikation in der
Deutschen Nationalbibliografie; detaillierte bibliografische Daten
sind im Internet über <http://dnb.ddb.de> abrufbar.
ISBN 3-497-01695-0
ISSN 0939-558X

Printed in Germany
Reihenkonzeption Umschlag: Oliver Linke, Augsburg
Satz: Fotosatz Reinhard Amann, Aichstetten
Druck und Bindung: Friedrich Pustet, Regensburg

Ernst Reinhardt Verlag, Kemnatenstr. 46, D-80639 München
Net: www.reinhardt-verlag.de Mail: info@reinhardt-verlag.de

Inhalt

Verzeichnis der Ausbildungstools

Kapitel 5

Kapitel 6

Kapitel 7

Kapitel 8

Kapitel 9

Kapitel 10

Rebecca Matheny Riley, 1925–1999

Rebecca war eine liebevolle Tochter, Schwester, Ehefrau, Mutter, Großmutter, Krankenschwester, ehrenamtliche Mitarbeiterin, Professorin und gute Freundin. Durch alle Rollen in ihrem Leben zieht sich ein roter Faden: Rebecca war immer eine Lehrerin. Sie war darin wahrscheinlich am besten, nachdem bei ihr Alzheimer diagnostiziert wurde. Rebecca war entschlossen, etwas zu bewirken. Sie beteiligte sich an Forschungsstudien, um bei der Suche nach der Ursache der Krankheit zu helfen, und sie erzählte jedem, der daran interessiert war, wie es ist, in der Welt der Alzheimerkrankheit zu leben.

Rebecca, dieses Buch ist Dir gewidmet, der ersten, die uns etwas über diese fremde Welt beigebracht hat. Du bist mehr als eine Erinnerung. Du lebst in Deinen vielen Schülern auf dieser Welt weiter.

Erdbeerquark

Frau G.H. hatte ihrer Mutter in den letzten Jahren zunehmend bei der Hausarbeit geholfen. Die „leichte Vergesslichkeit" entwickelte sich zu einer Demenz vom Alzheimertyp. Wenn Anfangs nur kleine Hilfen beim Einkaufen, beim Baden oder beim Ankleiden erforderlich waren, so wurden die Hilfen immer umfangreicher. Zuletzt konnte die Mutter das Haus nicht mehr verlassen und ihren Haushalt nicht mehr selber machen. Die Tochter versorgte die Mutter jetzt auch mit allen Mahlzeiten. Irgendwann begann die Mutter, die Nahrung zu verweigern. Es gab viele Gründe, das Essen abzulehnen. „Ich esse später, ... ich habe doch schon gegessen, ... morgen esse ich wieder..." Die Tochter gab sich Mühe, die Nahrung schmackhaft und abwechslungsreich vorzubereiten. Trotzdem verlor die Mutter an Gewicht, die Haut wurde trocken und es ging ihr schlechter. Jeden Tag hatte die Tochter sich etwas neues überlegt, einfallsreich gekocht, aber die Mutter lehnte das Essen ab. Eines Tages gab es zum Nachtisch Erdbeerquark. Die Augen der Mutter leuchteten. Mit Genuss und Freude aß sie den ganzen Nachtisch und verlangte noch etwas mehr. Schon als Kind war Erdbeerquark die Lieblingsspeise der Mutter gewesen. Da hatte die Tochter einen genialen Einfall. Von jetzt an gab es nur noch Erdbeerquark; morgens, mittags, abends Erdbeerquark. Jedes mal war die Mutter glücklich. Am Abend hatte sie vergessen, dass es mittags Erdbeerquark gegeben hatte. Immer wieder aß sie ihn mit Genuss. Manchmal gab es jetzt den Erdbeerquark mit Sahne oder mit etwas mehr Milch, oder mit Sonnenblumenöl oder mit Vitamintabletten oder mit einem Ei oder..., oder... Ernährungsphysiologisch erhielt die Mutter alles, was sie brauchte: Kohlenhydrate, Eiweiß, Fett, Flüssigkeit. Emotional bekam sie aber noch viel mehr: Verständnis für ihre Situation, liebevolle Zuwendung, Freundschaft und Hilfe in einer schwierigen Lebenslage.

18 Monate lang bis zu ihrem Tode freute sie sich auf jede Mahlzeit. Sie hatte an Gewicht zugenommen, die Haut wurde elastischer und sie wurde lebendiger.

Im täglichen Kontakt mit den Menschen, die an der Alzheimerdemenz erkrankt sind, brauchen wir Phantasie, Einfühlungsvermögen und auch den Mut, ungewöhnliche Wege zu gehen. Hierzu ist das vorliegende Buch eine hervorragende Hilfe. Es regt die Phantasie an und schafft Verständnis für Menschen, die in einer Welt leben, die vorwiegend durch Gefühle geprägt ist und nicht durch den Verstand. Zu dieser Welt haben wir den Zugang verloren; mit diesem Buch haben wir einen Schlüssel in der Hand, wie wir den Zugang wiederfinden können.

Prof. Dr. med. Hans-Georg Nehen

Einleitung

Mit der Veröffentlichung von *Richtig helfen bei Demenz* wurde ein Pflegemodell für Personen mit Alzheimer-Demenz und verwandten Krankheiten vorgestellt. Das Best-Friends-Modell ist lebensbejahend und macht Hoffnung. Es bietet neue Lösungsvorschläge für alte Probleme. Das Buch vertritt die Ansicht, dass die Alzheimer-Krankheit noch ein anderes Gesicht hat. Pflegende Angehörige und professionelle Pflegekräfte können lernen, wie sie besser auf eine Person mit einer Demenzerkrankung reagieren können. Problematische Verhaltensweisen können verstanden, reduziert und sogar vermieden werden. Die Lebensqualität der dementen Person verbessert sich. Pflegekräfte lernen, erfolgreich mit dieser Krankheit umzugehen. In Einrichtungen zur Langzeitpflege können effektive, herausragende Programme entwickelt werden. Diese Verbesserungen können durch ein einfaches Pflegekonzept erreicht werden – was Personen mit der Alzheimer-Krankheit am dringendsten brauchen, ist eine Vertrauensperson, sozusagen ein guter Freund.

Einige Familien haben den Autoren erzählt, dass das Best-Friends-Modell ihnen dabei helfe, die Beziehungen zu geliebten Menschen neu zu gestalten. Es liegt in der Natur der Alzheimer-Krankheit, dass die Person mit der Krankheit vielleicht irgendwann einmal den Namen eines Familienmitglieds oder sogar die genaue Art der Beziehung zu ihm vergisst. Beziehungen neu zu gestalten hilft den Familien dabei, diese Veränderung zu akzeptieren; zum Beispiel könnte jemand nicht mehr als Partner, dafür aber als Freund erkannt werden. Familien haben auch gelernt, dass sich die Krankheit nicht ändert, weshalb sie sich ändern müssen. Sie haben erkannt, dass sie die Krankheit überstehen konnten, indem sie Pflegetechniken und -fertigkeiten erlernten, Dienstleistungen der Gemeinde oder Stadt nutzten und sich um sich selbst kümmerten.

Von Personen im Frühstadium der Alzheimer-Krankheit wissen die Autoren, dass das Best-Friends-Modell ihnen dabei hilft, ihre eigene Situation besser zu verstehen. Die Teilnehmer einer Selbsthilfegruppe für Menschen im Frühstadium der Alzheimer-Krankheit haben das Buch in ihren Sitzungen benutzt, um über ihre Gefühle zu reden und ihre Hoffnungen und Ängste hinsichtlich ihrer Zukunft mit anderen zu teilen. Ruth McReynolds, selbst von der Krankheit betroffen, war eine der ersten, die *Richtig helfen bei Demenz* gelesen haben. Als sie nach Santa Barbara, Kalifornien, in ein

Wohnheim namens Villa Alamar zog, das sich auf die Alzheimerpflege spezialisiert hatte, nahm sie das Buch mit. Sie sagte: „Dieses Buch hilft mir dabei, das zu akzeptieren, was ich habe. Ich kenne sogar einen der Autoren … er ist ein Freund von mir." Nach einem Jahr in der Villa Alamar ging sie zurück nach Hawaii, um ihren Mann Dale bis zu seinem Krebstod zu begleiten. Obwohl bei ihr Alzheimer diagnostiziert worden war, war Ruth in der Lage, ihm eine liebende und hilfreiche Partnerin zu sein.

Professionelle Pflegekräfte sahen im Best-Friends-Modell sofort umsetzbare Möglichkeiten für langfristige Pflegeprogramme. Die Behörde für Senioren- und Behindertenbetreuung des US-Bundesstaates Oregon unterstützt das Best-Friends-Modell als staatlich empfohlenes Modell für die Ausbildung in der Demenzpflege. Der Staat Maine bezeichnete das Modell als eine der besten Verfahrensweisen. Langzeitpflege-Einrichtungen aus den gesamten Vereinigten Staaten und darüber hinaus fingen an, das Pflegeleitbild des Buches zu übernehmen und das Modell für die Personalausbildung und das Erstellen von Programmen zu adaptieren. Hier sind einige Beispiele:

- Karen Wyan, Assistentin der Heimleitung im *Laurel Heights Home for the Elderly* in London, Kentucky, entdeckte, dass das Best-Friends-Modell „ein einfaches Modell [ist], das das gesamte Personal verstehen kann … es funktioniert wirklich und verhindert, dass sich aus Einsamkeit, Langeweile, Sorgen, Hilflosigkeit oder Gedächtnisverlust schwierige Verhaltensweisen entwickeln."
- Nachdem er das Best-Friends-Konzept über ein Jahr lang praktiziert hatte, berichtete Michael Livni, Leiter des Serenity Nursing Home in Johannesburg, Südafrika: „Das Best-Friends-Programm stärkt die Fürsorge um die Patienten und die Arbeitsmoral des Pflegepersonals."
- LuAnne Walstrom, die Leiterin des Care Club of Collier County in Naples, Florida, glaubt, dass das Best-Friends-Modell „die Häufigkeit von katastrophalen Reaktionen und Wutausbrüchen reduziert. Diese Grundhaltung hat auch dabei geholfen, ein starkes Band des Vertrauens zwischen den Tagesgästen und dem Personal aufzubauen."
- Die Muttergesellschaft des Hotel Pawnee, einem Altenheim in North Platte, Nebraska, hat das Buch zu ihrer Ausbildungs„bibel" gemacht. Neues Personal liest darin und diskutiert über jedes Kapitel des Buches. Alyce Parsons, ein Mitglied des Managements, bemerkt: „Wenn die Mitarbeiter das Buch durchgelesen und das Best-Friends-Modell in ihrer Arbeit umgesetzt haben, geben wir ihnen sogar eine Gehaltserhöhung!"
- William M. Small, Jr., der Leiter und Besitzer des Fountainview Center for Alzheimer's Disease in Atlanta, Georgia, schreibt, „das Best-Friends-Konzept hat unserer Organisation überaus gut getan … [Es] betrifft praktisch jeden Aspekt unseres Ansatzes der Alzheimerpflege."

Dieses Modell trifft bei vielen Programmleitern, die nach neuen Ansätzen für die Herausforderungen der Alzheimerpflege suchen, eindeutig auf offene Ohren. Diese Fachkräfte und andere, die in Langzeitpflege-Einrichtungen arbeiten, riefen uns an und schickten E-Mails, um mehr Material anzufordern, das ihnen dabei helfen sollte, Best-Friends-Programme zu entwickeln. Dies ermutigte uns, das vorliegende Buch zu schreiben.

Richtig helfen bei Demenz ist für Familien und Fachkräfte geschrieben worden. *Personzentrierte Pflege bei Demenz* richtet sich dagegen hauptsächlich an Fachleute, die in langfristig ausgelegten Pflegesituationen arbeiten. Das Ziel dieses Buches ist, Programmleitern dabei zu helfen, Personal auszubilden, das sich mit der Krankheit auskennt, Verständnis für die Welt der Heimbewohner oder Programmteilnehmer zeigt, Sinn für Humor und Freude hat, instinktiv richtig auf Ereignisse reagiert und sich dafür engagiert, die Würde von dementen Personen zu wahren und ihre Lebensqualität zu verbessern. Das sind die Vorzüge, wenn man Pflegepersonal nach dem Best-Friends-Modell schult.

Dieses Buch diskutiert auch die Herausforderung für Arbeitgeber, auf einem wettbewerbsorientierten und anspruchsvollen Arbeitsmarkt Langzeitpflege-Einrichtungen personell zu besetzen: Wie findet man heutzutage gutes Pflegepersonal, bildet es aus und behält es? Wie hält man gute Führungskräfte, wenn in den Schlagzeilen häufig von Vernachlässigung der Heimbewohner und schlechter Pflegequalität zu lesen ist? Trotz dieser Herausforderungen hat man mit dem Best-Friends-Modell die beste Chance, diese Hindernisse zu überwinden und die Pflegekultur zu verändern.

In einem Bericht über ein Treffen von Initiatoren von Pflegeeinrichtungen in Rochester, New York, aus dem Jahre 1997 wird (Pflege-)Kultur definiert als „ein organischer, fortlaufender Prozess, der das Potenzial zu Veränderung, Wachstum und Entwicklung hat. Es gibt keine Schuldigen – Gute oder Schlechte. Vielmehr gibt es eine Vision, Energie oder Beharrlichkeit und den Willen, sich gegenseitig bei diesen Veränderungen zu unterstützen und zu stärken oder eben nicht." Diese Aussage steht für die Grundhaltung einer Gruppe in den USA, die sich „Pioneers" nennt und sich auf die Fahnen geschrieben hat, die Pflegekultur in der Langzeitpflege zu verändern. Wir begrüßen ihre Definition von Kultur und Veränderung: Wir sollten nicht mit dem Finger aufeinander zeigen und Schuld zuweisen, vielmehr ist jetzt die Zeit gekommen, nach neuen und kreativen Ideen zu suchen, um gemeinsame Ziele zu benennen und uns gegenseitig auf der Suche nach größerer Befriedigung bei der Arbeit und nach neuen Pflegemodellen zu unterstützen.

Wir haben dieses Buch für eine breite Leserschaft geschrieben, die in der Langzeitpflege arbeitet, wozu auch ambulante Dienste, Tagesstätten, betreutes Wohnen und stationäre Pflege gehören. Das Buch könnte sich auch für Pflegekräfte als nützlich erweisen, die mehr über Themen erfahren wollen, die mit der Personalausbildung und -entwicklung zusammenhängen. Im Einzelnen wendet es sich an folgende Gruppen:

- *Heimleiter* lernen, wie das Best-Friends-Modell die Zufriedenheit von Bewohnern oder Teilnehmern, Familie und Personal verbessern kann. Das Modell vertritt die Ansicht, dass die Ausbildung von Best-Friends-Personal eine gute Investition ist, die Fluktuation verringert und einen positiven Einfluss auf den „Grundgedanken“ hat.
- *Lehrkräfte an Pflegeschulen und in der Weiterbildung* entdecken leicht anwendbare Materialien und Programme zur ersten Orientierung des Personals, zur fortlaufenden Weiterbildung und zur Vertiefung der Lektionen. Handzettel, Arbeitsblätter und Übungen werden zur Verfügung gestellt, die kopiert oder verändert und in Ausbildungsprogrammen und Kursen verwendet werden können. Dieses Buch ist kein Lehrplan, aber es bietet einen Rahmen für das Personal, damit es seine Arbeit nicht nur mit Geschick, sondern auch sinnerfüllt und mit Befriedigung tun kann.
- *Alle, die Aktivitäten für demente Menschen organisieren und anleiten,* werden das Konzept des Buchs schätzen, dass alle Angestellten, die mit den Bewohnern oder Teilnehmern in Kontakt kommen, bei Aktivitäten eine Rolle spielen. Das Best-Friends-Programm ist nicht nur eine Bereicherung für Gruppenaktivitäten, es ermutigt auch dazu, die Zeit zwischen den strukturierten Aktivitäten bewusst zu erleben und zeigt auf, wie dies zu bewerkstelligen ist. Dabei ist es ebenfalls wichtig, dass das Buch die Fachkräfte dazu ermutigt, ihre eigenen Interessen, Hobbys und Neigungen in das Aktivierungsprogramm mit einzubringen.
- *Klinisches Fachpersonal*, das dieses Buch liest, wird die in dem Buch vertretene Ansicht schätzen, dass es wichtig ist, dass sich alle Angestellten Grundwissen über die medizinischen Aspekte der Demenz aneignen. Der Wert einer gründlichen medizinischen Beurteilung und die Bedeutung der fortlaufenden medizinischen Betreuung werden diskutiert. Das Buch betont auch den Wert verhaltensmedizinischer Ansätze, die zusammen mit guter medizinischer Versorgung die Gesundheit fördern.
- *Architekten und Raumausstatter*, die eine wichtige Rolle bei der Schaffung einer geeigneten Umgebung spielen, werden sehen, dass dieses Buch ihnen und ihren Klienten wichtige Werkzeuge für eine Programmkonzept gibt, auf deren Grundlage sie ihre Entwürfe und Pläne entwickeln können. Programme nach dem Best-Friends-Modell arbeiten mit diesen Fachleuten zusammen, um eine erfolgreiche Gestaltung zu erreichen.
- *Leitendes Pflegepersonal, das den Einsatz von ehrenamtlichen Mitarbeitern koordiniert,* wird sehen, dass das Best-Friends-Modell für Ehrenamtliche attraktiv ist. Wir treten für einen verstärkten Einsatz von ehrenamtlichen Mitarbeitern in der Demenzpflege ein; jedes Programm kann in diesem Bereich effektive Pläne entwickeln. Dabei vertritt das Buch vor allem die Ansicht, dass Ehrenamtliche besonders gut einer bestimmten dementen Person zugeordnet werden können. Sie können aber auch bei Gruppenprogrammen mitarbeiten. Freiwillige werden

vom Best-Friends-Modell stärker angezogen, weil ihre Arbeit dadurch an Bedeutung gewinnt.

- *Auszubildende* müssen im Rahmen ihres Ausbildungsprogramms oft Praktika absolvieren. Dieses Buch ist eine gute Quelle für Auszubildende, Lehrer und Programmleiter, die praktische Lernprogramme entwickeln. Es kann auch in der Gerontologie bzw. Gerontopsychiatrie und in Kursen zur Langzeitpflege als Lehrbuch eingesetzt werden.
- *Interessierte Fachleute und Laien*, die in der Langzeitpflege arbeiten, einschließlich der Mitarbeiter in den Landesverbänden der Alzheimer Gesellschaft, in Stiftungen, in Einrichtungen für Öffentlichkeitsarbeit, im Altenpflegemanagement, in Glaubensgemeinschaften, Berufsverbänden sowie im Universitäts- und Ausbildungsbereich werden sehen, dass dieses Buch viele konventionelle Ansichten über Personal- und Programmentwicklung in Frage stellt. Neue und bereits bestehende Programme werden gleichermaßen davon profitieren. Wir hoffen, dass *Personzentrierte Pflege bei Demenz* die Leser inspiriert und ihnen Ideen liefert, so dass sie im dynamischen Sektor der Langzeitpflege bessere Programme aufbauen und weiterführen können.

Personzentrierte Pflege bei Demenz nennt fünfunddreißig Langzeitprogramme in den USA, die das Best-Friends-Modell übernommen haben. Darüber hinaus haben dreißig Fachleute und Berater im Bereich der Demenzpflege aus der ganzen Welt uns an ihren Erfahrungen teilhaben lassen. Sie verleihen dem Material Authentizität, ermöglichen es dem Leser, vom Expertenwissen anderer zu profitieren, und bieten denjenigen, die sich für die Personalausbildung interessieren, eine Art „Kontaktbörse", wo sie sich zusammenschließen können. Diese Mitarbeiter sind in den Danksagungen aufgeführt. *Personzentrierte Pflege bei Demenz* wurde als Begleitband zu *Richtig helfen bei Demenz* geschrieben, kann aber auch alleine stehen. Das erste Buch ist besonders hilfreich für Familienmitglieder oder Fachkräfte, die mehr Informationen zu diesem Pflegemodell suchen.

In *Kapitel 1* wird das Best-Friends-Modell dargestellt. Die Grundrechte der Menschen mit Alzheimer-Demenz werden zusammen mit einem Überblick über das Modell und einer Einführung in eines seiner Grundkonzepte, das „Geschick", dargestellt. Geschick ist hier die Kunst, schwierige Aufgaben mit Leichtigkeit zu bewältigen, die Kunst, für die Problemlösung intelligente Tricks und Strategien zu verwenden. Geschick ist das, was das Best-Friends-Pflegepersonal verkörpern sollte. Eine Liste der Merkmale, die zum Geschick gehören, wird zusammen mit Beispielen für geschickte Pflege in Programmen aus den Vereinigten Staaten und anderen Ländern aufgeführt.

In *Kapitel 2* wird die Personaleinstellung und -ausbildung vor dem Hintergrund einer schwierigen Arbeitsmarktsituation angesprochen. Bei einer Konferenz in den USA sagte eine Heimleiterin grollend, dass der Arbeitsmarkt in ihrer Gegend so leergefegt sei, dass sie auch Pfleger völlig ohne Vorkenntnisse einstellen würde. Der Bedarf an kreativen Einstellungsstrategien sowie Aus- und Fortbildungsmaßnahmen ist so groß wie niemals zuvor. Das Best-Friends-Modell umfasst sowohl Lernen durch Erfahrung als auch interaktives Lernen. Es stellt ein geeignetes Mittel dar, um Mitarbeitern zu mehr Tatkraft zu verhelfen, und sie dabei zu unterstützen, als Individuen und Angestellte erfolgreich zu sein. Dass Pflegekräfte keinerlei Vorkenntnisse haben, schließt ja nicht aus, dass sie lernen können, warmherzig mit dementen Personen umzugehen.

In *Kapitel 3* diskutieren die Autoren, wie man die Mitarbeiter in den medizinischen Grundlagen und der Forschungsarbeit zur Demenz schult. In diesem Kapitel stellen wir einige wichtige Konzepte vor, die den Mitarbeitern vermittelt werden müssen. Wir vertreten die Ansicht, dass das Best-Friends-Pflegepersonal über solide Grundkenntnisse in der Demenzpflege verfügen muss. Diese Wissensbasis sollte durch die Möglichkeit zur ständigen Fortbildung und einen angemessenen Internetzugang aufrecht erhalten werden. Dennoch haben die Autoren bemerkt, dass die Grundlagen in der Medizin und Forschung zur Demenz in der Fortbildung manchmal zu großes Gewicht bekommen. Hier muss ein Ausgleich gefunden werden.

In *Kapitel 4* wird betont, wie entscheidend es ist, dass man den Mitarbeitern beibringt, Mitgefühl für die Person zu entwickeln, die sie betreuen. Bevor die Mitarbeiter nicht gelernt haben, sich in die Situation einer Person mit der Alzheimer-Krankheit hineinzuversetzen, ist eine Versorgung von höchster Qualität nicht möglich. Die Mitarbeiter können diese wichtige Lektion auch den Familien beibringen. Dieses Kapitel bietet einige wertvolle Übungen, die den Mitarbeitern dabei helfen zu verstehen, dass die Alzheimer-Krankheit ebenso real ist wie ein Beinbruch oder Arthritis.

In *Kapitel 5* vertreten die Autoren die These, dass das Assessment bei Alzheimer eher auf den Stärken der Person beruhen sollte als auf ihren Schwächen wie Beeinträchtigungen oder erlittene Verluste. Eine sorgfältige Einschätzung erlaubt es den Best-Friends-Mitarbeitern, eine realistische Erwartungshaltung einzunehmen, die sie in ihrem gesamten Pflegeprogramm und im täglichen Umgang begleiten kann. Dieses Kapitel bringt den Mitarbeitern bei, geistesgegenwärtig zu handeln und jeden Tag „innezuhalten, hinzuschauen und zuzuhören“, wenn sie demente Personen pflegen.

Kapitel 6 handelt vom Kernkonzept des Best-Friends-Modells. Wenn sich die Mitarbeiter mit ihren eigenen Ansichten zur Freundschaft beschäftigen, können sie der Person, die sie pflegen, ein guter Freund werden. Dieses Kapitel zeigt, dass das Best-Friends-Konzept kulturunabhängig ist und Mitarbeiter mit den unterschiedlichsten Bildungsniveaus anspricht. Jeder hat das Potenzial, ein guter Freund zu sein.

Kapitel 7 beschreibt, wie das Best-Friends-Modell den Umgang miteinander mit Hilfe der Lebensgeschichte der Heimbewohner oder Tagesgäste verbessern kann. Das Kapitel stellt Techniken vor, die die Angestellten und

Ehrenamtlichen dazu ermutigen, diese Geschichten in Erfahrung zu bringen und zu nutzen. Das Fazit des Kapitels ist, dass gute Pflegeprogramme regelmäßig Fakten aus der Lebensgeschichte der Person aufgreifen, um alle Aspekte der Pflege zu verbessern. Dazu gehören auch ihre Werte, Traditionen und Überzeugungen.

Kapitel 8 verleiht einem der wichtigsten Bereiche in der Personalausbildung eine neue Perspektive – der Kommunikation. Menschen mit Demenz haben nach wie vor ein Verlangen nach Kommunikation. Dieses Kapitel zeigt auf, wie man den Mitarbeitern effektive Methoden der nonverbalen und verbalen Kommunikation beibringt. Ein Minimum an Kommunikation ist fast mit jeder dementen Person möglich.

Kapitel 9 hilft leitendem Personal, Strategien zu entwickeln, mit denen Aktivierungsprogramme stark aufgewertet und ausgeweitet werden können. Das Best-Friends-Modell betont, dass jede Pflegehandlung eine Aktivität darstellen sollte und alle Mitarbeiter diesen Grundsatz berücksichtigen sollten. Für Best-Friends-Mitarbeiter können Aktivitäten spontan und wenig aufwändig sein. Anstatt sie als Arbeit oder lästige Pflicht anzusehen, kann die tägliche Pflege in eine Aktivität verwandelt werden.

Kapitel 10 beschäftigt sich mit familiären Aspekten der Alzheimer-Krankheit, die sich auf das Personal auswirken können. Im Allgemeinen reagieren Familien auf die verbesserte Atmosphäre und Stimmung eines Best-Friends-Programms positiv. In diesem Kapitel richten wir das Hauptaugenmerk darauf, wie die Mitarbeiter lernen, den Familien zuzuhören, Grenzen zu respektieren und ihnen dabei zu helfen, den Schritt von der Leugnung zur Akzeptanz der Krankheit zu vollziehen.

Das *Fazit* veranschaulicht die entscheidende Verbindung zwischen der Personalentwicklung und der Programmerstellung in Einrichtungen der Langzeitpflege oder Tagesstätten, und arbeitet heraus, dass die Ziele überraschend ähnlich sind. Das Best-Friends-Modell schafft eine Pflegegemeinschaft, in der die Mitarbeiter sich gefordert fühlen, ihre Arbeit gern tun und an ihrer Karriere arbeiten. Gleichzeitig kommt das allen Bereichen der Demenzpflege zugute, unabhängig von der jeweiligen Pflegesituation.

In den meisten Kapiteln finden sich Zitate, die die Konzepte kommentieren oder durch Beispiele ergänzen, die in dem jeweiligen Kapitel gerade diskutiert werden. Wir hoffen, dass diese Zitate von Mitarbeitern, dementen Personen und deren Familienmitgliedern und bekannten Autoren den Leser ansprechen und ihm eine weitere Hilfe dabei sind, das Material des Buches mit der eigenen Arbeitssituation in Verbindung zu bringen.

Am Ende der Kapitel 2 bis 10 finden Sie eine Sammlung von Übungsmaterialien (Ausbildungstools) für die Aus- und Weiterbildung, die dem Leser dabei helfen soll, die Konzepte des jeweiligen Kapitels selbst zu lernen und anderen beizubringen. Diese Abschnitte enthalten eine große Auswahl von Materialien, die für kurze, einfache Ausbildungsprogramme übernommen oder auch variiert werden können. Die Materialien wurden von Fachleuten der Langzeitpflege aus der ganzen Welt entwickelt. Jede Einheit besteht aus:

Aufwärmübungen: Die von uns vorgeschlagenen Übungen können am Anfang von jeder Kurseinheit durchgeführt werden, um die Aufmerksamkeit der Mitarbeiter auf die vorliegende Aufgabe zu lenken, als Team zu arbeiten und vielleicht auch ein bisschen zu lachen. Manchmal reichen ein paar Minuten Zeit für eine lustige Geschichte, einen Witz oder eine Gruppenübung aus, um Gemeinschaftssinn unter den Mitarbeitern entstehen lassen.

Programmvorschläge: Mit diesen Handzetteln, Checklisten, Kopiervorlagen für Folien, Artikeln für das Schwarze Brett oder einen Rundbrief und anderen Materialien kann ein Pflegeprogramm nach dem Best-Friends-Modell aufgebaut werden. Der Programmleiter kann sie so verwenden, wie sie sind, oder der Einrichtung anpassen.

Lernspiele: Diese Gruppenaktivitäten oder Spiele vertiefen das Material, das im jeweiligen Kapitel behandelt wurde. Sie helfen den Mitarbeitern auch dabei, mit den gelernten Konzepten zu arbeiten, und sie zu verinnerlichen. Das ist das beste Beispiel für aktives Lernen.

Übungen zum Thema „Geschickter werden“: Diese Übung besteht aus einer Reihe von Aussagen/Mythen über die Alzheimer-Krankheit, die der Gruppenleiter mit dem Personal diskutieren kann. Sie können auch als Basis für lustige Rollenspiele dienen. Hinterher können die Mitarbeiter darüber diskutieren, um daraus zu lernen.

Beim Lesen des Buches sollten Sie Folgendes beachten:

1. Obwohl in diesem Buch hauptsächlich von Alzheimer-Demenz die Rede ist, gelten die Konzepte für alle Menschen mit einer irreversiblen Demenzerkrankung. Deswegen können auch Menschen mit zerebrovaskulären Krankheiten (Hirninfarkte), der Parkinson-Krankheit, frontotemporaler Demenz, der Lewy-Körperchen-Krankheit oder anderen irreversiblen Demenzen vom Best-Friends-Modell profitieren.
2. Wir gebrauchen den Begriff *Langzeitpflege* für Betreuungsprogramme des ganzen Pflegespektrums, von ambulanten Diensten bis zur ständigen Pflege in einem Wohnheim.
3. Wir benutzen das Wort *Personal*, um alle Mitglieder eines Teams zu bezeichnen, die in der Langzeitpflege arbeiten. Die Begriffe Pflegepersonal, Mitarbeiter oder qualifiziertes Pflegepersonal werden gebraucht, um die Pflegekräfte zu beschreiben, die direkt in der Praxis arbeiten und einen Großteil der individuellen Pflege in Wohnheimen leisten. Der Begriff *Aktivitätspersonal* bezeichnet Mitarbeiter, deren Hauptaufgabe die Organisation von Aktivitäten ist, z.B. Physio- oder Ergotherapeuten.

Wenn es um Führungspositionen geht, verwenden wir die Begriffe *Heimleiter oder leitendes Personal.*

4. Die Menschen in Langzeit-Pflegegemeinschaften werden *Bewohner* genannt und die Teilnehmer in Tagesstätten *Tagesgäste.*
5. Autoren haben oft mit der Frage zu kämpfen, wie sie einen Mann oder eine Frau mit Demenz beschreiben sollen. Wir lehnen Etiketten wie „Opfer von Alzheimer“ oder „Alzheimer-Kranker“ oder „-Patient“ ab, weil sie die Person in die Pathologie der Krankheit ziehen. Das Wort *Patient* sollte nur in Situationen gebraucht werden, in denen ein Mensch von einer medizinischen Fachkraft betreut wird. Ausdrücke wie „Person mit der Alzheimer-Krankheit“ „Person mit Demenz“ und „Person mit Gedächtnisverlust“ sind sperrig und mühsam für die Leser. Wir verwenden in diesem Buch häufig den Begriff Person, um einen Menschen mit der Alzheimer-Krankheit oder einer verwandten Demenz zu benennen. Wir hoffen, dass diese Begriffszuweisung das Lesen erleichtert. Gleichzeitig erinnert uns der Begriff behutsam daran, dass unter dem Mantel der Demenz eine Person steckt – eine, die Gefühle hat, die ein erfülltes Leben voller wertvoller Erfahrungen gelebt hat und die es verdient, in Würde gepflegt zu werden.

1 Das Best-Friends-Modell

Wir haben mit der Entwicklung des Best-Friends-Modells begonnen, als wir in den 1980er Jahren Tagesstätten in den gesamten Vereinigten Staaten besuchten. Diese Tagesstätten waren die ersten, die spezielle Programme für demente Personen anboten, und damit Vorreiter einer Entwicklung hin zu speziellen Demenzabteilungen in Tagesstätten. Sie sind die Labore für das Wissen über Demenz-Pflege.

Wir haben in den 1980er Jahren mit dem Alzheimer's Disease Research Center der Universität Kentucky und der Ortsgruppe der Alzheimer Gesellschaft in Lexington/Bluegrass zusammengearbeitet, um eine Tagesstätte zu entwickeln, das Helping Hand Day Center. Das Programm wurde bei seiner Einführung 1984 sofort zum Erfolg, und vier Jahre später bekam es, als eines der ersten überhaupt, finanzielle Unterstützung von der Robert Wood Johnson Stiftung, die die Pflege in Tagesheimen fördert. Dieses in den USA landesweit anerkannte Modellprogramm läuft an sechs Tagen in der Woche, wobei mehr als 150 Ehrenamtliche unter professioneller Aufsicht Menschen in Einzelbetreuung versorgen.

Die Erfahrungen, die wir in Tagesstätten gemacht haben, haben zu einer Reihe von Schlussfolgerungen geführt. Erstens betreuen diese Programme erfolgreich viele Personen mit Alzheimer-Demenz, obwohl deren eigene Familien sie als „schwierig“ oder gar als „unmöglich“ bezeichnen. Die Atmosphäre und die Programmgestaltung der Tagesstätten scheint die erstaunlich intakt gebliebenen sozialen Umgangsformen von dementen Personen zum Vorschein zu bringen. In der Kindheit erlernte Manieren und Gewohnheiten sind erhalten geblieben; und so strengen sich die Personen vor „Freunden“ und „in Gesellschaft“ mehr an und legen allgemein ein besseres Verhalten an den Tag.

Bei guten Programmen herrschte eine Atmosphäre von Geben und Nehmen, von Gleichwertigkeit und Fröhlichkeit. Es war, als ob sich eine Gruppe von Freunden getroffen hätte, um den Tag gemeinsam zu verbringen. Es gab kein „Wir“ und „Sie“. Tatsächlich hielten wir mehr als nur einmal einige angestellte oder ehrenamtliche Mitarbeiter für Gäste und einige Gäste für Mitarbeiter. Wir haben dabei gelernt, dass es zwischen guter Freundschaft und guter Alzheimer-Pflege eine starke Verbindung gibt.

Diese Arbeit in den Tagesstätten hat uns geholfen, ein Pflegekonzept zu entwickeln, das die Basis für das Best-Friends-Modell bildet. Es wird später in diesem Kapitel erklärt. Für gute Demenz-Pflege gilt:

Die Sprache spielt eine Rolle: Die Sprache der Vergangenheit, als Personen mit der Alzheimer-Krankheit als *Opfer* bezeichnet wurden, ist durch positivere und lebensbejahendere Wörter ersetzt worden. Wenn Ausdrücke verwendet werden, die die Person (und die Angehörigen) zum Objekt oder Opfer degradieren, wirkt sich das negativ auf die Haltung des Pflegepersonals aus. Wenn er oder sie tatsächlich „weggetreten" ist, warum sollte man dann seine Energie mit guter Pflege verschwenden? Das Best-Friends-Pflegepersonal ist sich seiner Sprache bewusst und benutzt ein positives Vokabular.

In der Pflege sollte die Person im Mittelpunkt stehen: Behandeln Sie Menschen mit Alzheimer-Demenz so, wie es ein gesunder Mensch gerne hätte, wenn er sich in die Lage eines Menschen mit der Alzheimer-Krankheit versetzen würde. Personen haben die gleichen Gefühle und Emotionen wie gesunde Menschen. Gute Pflege basiert auf der Grundhaltung, dass die Person einen Wert hat, Gefühle besitzt, die anerkannt werden müssen, und einen Geist hat, der trainiert werden muss.

Wenn man eine Person mit Alzheimer-Demenz gesehen hat, hat man nur eine einzige Person mit Alzheimer-Demenz gesehen: Jede Person mit der Alzheimer-Krankheit ist anders. Einige verlieren ihre sprachlichen Fähigkeiten früh, während andere sich noch jahrelang relativ gut artikulieren können. Manche Personen entwickeln innerhalb kurzer Zeit eine ausgeprägte Demenz, bei anderen dauert dies Jahrzehnte. Letztendlich glauben wir, dass jede Person ihre individuell verbleibenden Stärken besitzt und dass die Alzheimer-Krankheit nicht als eine Reihe festgelegter Stadien, sondern eher als Kontinuum begriffen werden sollte.

In einer guten Alzheimer-Pflege kommt es nicht unbedingt darauf an, was man macht, sondern wie man es macht: Man kann Demenz-Pflege nicht einfach nach einer Liste mit Anweisungen lernen; ebensowenig kann das Pflegepersonal auswendig lernen, wie es auf bestimmte Situationen reagieren soll. Die Mitarbeiter müssen Einfühlungsvermögen gegenüber den Tagesgästen oder Bewohnern entwickeln und lernen, mit Situationen ganz normal umzugehen, wenn diese auftreten. Problemlösungsstrategien, die zu kritischen Tageszeiten wie Morgen, Mittag oder Nacht verwendet werden, sind ebenfalls von wesentlicher Bedeutung. Zum Beispiel könnte ein gut ausgebildeter Best-Friends-Mitarbeiter etwas Zeit mit einem ängstlichen Tagesgast verbringen, sich in ihn hineinfühlen, herausfinden, was die Ursache seiner Angst ist und dann die Lage verbessern, indem er eine Geschichte aus der Vergangenheit der Person erzählt und eine ihrer Lieblingsbeschäftigungen einleitet, um sie in geeigneter Weise abzulenken.

Im Folgenden wird das Best-Friends-Modell, wie es in Kasten 1.1 dargestellt ist, zusammengefasst. Das Modell basiert auf einer bestimmten Denkweise und definiert die Demenz-Pflege damit neu. Jedes darauf folgende Kapitel ergänzt diese grobe Zusammenfassung, um leitendes Personal mit Ideen und Hilfsmitteln zu versorgen, die den Angestellten und Ehrenamtlichen dabei helfen, das Best-Friends-Modell zu lernen und anzunehmen. Um einer dementen Person ein guter Freund zu sein, muss man:

Die Auswirkungen der Alzheimer-Krankheit verstehen und sich in sie einfühlen können: Das Best-Friends-Pflegepersonal versetzt sich immer in die Situation der Person. Gute Pflege ist nur dann möglich, wenn die Mitarbeiter sich vorstellen, wie es ist, Demenz zu haben. Sie versuchen, die Verluste der Menschen zu verstehen, die gepflegt werden. Das Best-Friends-Pflegepersonal erkennt, dass viele Verhaltensweisen, die zunächst seltsam und beunruhigend anmuten, es bei näherem Hinsehen nicht sind. Oftmals resultieren diese Verhaltensweisen aus dem Versuch der Person, ihre Welt zu verstehen und sich in ihr zurechtzufinden.

Die medizinischen Grundlagen der Alzheimer-Krankheit kennen: Das Best-Friends-Pflegepersonal braucht nicht in allen Bereichen der Krankheit Expertenwissen , es muss nur die Grundlagen verstehen. Zum Beispiel kann das Wissen, dass sich die Alzheimer-Krankheit normalerweise über einen längeren Zeitraum entwickelt, einer aufmerksamen Pflegekraft nahe legen, dass eine plötzliche Verhaltensänderung das Ergebnis einer behandelbaren medizinischen Störung, wie einer Infektion oder Dehydrierung, sein könnte. Die medizinischen Grundlagen sind die Bausteine für die Entwicklung von Pflegefertigkeiten – das, was das Personal am dringendsten braucht.

Zeit in ein erstes, auf Stärken basierendes Pflegeassessment investieren, das dann fortgeführt wird: Best-Friends-Pflegepersonal nimmt Teil am Beurteilungsprozess, um zu einer umfassenden Bewertung des Bewohners oder des Tagesgastes zu gelangen. Diese sollte auf Stärken basieren und sich auf das konzentrieren, was die Person immer noch tun kann, anstatt die Verluste zu betonen, die sie erleiden musste. Ein Best-Friends-Mitarbeiter ist ständig damit beschäftigt, darauf zu achten, „welche Farbe die Ampel heute zeigt“, indem er die Stimmungen, Handlungen und Äußerungen der Person beobachtet. Die Kombination von gutem Assessment und sorgfältiger Beobachtung verhindert bei den Mitarbeitern zu hohe Erwartungen (was Enttäuschungen zur Folge hat) oder zu niedrige Erwartungen (was das Selbstwertgefühl und die Leistungsfähigkeit beeinträchtigt).

Die Grundrechte der dementen Person unterstützen: Best-Friends-Pflegepersonal unterstützt die Ziele, die in den „Grundrechten von Menschen mit Alzheimer-Demenz“ erläutert werden (siehe Kasten 1.2). Wir haben dieses

Dokument 1994 verfasst und in mehr als ein Dutzend Sprachen übersetzt; viele Langzeitpflege-Einrichtungen und auch einige nationale und lokale Alzheimerverbände in den USA haben es übernommen. Es gibt den Programmen eine Reihe einfacher und klarer Ziele für Pflege von hoher Qualität vor, wobei die Rechte der Bewohner oder Tagesgäste gewahrt bleiben.

Die Lebensgeschichte der Person sehr gut kennen: Best-Friends-Mitarbeiter setzen sich gründlich mit der Lebensgeschichte, den Werten, den Ansichten und den Traditionen der Personen, die sie versorgen, auseinander. Gut informiertes Personal kann diese biographischen Informationen in jedem Bereich der Pflege einsetzen. Die Mitarbeiter können beispielsweise Verhaltensweisen verstehen, Anhaltspunkte und Hinweise in Unterhaltungen geben, geeignete Aktivitäten entwerfen und sogar katastrophale Reaktionen vermeiden.

Das „Freundschaftsprinzip" anwenden: Best-Friends-Pflegepersonal versteht, dass Freundschaft intakte soziale Fähigkeiten zum Vorschein bringt und es den Mitarbeitern ermöglicht, einen besseren Bezug zu dementen Personen zu bekommen. Die Verwendung von Freundschaftselementen kann sich auf fast alle Demenz-Pflegeprogramme positiv auswirken. Alle Mitarbeiter können sie unabhängig von ihrer Ausbildung verstehen. Traditionen können je nach Kultur unterschiedlich sein, aber die Grundprinzipien der Freundschaft bleiben gleich. Deswegen ist das Best-Friends-Modell kulturell unabhängig und kann von ganz unterschiedlichen Langzeit-Pflegekräften leicht angepasst werden. Diese Anpassungsfähigkeit zeigt sich das ganze Buch hindurch in den Geschichten und Beispielen, wie Best-Friends-Konzepte auf der ganzen Welt angewandt werden.

Beziehungen umgestalten: Best-Friends-Mitarbeiter formen ihre Beziehungen zu den Tagesgästen und Bewohnern so um, dass sie sich weniger an der Aufgabe als an der Person orientieren und die Personen so behandeln, als wären sie Freunde. Wenn ein Problem auftaucht, kann das Personal sich einfach selbst fragen: „Wie kann ich dieser Person ein guter Freund sein?" Die Folge könnte sein, dass man vielleicht etwas geduldiger ist oder mehr Verständnis aufbringt, einen Vorfall vergisst, ein gemeinsames Interesse an einer Aktivität entdeckt oder die Person einfach umarmt.

Geschickter werden: Best-Friends-Mitarbeiter gehen auf besondere Art mit Personen mit der Alzheimer-Krankheit um und besitzen etwas, das wir „Geschick" nennen. Geschickte Mitarbeiter können schwierige Dinge mit Leichtigkeit erledigen und verwenden in ihrer täglichen Pflege intelligente Tricks oder Strategien. Manche werden mit dieser Fähigkeit geboren. Das Best-Friends-Modell besagt, dass jeder Teile davon erlernen kann, wie im nächsten Abschnitt erläutert wird. Dies ist das erwünschte Ergebnis der Personalausbildung und -entwicklung. Es ist die „Methode der Freundschaft".

Personal mit Geschick

Jedes Langzeit-Pflegeprogramm sollte sein Personal so ausbilden, dass es Geschick in der Pflege beweist. Was zum Geschick gehört, sehen Sie in Kasten 1.3. Die folgenden Abschnitte tragen die dazu passenden Überschriften.

Gut informiert sein

Mitarbeiter mit Geschick lernen so viel sie können über das Wesen der Alzheimer-Krankheit, über Pflegetechniken und Familienangelegenheiten. Sie sind bereit, Fortbildungskurse zu besuchen. Sie erkennen, dass die Arbeit in der Pflege umso weniger Stress erzeugt und umso leichter ist, je mehr sie über die Alzheimer-Krankheit wissen.

Eine gut informierte Mitarbeiterin im Serenity Nursing Home in Johannesburg (Südafrika) reagierte gelassen, als ein Bewohner versuchte, sie zu schlagen. Ihr Wissen über die Krankheit erlaubte es ihr, den Vorfall zu vergessen und mit dem Bewohner weiterhin positiv zu arbeiten.

Diese Mitarbeiterin sah im Zorn des Bewohners die Verluste, die die Alzheimer-Krankheit verursacht hat, und sie suchte sofort nach den Ursachen, die diesen Zorn ausgelöst haben könnten. Gleichzeitig lernte sie, dass sie vorsichtig sein muss, um sich in Zukunft vor solchen Vorfällen zu schützen. Mehr medizinisches Grundwissen über die Alzheimer-Krankheit finden Sie in Kapitel 3.

Mitgefühl haben

Mitarbeiter mit Geschick nehmen sich die Zeit, sich vorzustellen, wie es wäre, an der Alzheimer-Krankheit zu leiden. Dieses Wissen hilft ihnen dabei zu verstehen, dass die Welt der Alzheimer-Krankheit schwer zu ertragen und beängstigend sein kann. Im folgenden Beispiel hat Empathie den Mitarbeitern geholfen, einer Person, die ihre Hilfe brauchte, zu helfen:

Ein sehr junger männlicher Tagesgast war im Carilion Adult Day Center in Bedford, Virginia, angemeldet. Als sich bei ihm Demenzsymptome zeigten, ließen ihn viele seiner Freunde im Stich, weshalb er oft frustriert war und sich einsam und hilflos fühlte. Die Mitarbeiter verstanden seine Gefühle und standen zu ihm, „bei jedem einzelnen Schritt auf seinem Weg, und sie unterstützten ihn wie gute Freunde“.

Kasten 1.1

Das Best-Friends-Modell der Alzheimer-Pflege: Ein Fahrplan zum Erfolg

Voraussetzungen	Veränderung bewirken	Ergebnis
Empathie entwickeln *Die Grundlagen kennen* *Stärken einschätzen und angemessene Erwartungen haben* *Grundrechte würdigen* *Über die Bestandteile von guter Freundschaft nachdenken* *Die Lebensgeschichte der Person sehr gut kennen*	*Beziehungen umformen*	*Geschick*

(Bell/Troxel 2004, 116)

Das Personal von Carilion erkannte, dass dieser Tagesgast vereinsamen würde, wenn er der einzige junge Mann unter lauter älteren Teilnehmern wäre. Das Personal arbeitete daran, dies auszugleichen; es entstanden enge Bindungen, besonders zwischen dem Bewohner und den Mitarbeitern, die ungefähr in seinem Alter waren. Als er starb, verfasste ein Mitarbeiter einen Nachruf auf ihn. Mehr Informationen darüber, wie Betroffene die Alzheimer-Krankheit erleben, finden Sie in Kapitel 4.

Die Grundrechte der Person respektieren

Pflegepersonal mit Geschick hat sich den Grundrechten der Personen mit Alzheimer-Demenz und einer hoch qualifizierten Pflege verschrieben. Die Mitarbeiter treten für die Grundrechte der Menschen mit Alzheimer-Demenz ein (siehe Kasten 1.2), wie in dem folgenden Beispiel:

Eines Tages war ein Tagesgast des Care Club of Collier County, Inc. in Naples, Florida, wütend auf einen Mitarbeiter. Ein anderer Mitarbeiter ging dazwischen. Während der Gast seine Geschichte erzählte, hörte der Mitarbeiter aufmerksam zu und versicherte ihm dann, dass er sich sofort um die Sache kümmern würde. Der Mitarbeiter respektierte das Grundrecht der Person darauf, dass Gefühle ernst genommen werden. Der Gast hatte das Gefühl, dass man ihm zuhörte, und sein Ärger verschwand.

Kasten 1.2

Die Grundrechte von Menschen mit Alzheimer-Demenz

Jede Person, bei der die Alzheimer-Krankheit oder eine verwandte Störung diagnostiziert wurde, hat folgende Rechte:

- *über die eigene Diagnose informiert zu werden,*
- *angemessene, ständige medizinische Pflege zu bekommen,*
- *bei Arbeit und Spiel so lange wie möglich produktiv zu sein,*
- *wie ein Erwachsener und nicht wie ein Kind behandelt zu werden,*
- *ernst genommen zu werden, wenn sie Gefühle ausdrückt,*
- *wenn möglich, ohne Psychopharmaka zu leben,*
- *in einer sicheren, strukturierten und vertrauten Umgebung zu leben,*
- *sich jeden Tag mit sinnvollen Aktivitäten zu beschäftigen,*
- *regelmäßig ins Freie zu kommen,*
- *körperlichen Kontakt zu haben, einschließlich Umarmungen, Liebkosungen und Händehalten,*
- *mit Menschen zusammen zu sein, die die Lebensgeschichte kennen, einschließlich kultureller und religiöser Traditionen,*
- *von Menschen gepflegt zu werden, die in der Demenz-Pflege gut ausgebildet sind.*

(Bell/Troxel 2004, 48)

Die Integrität des Pflegenden erhalten

Personal mit Geschick geht an Probleme und Entscheidungen mit viel gutem Willen gegenüber der dementen Person heran. Die Mitarbeiter sollten zwar immer von der Wahrheit ausgehen, sie sollten sie jedoch nicht immer aussprechen. Das folgende Beispiel zeigt, wie ein Pflegender in einer potenziell schwierigen Situation seine Integrität wahren kann:

In der Villa Alamar in Santa Barbara, Kalifornien, ärgerte sich ein Bewohner sehr, weil sein Rasierapparat nicht funktionierte. Er zeigte ihn dem Personal und fragte, ob er repariert werden könne. Tatsächlich hatte er aber versucht, sich mit seinem kleinen Kassettenrekorder zu rasieren. Eine Mitarbeiterin sagte: „Dieser alte Rasierer funktioniert nicht mehr. Ich besorg' Ihnen einen

Kasten 1.3

Elemente geschickter Pflege

Gut informiert sein

Mitgefühl haben

Die Grundrechte der Person mit Alzheimer-Demenz respektieren

Die Integrität des Pflegenden erhalten

Gewandtheit an den Tag legen

Wissen, dass Vergebung einfacher zu erhalten ist als eine Erlaubnis

Den gesunden Menschenverstand einsetzen

Geschickt kommunizieren

Optimistisch bleiben

Realistische Erwartungen haben

Humor einsetzen

Spontaneität zulassen

Geduldig sein

Flexibilität entwickeln

Konzentriert bleiben

Keine Urteile fällen

Den Augenblick schätzen

Selbstbewusstsein bewahren

Hinweise gebrauchen, die mit der Lebensgeschichte zusammenhängen

Sich um sich selbst kümmern

Vorausplanen

(Bell/Troxel 2004, 108)

besseren". Sie gab ihm seinen schnurlosen Rasierapparat, und er bedankte sich überschwänglich.

Die geschickte Antwort der Mitarbeiterin wahrte die Würde des Bewohners, denn wenn sie ihn auf seinen Fehler hingewiesen hätte, hätte ihn das vielleicht in Verlegenheit gebracht, frustriert oder sogar einen noch schlimmeren Gefühlszustand hervorgerufen. Indem sie ihm einen echten Rasierapparat gab, konnte er sich zu Ende rasieren, was ihm ein Gefühl von Können und Beherrschung statt Hilflosigkeit gab. Die Pflegekraft begegnete dem Anliegen des Bewohners angemessen, auch wenn dazu die Wahrheit etwas „zurechtgebogen" werden musste.

Gewandtheit an den Tag legen

Mitarbeiter mit Geschick reagieren feinfühlig auf schwierige Situationen. Sie verwenden professionelle, intelligente, taktvolle, behutsame und zeitlich gut abgestimmte Manöver, um mit Problemen umzugehen. Wenn eine

Person in einer Tagesstätte sagt: „Ich will heim gehen“, und das Personal antwortet: „Gleich“, dann setzt es Feingefühl ein, um der Person eine beruhigende Antwort zu geben. Vielleicht akzeptiert sie diese Antwort, wechselt das Thema und vergisst später, dass sie eigentlich gehen wollte. Diese Gewandtheit gehört zum Geschick, das man für eine gute Alzheimer-Pflege braucht, wie dieses zweite Beispiel zum Thema Körperpflege zeigt.

Eine Pflegekraft im Fountainview Center in Atlanta, Georgia, versuchte, einen Bewohner zu duschen, was dringend nötig war. Er weigerte sich jedoch beharrlich. Sie konnte ihn allerdings erfolgreich zu einer Rasur überreden. Geschickt brachte sie die Rede darauf, dass das heute nicht ihr Tag sei, und führte ihn dabei zum Waschbecken bei der Dusche. Gerade als sie zum Ende der Rasur kam, brachte sie „aus Versehen“ etwas Rasiercreme auf sein Hemd. Natürlich musste er das Hemd ausziehen. Sie entschuldigte sich vielmals und gestand noch einmal, dass sie keinen guten Tag hätte. Sie stellte sich mit der Rasiercreme weiterhin „ungeschickt“ an, wodurch immer mehr Kleidungsstücke ausgezogen werden mussten. Bevor es der Bewohner merkte, war er geduscht und hatte „ganz schön Mitleid mit der Mitarbeiterin, weil sie so einen schrecklichen Tag hatte“. Scherzhaft tadelte er sie hinterher: „Wissen Sie, das nächste Mal müssen Sie vorsichtiger sein!“

Hier löste eine selbstsichere Pflegekraft geschickt das Problem mit Hilfe eines so simplen Mittels wie einer Dose Rasiercreme. Ihre Bereitschaft, sich selbst auf den Arm zu nehmen, ermöglichte es ihr, diese Aufgabe zu bewältigen und den Bewohner zu duschen. Diese Methode könnte fehlschlagen, wenn sie von einer Pflegekraft ohne Geschick versucht wird.

Wissen, dass Vergebung einfacher zu erhalten ist als eine Erlaubnis

Mitarbeiter mit Geschick wissen, dass sie demente Personen immer um Erlaubnis fragen sollten, wenn sie deren Würde in der Pflege bewahren wollen. Dies schlägt bei einer dementen Person allerdings oft fehl. Weil das Problemlösungs- und Urteilsvermögen beeinträchtigt ist, lautet die Antwort der Person auf Fragen, die eine Entscheidung verlangen, oftmals „Nein“. Das ist für die Person die sicherste Antwort, wenn sie die Frage vielleicht nicht ganz verstanden hat. (Mehr Informationen zu diesem Thema finden Sie in Kapitel 8.)

Ein Tagesgast des Helping Hand Day Center in Lexington, Kentucky, wollte den ganzen Tag seinen Mantel anbehalten, weshalb es ihm natürlich zu warm wurde. Als er den Mantel dann doch auszog und hinter seinen Stuhl rutschen ließ, nahm ihn eine Mitarbeiterin und hängte ihn außerhalb seines Blickfeldes auf. Als er später seinen Mantel vermisste, sagte sie: „Es tut mir leid, dass ich Sie nicht gefragt habe, aber ich habe Ihren Mantel an der Garderobe aufgehängt, damit er an einem sicheren Ort ist.“

Wenn man ihn gefragt hätte, hätte er dem Personal nie erlaubt, den Mantel wegzunehmen. Als die Mitarbeiterin ohne seine Erlaubnis handelte, akzeptierte der Tagesgast das Ergebnis und dachte nicht mehr darüber nach. Normalerweise funktioniert diese Devise „Aus den Augen, aus dem Sinn“ ganz gut. Als der Gast jedoch den Mantel verlangte, bekam er ihn zurück.

Den gesunden Menschenverstand einsetzen

Pflegepersonal mit Geschick handelt mit gesundem Menschenverstand und findet einfache Lösungen für manchmal komplexe Probleme. Zum Beispiel könnte ein Mitarbeiter, der die Unruhe eines Bewohners bemerkt, mittels des gesunden Menschenverstandes nach einer Antwort suchen. Vielleicht stehen zu viele Süßigkeiten und zuviel Kaffee auf dem Speisezettel. Vielleicht finden die Gruppenaktivitäten in einem kalten Raum statt oder dauern zu lange. Probleme können auch unerwartet auftauchen, wie im folgenden Beispiel:

> *Die neuen Rollos, die für die Porterville Senior Day Care in Porterville, Kalifornien, gekauft worden waren, passten nicht. Der Stellvertreter des Heimleiters sagte: „Kein Problem! Ich bringe sie sofort zurück!“ Als er sich umdrehte, um die Rollos zusammenzupacken, sagte eine Seniorin der Einrichtung: „Nein! Lassen Sie das eine hier. Es gehört mir!“. Sie hielt das Rollo fest, bis sie später zum Mittagessen gerufen wurde.*

> Die Alzheimer Gesellschaft in Finnland hat die „Grundrechte der Menschen mit Alzheimer-Demenz“ übernommen, und Leena's Home hat die Erfahrung gemacht, dass sich das Dokument auf alle Aspekte seiner Arbeit mit den Bewohnern und Familien auswirkt. Die Grundrechte der Alzheimer-Krankheit stellen die ideologische Basis für die Pflege in unserer Einrichtung dar.
>
> (Paivi Voutilainen und Leena Qvick, Heimleitung, Leena's Home, Leenankoti, Finnische Alzheimer Gesellschaft, Helsinki, Finnland)

Der stellvertretende Heimleiter kam später zurück, um das Rollo zu holen und auszutauschen. Sein rechtzeitiger Rückzug verzögerte zwar den Austausch der Rollos, verhinderte aber möglicherweise eine größere Störung. Als er zurückkam, um die Rollos zu holen, hatte die Teilnehmerin sie schon vergessen.

Geschickt kommunizieren

Mitarbeiter mit Geschick kommunizieren auf die richtige Art und geben der Person geeignete Anhaltspunkte aus deren Lebensgeschichte. Sie verwenden dabei eine positive Körpersprache und kennen die richtige und falsche Art, Anweisungen zu geben und Fragen zu stellen oder zu beantworten.

Die Mitarbeiter im Alzheimer's Four Seasons in Santa Barbara, Kalifornien, verwenden „für-sorg-liche" Aussagen und Fragen für eine effektive Kommunikation. Dies bedeutet, dass sie die „Sorge" um die Personen erkennen lassen und voller anschaulicher Details sind. Zum Beispiel könnte eine „fürsorgliche" Aussage, um jemanden zum Hinsetzen zu bewegen, so aussehen: „Es ist wirklich schön, mit Ihnen hier zu sein, Pablo. Kommen Sie, setzen Sie sich zu mir, hier, in diesen bequemen grünen Stuhl [dabei auf den Stuhl klopfen]."

Das Personal im Alzheimer's Four Seasons nennt die Bewohner bei ihrem bevorzugten Namen und kommuniziert auf eine fürsorgliche, anschauliche Weise. Zu effektiver Kommunikation gehört auch fachkundiges Zuhören. Mehr Informationen zur Kommunikation gibt es in Kapitel 8.

Optimistisch bleiben

Mitarbeiter mit Geschick verschwenden ihre Zeit nicht mit den Verlusten, die durch die Krankheit der Person entstanden sind. Sie gehen mit einer fröhlichen, positiven Einstellung an die Arbeit und achten auf kleine Erfolge. Da demente Personen ein feines Gespür für ihre Umgebung haben, wird ihr Verhalten von den Einstellungen des Personals positiv beeinflusst. Das Glas ist für einen Best-Friends-Mitarbeiter immer halb voll.

> Ich glaube, dass man das Best-Friends-Modell folgendermaßen zusammenfassen kann: Jeden Menschen vollständig akzeptieren und einfach da sein, egal in welcher Situation.
>
> (Gayle Pennington, Leiterin, Riverside Adult Day Program, Christiana Care Health Services, Wilmington, Delaware)

Während sie an der Madonna University in Livonia, Michigan, studierte, arbeitete Rachel Everett an einem Dienstleistungs- und Lernprojekt in einer örtlichen Einrichtung für betreutes Wohnen. Ihr wurde gesagt, dass die Kommunikation mit einer Bewohnerin deutscher Abstammung schwierig sei, weil sie nicht mehr Englisch, sondern wieder Deutsch sprach. Die Studentin erstellte ein Poster mit den wichtigsten Wörtern und Sätzen auf Deutsch und Englisch, das im Zimmer der Bewohnerin aufgehängt wurde. Die Mitarbeiter benutzen nun diese Ausdrücke, um die Bewohnerin dazu zu bewegen, ihre Alltagstätigkeiten zu erledigen und an allen Aktivitäten stärker teilzunehmen.

Diese Studentin war sich sicher gewesen, dass etwas zur Verbesserung der Situation getan werden konnte. Weil sie so optimistisch war, kann das Personal nun besser mit dieser Bewohnerin kommunizieren, was die Pflegequalität stark verbessert.

Realistische Erwartungen haben

Mitarbeiter mit Geschick konzentrieren sich auf das, was Personen mit der Alzheimer-Krankheit immer noch tun können. Sie kennen die verbleibenden kognitiven Stärken dieser Menschen sehr gut, ebenso ihren Gesundheitszustand und ihre persönlichen Interessen und Werte. Die Mitarbeiter wissen auch, dass zu hohe Erwartungen zu Misserfolg und Frustration führen. Zu niedrige Erwartungen führen zu einem verminderten Selbstwertgefühl und geringererer Leistungsfähigkeit. Im folgenden Beispiel hatten die Mitarbeiter angemessene Erwartungen, die auch erfüllt wurden:

Eine gebrechliche Seniorin im Helping Hand Day Care Center mühte sich ab, den kurzen Weg von der Toilette zum Gruppenraum zu gehen. Die Ehrenamtlichen und Angestellten ermutigten sie, den Weg zurück zu ihrem Stuhl allein zu schaffen, weil sie wussten, dass der Arzt ihr möglichst viel Bewegung verordnet hatte. „Noch ein Stückchen weiter", riefen sie. „Wir wollen nicht, dass Sie Ihren Platz in der ersten Reihe verlieren", feuerten sie sie an. Sie schaffte es dann auch sicher zu ihrem Stuhl.

> Jeder Tag in dem Programm ist etwas Besonderes für mich – jeder dort tut alles, um dem anderen zu helfen.
>
> (Audrey Taylor, Tagesgast, Riverside Adult Day Program, Wilmington Delaware)

Wenn die Mitarbeiter ihre Situation nicht so gut verstanden hätten, hätten sie vielleicht aufgegeben (und die Seniorin hätte einen Großteil des Programms verpasst, weil sie im Gang gesessen hätte statt im Gruppenraum) oder sie zu sehr angetrieben und ihr damit körperliche Schmerzen oder Qualen beschert. Stattdessen hat ihr geduldiger Zuspruch die Ziele des Pflegeplans unterstützt und es ihr ermöglicht, sich hinzusetzen, zu lächeln und sich darüber zu freuen, dass sie es bis zu ihrem Stuhl geschafft hatte. In Kapitel 5 finden Sie mehr über Erwartungen und Beurteilungen.

Humor einsetzen

Mitarbeiter mit Geschick erzählen gern lustige Geschichten und Witze, und sie lachen, wenn etwas Witziges passiert. Sie wissen, dass Lachen und Freude ansteckend sind, auch wenn die Person eine lustige Geschichte oder einen Witz nicht versteht. Auch in der folgenden Geschichte steckte das Lachen an:

Ein ehrenamtlicher Mitarbeiter des Heritage Court, The Samarkand Retirement Community in Santa Barbara, Kalifornien, bemerkte eines Tages, dass er einen braunen und einen schwarzen Schuh trug. Die Bewohner brachen in schallendes Gelächter aus, als er ihnen die Schuhe zeigte und seinen peinlichen Irrtum zugab.

Wie dieses Beispiel zeigt, sollten Mitarbeiter mit Geschick keine Angst davor haben, sich gelegentlich selbst auf den Arm zu nehmen. Selbstabwertung hilft dabei, die Überlegenheit gegenüber den Personen nicht in den Vordergrund zu stellen. Indem der Mitarbeiter sich abwertet, wahrt er die Würde von Personen, weil sie dann das Gefühl haben, nicht die einzigen mit Problemen zu sein.

Spontaneität zulassen

Mitarbeiter mit Geschick wissen, wie man Spontaneität einsetzt. Auch wenn sie eigentlich im Rahmen einer Therapiestunde im Garten einer Einrichtung arbeiten sollen, können die Bewohner eine halbe Stunde die farbenprächtigen Rotkehlchen beobachten, die in den Bäumen herumhüpfen. Personen mit der Alzheimer-Krankheit leben in einer Welt voller spontaner Ereignisse. Sie können uns beibringen, diese Qualität zu schätzen.

> Unsere Einrichtung hat das Best-Friends-Modell mit großem Erfolg übernommen. Es hat uns dazu inspiriert, von einer aufgabenorientierten Pflege zu einer personzentrierten Pflege zu wechseln. Nun herrscht eine aufgeregte und freudige Atmosphäre, weil wir sehen, wie die Bewohner und Mitarbeiter darauf reagieren.
>
> (Karen Wyan, Assistentin der Heimleitung, Laurel Heights Home for the Elderly, London, Kentucky)

Der Gourmet Club of The Fountains Continuum of Care, Inc. in Tucson, Arizona hatte vor, Kekse zu backen. Man plante, die Kekse morgens zu backen, nachmittags zu glasieren und dann am Abend zu essen. Um 11 Uhr vormittags wurden die Kekse aus dem Ofen genommen. Der Duft von frisch gebackenen Keksen erfüllte den Raum, und keiner konnte ihm widerstehen. Trotz der sorgfältigen Planung wurden alle Kekse vor dem Mittagessen gegessen. Als Ersatz dafür gab es am Abend Obst.

Der Leiter des Clubs war in der Lage, den Augenblick zu genießen, flexibel und spontan zu sein und die Begeisterung der Bewohner zu teilen.

Geduldig sein

Mitarbeiter mit Geschick erkennen, dass eine demente Person nun mal länger braucht, um Aufgaben zu erledigen und auf Worte und Ereignisse zu reagieren. Sie wissen auch, dass es die Sache nur noch schlimmer macht, wenn man die Geduld verliert, frustriert oder wütend wird. Sich für jemanden Zeit zu nehmen ist an sich schon eine Aktivität und ein wertvolles Geschenk für den Bewohner oder Tagesgast. Dadurch werden Beziehungen aufgebaut, die dem Personal letztendlich helfen, in allen Bereichen der täglichen Pflege und des Programms effektiver zu handeln.

Eine Teilnehmerin des ADCare Adult Day Service Centers in San Luis Obispo County, Kalifornien, hat einen Großonkel, der ein berühmter Autor war. Sie redet sehr gern über ihn, wobei sie oft die gleichen Geschichten wiederholt. Pam Richards, die Leiterin der Einrichtung, sagt: „Obwohl wir die Geschichte schon oft gehört haben, hören wir ihr zu, weil sie so viel Freude dabei hat, wenn sie über ihn spricht."

Es wäre leicht, hier ungeduldig zu werden oder das Interesse zu verlieren. In diesem Fall bringen die Mitarbeiter die Geduld auf, die immer gleichen Geschichten anzuhören, weil sie sich über die freudige Erregung der Teilnehmerin freuen.

Flexibilität entwickeln

Mitarbeiter mit Geschick erkennen, dass Tagesprogramme nicht fest vorgegeben werden können. Vielleicht haben die Bewohner oder Tagesgäste ihre eigenen Vorstellungen davon, wie sich ihr Tag entwickelt. Manche Langzeitpflege-Einrichtungen haben dieses Konzept einen Schritt weiterentwickelt und flexible Weck-, Bade-, Ankleidungs- und Essenszeiten eingeführt.

Die Atmosphäre während der Mahlzeiten im Omahanui Private Hospital in New Plymouth, Neuseeland, war sehr laut und schwierig geworden; manche Bewohner standen dauernd auf und setzten sich wieder hin und störten so andere beim Essen. Das Personal entschied, das System so zu ändern, dass es nicht mehr eine, sondern drei Sitzgruppen gab. Sie entfernten einen Tisch, um mehr Platz im Speisesaal zu haben und boten einigen Bewohnern an, sich selbst von Silbertabletts zu bedienen. Laut Patricia Wesley, der Leiterin, wandert jetzt niemand mehr während des Essens im Speisesaal herum, und die Mahlzeiten sind zu regelrechten sozialen Ereignissen geworden, auf die man sich freut.

In manchen Einrichtungen werden die Bewohner durch die Mahlzeiten gehetzt, um rechtzeitig zum Beginn einer Aktivität fertig zu sein. Die Leiter dieser Programme haben etwas Entscheidendes nicht verstanden: Das Personal sollte aus jedem Teil des Tages das Beste machen. Indem das Personal vom Omahanui Private Hospital einige Dinge neu organisierte, machte es aus den Mahlzeiten, die zuvor Pflichtcharakter hatten, soziale Aktivitäten in freundlicher Atmosphäre.

Jitka M. Zgola, Autorin und Beraterin für Demenz-Pflege, bringt ein ähnliches Beispiel von einer Pflegekraft, die sich mit dem Waschen einer Bewohnerin beeilte: „Keine Angst, Frau L., bis zu Ihrer Aromatherapie-Sitzung um zwei Uhr werden wir rechtzeitig fertig."

Ich würde gern im Namen seiner Freunde im Carilion Adult Day Center – Nancy, Vicky, Dinah, Jeff und mir – ein paar Worte über Bryan sagen. Wir kannten Bryan nicht so, wie ihn viele von Euch kannten. Wir haben Bryan getroffen, nachdem er krank wurde, und seine Eltern kamen zu uns, um uns zu helfen. Vom ersten Augenblick an hatte Bryan eine Wirkung auf uns, die kein anderer Gast jemals hatte. Seine Wärme und Verletzlichkeit zogen uns an. Wir teilten mit ihm und seiner Familie Gefühle von Frustration, Hilflosigkeit, aber auch Hoffnung. Wir beschützten ihn vor denen, die über ihn urteilten. Wir lachten mit ihm. Wir weinten mit ihm. Aber am wichtigsten war, dass wir ihn einfach liebten. Bryan teilte uns seine Liebe zum Leben, zur Familie, zur Natur und zur Freundschaft mit, obwohl er nicht mit uns sprechen konnte. Er brachte Schätze mit, die er uns zeigte – Bilder von seinem Boot, seine Illustrationen, seine Gedichte und sein Taschenmesser. Bryan teilte uns außerdem sein Bedürfnis nach Freundschaft mit, als Nancy, Vicky und ich ihn im Krankenhaus besuchten. Er nahm auf die einzige Art, die ihm noch blieb, Kontakt zu mir auf. Er setzte seinen Fuß auf meine Brust, und das Funkeln in seinen Augen verriet mir, dass er sagte: „Ich freue mich, euch zu sehen, Freunde", und wir waren froh, da zu sein. Wir

Dieses Beispiel lenkt die Aufmerksamkeit auf die allgemeine Praxis: Man macht für den Bewohner nicht aus jeder Situation das Beste und vergisst außerdem, dass es im Leben darum geht, die Zeit zwischen den strukturierten Aktivitäten sinnvoll zu verbringen.

Konzentriert bleiben

Mitarbeiter mit Geschick lassen sich von den Störungen, die in den meisten Langzeit-Pflegesituationen auftreten, nicht ablenken. Sie lernen, welchen Wert es hat, wenn man für die Person da ist. Für jemanden da zu sein heißt, dass man der Person wirklich zuhört, wenn sie etwas sagt, dass man Augenkontakt herstellt und aus jeder Begegnung das Beste macht. Dies schließt auch mit ein, dass ein Mitarbeiter seine Sorgen und Probleme für den Augenblick vergisst. Wenn ein Mitarbeiter sich Gedanken macht, was er an diesem Abend kochen soll, leidet die Pflege mit Sicherheit darunter.

Im folgenden Beispiel zeigte eine Pflegekraft Konzentration, als sie jeden Tag beim Essen ganz gezielt und intensiv eine gewisse Zeit mit der Bewohnerin verbrachte.

> *Eine Bewohnerin des Fountainview Center for Alzheimer's Disease sah sehr traurig aus und aß fast nichts. Eine fürsorgliche Pflegekraft, Vioris Thomas, begann damit, sich zur Essenszeit zu ihr zu setzen. Sie redeten über ihr Interesse für Geschichte, umarmten sich und sprachen darüber, was sie am liebsten isst und was sie gar nicht mag. Sie machten Witze und Späße miteinander. Vioris Thomas sagte später: „Manchmal musste ich alles aus dem Buch einsetzen, aber ich gab nicht auf."*

Bald aß die Bewohnerin wieder, wodurch sich ihre Gesundheit und Lebensqualität verbesserte.

Keine Urteile fällen

Mitarbeiter mit Geschick fällen keine Urteile. Bei der Alzheimer-Krankheit ist es wichtig, dass jeder für die

Gefühle anderer sensibel bleibt, sie akzeptiert und sie nicht verurteilt.

Eine Bewohnerin des West Park Long Term Care Center in Cody, Wyoming, weinte und sagte: „Ich wünschte, ich wäre tot." Einige Mitarbeiter hätten sich vielleicht ein Urteil über die Aussage der Bewohnerin gebildet und es als falsch bezeichnet oder an ihren eigenen religiösen Überzeugungen oder Werten gemessen. Eine der Mitarbeiterinnen dagegen tat diese Gefühle nicht ab und versuchte nicht, über ihren Sinn zu diskutieren. Sie bot der Bewohnerin eine innige Umarmung an und setzte sich einfach zu ihr, um ihr Trost zu spenden und Gesellschaft zu leisten.

Diese Mitarbeiterin erkannte, dass Personen mit Demenz Gefühle haben wie jeder andere Mensch auch und dass diese auch ausgedrückt werden müssen. Sie fällte kein Urteil über die Aussage der Bewohnerin, sondern unterstützte sie stattdessen bedingungslos.

sind dankbar, dass wir Bryan kennen lernen durften, und fühlen uns geehrt, dass uns seine Pflege anvertraut wurde. Bryan und seine Eltern haben uns viel beigebracht und uns zum Nachdenken über die wahre Bedeutung von Liebe, Mitgefühl, Hingabe und den Wert des Lebens angeregt, egal, wie zerbrechlich es ist. Bryans Familie und seine engen Freunde Linda und Doug waren für uns alle eine Inspiration. Jetzt ist es an der Zeit, den langen Kampf zu beenden und sich zu freuen, dass unser Freund Bryan unser Leben bereichert hat.

(Carla Groff, Leiterin, Carilion Adult Day Center)

Den Augenblick schätzen

Mitarbeiter mit Geschick wissen, wie wichtig es ist, für den Augenblick zu leben und Freude daran zu haben. Aktivitäten wie ein gutes Mittagessen, das Binden von Blumensträußen oder ein fröhliches Spiel mögen vielleicht bald vergessen sein, aber sie können in dem Augenblick Freude bereiten. Wenn die Mitarbeiter diese positiven Augenblicke aneinanderreihen, kann eine gute Alzheimer-Pflege erreicht werden.

Eine Reinigungskraft im Wellington Parc of Owensboro in Owensboro, Kentucky, freundete sich mit einem ruhelosen Bewohner an, der ziellos im Flur umherwanderte. Sie wusste, dass er früher Handwerker gewesen war, also nahm sie ihn an der Hand und bat ihn, ihr zu helfen, ihren Putzwagen von Raum zu Raum zu schieben.

In dem Moment, als diese Mitarbeiterin ihn an der Hand nahm, fühlte der Bewohner eine Verbindung zum Leben. Ihre gemeinsame Arbeit wurde zu einer regelmäßigen Aktivität für ihn und gab ihm das Gefühl, geschätzt zu werden und produktiv zu sein. Die Reinigungskraft war stolz darauf, dass ihr Engagement für diesen Bewohner einen so starken Einfluss auf sein tägliches Leben und seine Zufriedenheit hatte. Alles, was sie dafür hatte tun müssen, war, über die bloßen Anforderungen ihrer Arbeit hinaus zu blicken und einen Bewohner in ihren Arbeitsablauf mit einzubeziehen.

Selbstbewusstsein bewahren

Mitarbeiter mit Geschick zeigen in ihrem täglichen Umgang mit Bewohnern und Tagesgästen Selbstbewusstsein, wodurch bei der Person Vertrauen und ein Gefühl der Sicherheit entsteht. Selbstbewusste Mitarbeiter sind bereit, ein Risiko einzugehen, wie das folgende Beispiel zeigt.

Als Milo in das Sunshine Terrace Adult Day Center in Logan, Utah, kam, erwähnten seine Kinder, dass er sein ganzes Leben lang Hochöfen repariert und gereinigt habe. Sie glaubten nicht, dass er im Handglockenchor mitspielen oder an anderen musikalischen Aktivitäten teilnehmen wolle, weil sie dachten, dass er daran kein Interesse hätte und dann scheu und verlegen sei. Der Musiktherapeut des Sunshine Center merkte jedoch, dass er Interesse zeigte und überredete ihn eines Tages dazu, die Klaviaturzither (eine einfach zu bedienende Zither mit Klaviatur) zu spielen. Er zögerte und sagte dann: „Ich glaube nicht, dass ich das kann, aber wenn Sie es glauben, dann versuch ich's." Ein paar Monate später war die Familie angenehm überrascht, als sie sah, wie er beim Tag der offenen Tür des Zentrums in der ersten Reihe saß und den Chor auf der Klaviaturzither begleitete.

Das Vertrauen der Mitarbeiter des Programms bewirkte, dass der Tagesgast das Angebot annahm. Dies ist ein gutes Beispiel für ein ehrgeiziges Aktivitätsprogramm. Manchmal wird das Unmögliche möglich. Mehr Material zu Aktivierungsprogrammen gibt es in Kapitel 9.

Hinweise nutzen, die mit der Lebensgeschichte zusammenhängen

Mitarbeiter mit Geschick beziehen die Lebensgeschichte einer Person in alle Aspekte der Pflege mit ein. Zum Beispiel liefern sie Stichworte, mit denen sich die Person an bestimmte Namen, Orte und Dinge erinnern kann, sie erzählen bekannte Geschichten und erinnern an ihre Erfolge.

Aus der Lebensgeschichte einer Bewohnerin wusste das Personal des Laurel Heights Home for the Elderly in London, Kentucky, dass sie immer darauf bestanden hatte, dass ihre Kinder und ihr Mann sich wuschen und frisch anzogen, sobald sie von der Arbeit auf dem Bauernhof hereinkamen. Wenn es dann an der Zeit war, ein Bad zu nehmen oder sich anzuziehen, ließen die Mitarbeiter diese Tradition wieder aufleben, indem sie sagten: „Es ist Zeit, dass Sie sich waschen, so wie Sie es früher auf dem Bauernhof gemacht haben."

Die Lebensgeschichte hilft dem Personal, eine erfolgreiche Pflegeroutine bei dieser Bewohnerin aufzubauen. Noch besser ist, dass sie den Mitarbeitern viele Themen gibt, über die sie mit ihr reden können; sie können Geschichten über das Leben auf dem Bauernhof erzählen, Witze über das Waschen machen und über ihr eigenes Leben in der ländlichen Gemeinde reden, in der diese Einrichtung steht. Weitere Informationen zur Verwendung der Lebensgeschichte finden Sie in Kapitel 7.

Sich um sich selbst kümmern

Mitarbeiter mit Geschick gönnen sich eine Auszeit, um sich von dem Stress und der Anspannung bei der Arbeit zu erholen. Sie lernen, dass Humor wichtig ist. Sie lernen Techniken zur Wut- und Stressbewältigung, Konfliktlösung, zum Aufbau von Selbstsicherheit und andere lebenspraktische Fertigkeiten.

Im Liberty Commons Assisted Living, Liberty Healthcare Management Services, Inc. in Wilmington, North Carolina, werden dem Personal Arbeitsgruppen zur Stressbewältigung und zu gesunder Ernährung angeboten. Für Mitarbeiter, die sich körperlich in Form bringen wollen, findet an drei Tagen in der Woche ein Fitnessprogramm statt. Cindy Stancil, Leiterin dieses Begleitprogramms, sagt: „Die Programme helfen, Körper und Geist fit zu halten."

Dieses Gesundheits-Programm hilft dem Personal, so gut zu arbeiten, wie es kann. Es ist schwer, sich um einen anderen zu kümmern, wenn man sich selbst nicht wohl fühlt.

Bei der Konfrontation mit Tod oder Sterben ist es besonders wichtig, dass es den Mitarbeitern insgesamt gut geht. Pflegeprogramme bei Demenz übersehen manchmal die wahren Gefühle von Mitarbeitern, wenn eine Person das Programm verlässt, es ihr schlechter geht oder sie stirbt.

Linda Blair, Beraterin in Frankfort, Kentucky, zeigt Mitarbeitern, wie man mit Trauer und Verlust umgeht. Sie stellt fest: „Es ist sehr schwer für die Mitarbeiter zu sehen, wie ein Lieblingsbewohner oder -tagesgast abbaut oder stirbt. Bei vielen wirken sich Trauerfälle auf das private Leben aus; der Tod eines Lieblingsbewohners könnte Erinnerungen an den Tod der geliebten Großmutter hervorrufen."

Lindas Kurs hilft dem Personal, mit diesen Themen umzugehen. Es ist wichtig, diese Unterstützung für das Personal bereitzustellen, weil vielen diese Verluste zu Herzen gehen.

Das West Park Long Term Care Center veranstaltet jedes Frühjahr eine Aktion, bei dem das Personal Luftballons steigen lässt, um der Bewohner zu gedenken, die verstorben sind. Das Feiern belebt und erneuert den Geist. Diese Tradition gibt den Mitarbeitern das Gefühl, dass das Ganze abgeschlossen ist, es ermöglicht ihnen, sich gegenseitig zu unterstützen und letztendlich hilft es ihnen dabei, sich in emotionaler und spiritueller Hinsicht um sich selbst zu kümmern.

Fazit

Als wir eine internationale Konferenz über die Alzheimer-Krankheit in Amsterdam besuchten, trafen wir eine Frau, die eine Tagespflege-Einrichtung mit einer besonderen Vorgehensweise bei Personalfragen leitete. Sie sagte, dass sie, um Mitarbeiter für ihr Programm zu finden, nach Kellnerinnen und Kosmetikerinnen Ausschau halte. Diese Frauen haben viele Eigenschaften, die sie zur Pflege befähigen: Sie sind gute Zuhörer, gute Gesprächspartner, optimistisch, fröhlich und mögen Menschen. Sie haben Geschick.

Im komplexen Bereich der Langzeitpflege kann man zwar nicht nur „Kellnerinnen und Kosmetikerinnen“ einstellen, aber Personal mit diesen Qualitäten entwickeln (siehe Kapitel 2). Cheri Taylor, verantwortliche Leiterin von Porterville Senior Day Care, stimmt dem zu: „Geschick ist nicht immer von Natur aus da, aber man kann es teilen und lernen.“ Neue Mitarbeiter kommen mit unterschiedlichen Stärken und Schwächen an einen Arbeitsplatz. Sie unterscheiden sich in ihrer Ausbildung, ihrem Leseverhalten und ihrem Sprachvermögen, und sie sind unterschiedliche Persönlichkeitstypen, aber wir glauben, dass jeder zu Freundschaft fähig ist. Diese Einsicht ist vielleicht der Grund dafür, dass das Best-Friends-Modell einen solchen Erfolg in der Langzeitpflege hat.

Das Modell gibt Programmen einen Rahmen für die Pflege von Bewohnern und die Entwicklung von Personal vor. Es ist leicht umzusetzen, lebensbejahend und ohne große Investitionen zu verwirklichen. Es kann die Probleme einer Langzeit-Pflegeeinrichtung oder eines Langzeit-Pflegeprogramms nicht über Nacht lösen und kann ebensowenig die realen Herausforderungen für gute Demenz-Pflege beseitigen. Wenn es jedoch so umgesetzt wird, wie es das Buch vorschlägt, verbessert das Best-Friends-Modell auf jeden Fall die Fertigkeiten und die Arbeitsmoral des Personals, gibt den Aktivitäten neue Energie und hat positiven Einfluss auf die Pflegequalität.

2 Personal einstellen, ausbilden und entwickeln

Wer arbeitet in der Langzeitpflege, und warum? Wir haben mit amerikanischem Pflegepersonal in verschiedenen Bereichen der stationären Pflege gesprochen. Sie kommen aus den unterschiedlichsten Bereichen, und viele leben unter schwierigen Bedingungen. Viele sind erst kürzlich eingewandert, erziehen ihre Kinder allein, verdienen nur wenig Geld oder leben in unzureichenden Wohnverhältnissen. Viele sprechen die Sprache ihres Gastlandes nicht richtig, und viele haben mehrere Jobs.

Man kann guten Gewissens behaupten, dass diese Menschen eine einfachere Arbeit mit weniger Verantwortung finden könnten. Viele könnten ein besseres Gehalt in weniger anspruchsvollen Positionen bekommen. Wir haben sie gefragt, warum sie in der Langzeitpflege arbeiten. Hier sind ein paar Antworten:

Ich fühle mich gut, wenn ich anderen Leuten helfe.
Es war die erste Arbeit, die ich gefunden habe, als ich hierher zog.
Ich mag ältere Leute. Sie sind nett zu mir.
Es ist der einzige Ort, an dem ich Liebe erfahre. Sie [die Bewohner] mögen mich, und ich fühle mich deswegen erfolgreich.
Ich habe das Gefühl, zu Hause zu sein. Mir gefällt es da.

Wir fanden die Antwort eines jungen Mannes, dass er in seiner Arbeit Liebe und Erfolg findet, besonders gut. Dies ist deshalb möglich, weil Personen mit der Alzheimer-Krankheit erstaunlich offen für Menschen aus anderen sozialen Schichten, mit unterschiedlichen Bildungsniveaus und aus anderen Volksgruppen sind. Manchmal hilft ihnen die Krankheit, sich von Vorurteilen zu lösen. Sie haben viel Liebe zu vergeben.

Es scheint klar zu sein, dass viele Mitarbeiter in ihrer Arbeit Erfüllung finden. Sie ist ein Ort, an dem man anderen helfen, sich erfolgreich fühlen und sogar von den Bewohnern geliebt werden kann. Dort kann man Gemeinschaft finden. Vielleicht arbeiten sie deshalb in der Langzeitpflege. Das Best-Friends-Modell unterstützt die Hoffnungen und Ambitionen des Personals. Es baut auf dieser Suche nach Gemeinschaft, Erfüllung und Erfolg auf.

Die folgenden Abschnitte setzen sich detaillierter mit Personalfragen auseinander. Fangen wir mit einer fiktiven Einrichtung an, bei der einige Personallücken geschlossen werden müssen.

Ein Tag im Leben einer Heimleiterin

Es versprach eine gute Woche zu werden, dachte sich die Leiterin, bevor sie in der Arbeit ankam. Aber noch bevor sie mit dem Mittagessen fertig war, erhielt sie zwei Nachrichten von ihren beiden besten Pflegekräften. Eine zog in eine andere Stadt, um näher bei ihrer Familie zu sein; die andere hatte die Konkurrenz abgeworben. Zum Glück war der Redaktionsschluss der Wochenendausgabe der Tageszeitung noch nicht vorbei, und man gab eine Anzeige auf.

Wir achten darauf, dass das Leben in Würde weitergeführt weden kann und streben eine fürsorgliche Beziehung zu Bewohnern, Familien und Mitarbeitern an.

(Das Motto des The Wealshire, Lincolnshire, Illinois)

Die Pfleger erzählen gerne Geschichten über das, was sie gut können.

(Joanne Rader, Beraterin für Demenz-Pflege und Assistenzprofessorin, Oregon Health Sciences, University, School of Nursing, Portland, Oregon)

Mehrere Tage waren vergangen, und auf der Fahrt zur Arbeit fragte sich die Leiterin, ob sie es wohl jemals schaffen würde, die Stellen neu zu besetzen. Als sie in das Gebäude hineinging, bemerkte sie eine Gruppe von etwa 15 Leuten, die sich in der Eingangshalle drängelten. Wer konnten sie nur sein?

Die Empfangssekretärin sagte sofort zu ihr: „Heute ist Ihr Glückstag!" Die Heimleiterin schien verwirrt, bis die Sekretärin hinzufügte: „All diese Leute sind wegen der offenen Stelle hier." Obwohl sie sich noch nicht von ihrer Überraschung erholt hatte, begann die Leiterin mit den Vorstellungsgesprächen. Sie dachte sich: „Wenn ich Glück habe, kann ich diese Stellen gleich heute besetzen."

Der Kandidat war gut gekleidet, hatte ein nettes Lächeln und einen festen Händedruck. Als er gebeten wurde, etwas über sich zu erzählen, antwortete er sofort: „Ich hatte einfach das Gefühl, dass meine Tätigkeit als Lehrer mich nicht erfüllt. Ich beschloss, neben meiner Mitarbeit im örtlichen Theaterverein und meiner Promotion eine praktische Arbeit mit älteren Menschen aufzunehmen." Nach einem angenehmen Vorstellungsgespräch dankte ihm die Leiterin und wandte sich dem nächsten Kandidaten zu. Dieser hatte fünf Jahre lang als Pfleger gearbeitet, spielte für die Bewohner gerne Klavier und hatte ein sympathisches Lachen. Kandidatin Nummer drei stand für das Vorstellungsgespräch nicht zur Verfügung, da sie schon den Gang hinunter gegangen war und mehreren Bewohnern dabei half, in ihre Zimmer zu gelangen. Kandidatin vier sagte, dass sie am selben Tag noch mit der Arbeit anfangen könne und fragte: „Wenn die Mitarbeiter, die für den Speiseplan zuständig sind, nichts dagegen haben, würde es Ihnen dann etwas ausmachen, wenn ich hin und wieder ein paar Kekse mitbringe? Ich mache zusätzliche Arbeit gern."

Die Heimleiterin war ganz aus dem Häuschen. Sie lächelte und dachte sich: „Meine Probleme haben sich erledigt. Was für eine großartige Gruppe von Kandidaten! Ich werde sie alle einstellen." Gerade in dem Augenblick fühlte sie etwas Kaltes und Nasses an ihrer Nase; sie öffnete die Augen und sah, wie ihr Golden Retriever ihr das Gesicht ableckte, um sie an seinen morgendlichen Spaziergang zu erinnern. „Oh nein!" rief sie. „Alles war nur ein Traum."

Wenn sich in jedem Langzeit-Pflegeprogramm jeden Tag „Traumpersonal" vorstellen würde, gäbe es keinen Grund für breit gefächerte Fortbildungsmaßnahmen. Aber nur wenige Mitarbeiter bringen außergewöhnliche Fertigkeiten und Geschick mit, wenn sie anfangen. Es liegt an effektiven Schulungskräften, neue Mitarbeiter so auszubilden, dass sie erfolgreich sein können.

Noch beunruhigender ist, dass die Frage „Wie bekomme ich gute Mitarbeiter?" zunehmend von der Frage „Wie bekomme ich genug Mitarbeiter?" abgelöst wird.

Dieses Problem existiert nicht nur in diesem Personalbereich. Vorreiter in der Entwicklung von Pflegeprogrammen, Gesellschafter von Pflegeeinrichtungen und Vorsitzende von gemeinnützigen Organisationen haben uns mitgeteilt, dass auch an fähigem Führungspersonal in der Langzeitpflege Mangel herrscht.

> Ich glaube, dass das Personal nur dann etwas richtig lernt, wenn die Ausbildung auf Erfahrungen beruht. Die Ausbildung, die ich anbiete, beteiligt den Teilnehmer aktiv.
>
> Susan D. Berry, Ausbilderin und Beraterin für die Alzheimer-Krankheit, Warsaw, Indiana

Alyce und Bob Parsons, die zusammen das Hotel Pawnee in Santa Barbara, Kalifornien, leiten, teilten uns mit, dass es für sie als Führungskräfte und Entwickler im Bereich der Langzeitpflege eine der größten Herausforderungen ist, fähige Mitarbeiter für leitende Positionen zu finden. Alyce sagt: „Wir treiben ein Projekt nicht voran, bis wir wissen, dass wir das richtige Personal bekommen können: Menschen, die qualifiziert sind und Mitgefühl haben."

> Konzentrieren Sie sich auf das Problem, nicht darauf, wer Schuld hat … das erhöht das Selbstvertrauen und letztendlich die Begeisterung des Personals bei der Arbeit.
>
> (Margaret Ryan, Qualitätsmanager, St. Basil's Homes, New South Wales, Australien)

Eine starke Leitungsebene ist essenzieller Bestandteil eines guten Demenz-Pflegeprogramms.

Diese Tendenzen schaffen große Herausforderungen für Demenzprogramme, die ja sehr stark von gutem Personal abhängen. Wie können diese Probleme gelöst werden?

Die Antworten sind komplex und überschneiden sich. Im Idealfall gibt es in jedem Demenzprogramm Gehälter und Prämien, die sich am Wettbewerb orientieren. Eine attraktive Umgebung kann ein Anreiz für neue Mitarbeiter sein. Eine Heimleitung, die sich durchsetzen kann und von den Angestellten respektiert wird, ist immer wichtig. Flexible Arbeitszeiten und Aufstiegschancen spielen eine Rolle. Gute Arbeitsbedingungen, zu denen auch ein gutes Arbeitsklima im Team gehört, ziehen ebenfalls potenzielle Mitarbeiter an. Den größten Unterschied aber macht ein umfassendes und effektives Programmkonzept aus, das all diese Faktoren vereint. Das Best-Friends-Modell gibt den Programmleitern eine Vision, die sie trägt. Noch besser: Es kann ihnen dabei helfen, Personal mit Geschick und ein Langzeit-Pflegeprogramm aufzubauen, in dem man gut arbeiten und leben kann.

Wenden wir uns nun den Fragen der Personalanwerbung, -einstellung, -fortbildung und -bindung zu.

In unserem Training wird unter anderem betont, dass man die spirituellen, emotionalen und sozialen Bedürfnisse der Bewohner in gleichem oder höherem Maße befriedigen muss wie ihre körperlichen Bedürfnisse. Wir bemühen uns, die Lebensqualität und die Zufriedenheit der Bewohner höher einzustufen als die Anzahl der Bäder, die sie in der Woche bekommen. Wir arbeiten daran zu vermitteln, dass ich Rachel unmöglich beim Baden helfen kann, wenn ich nicht erkenne, wie besorgt sie wegen ihrer kranken Tochter ist, und mir Zeit nehme, um ihr zu versichern, dass ihre Familie in Sicherheit ist und es ihr gut geht.

(Briana Melom, Leiterin der Angehörigenberatung und Trainerin, Alzheimer's Disease Center, Mayo Clinic, Rochester, Minnesota)

Kein Mensch ist unnütz in dieser Welt, wenn er ihre Last einem anderen Menschen erleichtert.

(Charles Dickens)

Anwerbung und Einstellung

Personalchefs in Best-Friends-Programmen suchen während des Vorstellungsgesprächs zunächst nach Menschen mit Geschick oder dem Potenzial, es zu entwickeln (Einige Tipps, wie man Personal mit Geschick einstellt, finden Sie in Tool 2.7.)

Carly R. Hellen, die Leiterin der Alzheimerabteilung des The Wealshire in Lincolnshire, Illinois, versucht Menschen mit Geschick zu finden, indem sie unkonventionelle Fragen und Aufgaben stellt, wie z.B. „Erzählen Sie mir von einer älteren Person, die Sie kennen", und „Wer ist Ihr persönlicher Mentor oder Held?". Während des Vorstellungsgesprächs bekommen die potenziellen Angestellten einen Gegenstand in die Hand, wie zum Beispiel einen lustigen Hut, einen Knopf, einen Autoprospekt oder einen Apfel. Sie werden dann gebeten, so viele Ideen wie möglich zu nennen, wie man den Gegenstand in einer Aktivität verwenden kann. Wenn der Kandidat ein Dutzend oder mehr kreative Antworten geben kann, beweist er schon Geschick.

Auch wenn Mitarbeiter bei diesem Anfangstest schlecht abschneiden, können sie überraschenderweise dennoch gute Kandidaten für die Demenz-Pflege sein. Manchmal blüht ein Mitarbeiter, der schwere Zeiten hinter sich hat oder schüchtern ist, in einer fürsorglichen Best-Friends-Gemeinschaft auf.

Potenzielle Angestellte

Um den Kreis der potenziellen Mitarbeiter zu erweitern, ermutigen wir Leiter von Pflegeprogrammen dazu, auf ganz unkonventionelle Personengruppen zurückzugreifen, wie etwa Studenten, Rentner oder auch Menschen, die keine Kenntnisse in der Langzeitpflege haben.

Das Friendship Adult Day Care Center in Santa Barbara, Kalifornien, ist stolz auf sein Personal mit Geschick. Der Leiter tanzt gern, der stellvertretende

Heimleiter fährt einen selbstbemalten, bunten Honda. Zum Personal haben schon einmal ein professioneller Musiker, der den Gästen etwas vorspielte, und ein Surfer gehört, der am nahegelegenen Strand seine Surfkünste vorführte.

Die Heimleiter glauben, dass Mitarbeiter mit Sinn für Abenteuer und Humor ein großes Potenzial haben, Geschick zu entwickeln. Gute Fortbildung kann später eventuelle Bildungslücken schließen. Zusätzlich zu internen Fortbildungsmaßnahmen schickt das Friendship Adult Day Care Center neue Mitarbeiter zu Informationsveranstaltungen am Ort, die von der Alzheimer Gesellschaft unterstützt werden.

Pflegende Angehörige können in Langzeit-Pflegeprogrammen ebenfalls wertvolle Unterstützung auf freiwilliger Basis leisten oder manchmal auch zu bezahlten Mitarbeitern werden. Für manche Angehörigen ist es befriedigend, die Pflegetechniken, die sie zu Hause gelernt haben, in der Demenz-Pflege anzuwenden, wenn sie niemanden mehr selbst pflegen. So kann die harte und anspruchsvolle Erfahrung, ein pflegebedürftiges Familienmitglied zu versorgen, in etwas Bedeutsameres verwandelt werden – „Aus sauren Zitronen süße Limonade machen“.

> Meine Erfahrung ist, dass die Mitarbeiter gut auf einen multisensorischen Lernstil reagieren, der den visuellen, akustischen und kinästhetischen Kanal anspricht.
>
> (Leslie Congleton, Legacy Health Systems Trinity Place Alzheimer's Day Respite Programm, Portland, Oregon)

> Ich glaube, man schnappt mehr im Vorbeigehen auf als man lernt.
>
> (Kay Lloyd, Leiterin der Personalentwicklung, The Fountainview Center for Alzheimer's Disease, Atlanta Georgia)

Wenn Mitarbeiter versagen

Eine der härtesten Aufgaben eines Heimleiters ist es, Angestellte entlassen zu müssen, die zu wenig leisten. Die Ansicht von Beverly Sanborn, Leiterin des Alzheimer's Field Service der Mariott Corporation Senior Living Services in Washington, D. C. und ehemalige Heimleiterin in der Langzeitpflege, ist besonders interessant. Sie glaubt nicht, dass es hilft, Personal wegen kleinerer Verstöße zu maßregeln. „Wenn in Programmen immer nur nach Fehlern gesucht wird, reicht die Kette von oben nach unten, von den Gesellschaftern zu den Heimleitern, von dort zu den Mitarbeitern und dann zu den Bewohnern.“ Diese negative Ausrichtung kann gegen die Ziele eines Best-Friends-Programms arbeiten.

Sie empfiehlt, Mitarbeiter, die „es nicht kapieren“, zu entlassen. Ihrer Meinung nach gibt es Leute, die nicht dafür geschaffen sind, in der Demenz-Pflege zu arbeiten. Wenn Mitarbeiter keine Verbindung zu den Bewohnern oder Tagesgästen aufbauen können, sich als unflexibel herausstellen oder unfähig sind zu wachsen und in der Arbeit aufzugehen, sollte man ihnen lieber früher als später zu einer anderen Arbeit raten. Sie fühlen sich

Am Beginn der Übungsstunde gehen die Mitarbeiter in einen Raum, in dem ein Fernseher voll aufgedreht ist und eine Stereoanlage laute Rockmusik spielt. Ihre Geldbeutel und andere persönliche Gegenstände werden ihnen abgenommen, und sie werden gebeten, sich auf die braunen Stühle zu setzen (es gibt gar keine solchen Stühle in dem Raum). Dann bitten wir sie, über ihre Gefühle zu sprechen, wenn sie missverstanden, zu sehr beaufsichtigt und überstimuliert werden oder wenn sie Angst haben oder frustriert sind – so sieht die Welt der Alzheimer-Krankheit aus.

(Briana Melom, Leiterin der Angehörigenberatung und Trainerin, Alzheimer's Disease Center, Mayo Clinic, Rochester, Minnesota)

Ich versuche, sie bei einem Erfolg zu erwischen, statt bei einem Fehler.

(Beverly Sanborn, Leiterin der Alzheimer's Field Services, Marriot Corporation Senior Living Services, Washington D. C., hat die Rolle des Leiters neu definiert: Er ist in erster Linie Lehrer und Ausbilder. Dies hilft den Mitarbeitern, ihr fundiertes Feedback zu ihrer Arbeit zu verstehen und zu begrüßen.)

vielleicht in einem anderen Job wohl, aber sie gehören nicht in ein Best-Friends-Programm. Wenn eine Entlassung unvermeidlich ist, sollte auch dabei nach dem fürsorglichen Konzept des Programms verfahren werden: „Ich sage ihnen, dass ihre Begeisterungsfähigkeit und ihre Kompetenz auf einem anderen Gebiet liegen."

Wie man Personal ausbildet und hält

Ausbildungsprogramme, die nicht funktionieren – Das Pflegezentrum „Alter Hut"

Es ist Freitag mittag im Pflegezentrum „Alter Hut", und alle warten nur noch darauf, endlich ins Wochenende gehen zu können. Gleich soll ein Kommunikationskurs beginnen. Ein paar Mitarbeiter, die in der Nacht davor erst spät ins Bett gekommen sind, sehen ziemlich verschlafen aus. Die Heimleiterin leitet den heutigen Kurs selbst. Sie kommt herein, sagt Hallo und stellt ein neues, 40-minütiges Video vor. Dann wird der Raum verdunkelt. Sie sagt, sie hätte das Video schon gesehen, weshalb sie sich für ein paar Minuten hinausschleichen werde, um etwas Papierkram zu erledigen. Der Film beginnt, und überall im Raum fallen den Mitarbeitern die Augen zu. Am Ende des Videos wird das Licht wieder angemacht, und die Leiterin möchte wissen, ob jemand Fragen hat. Da sich niemand meldet, beendet sie den Kurs. Manche Mitarbeiter kehren zu ihrer Arbeit zurück, andere gehen nach Hause in ihr ersehntes Wochenende.

Nach dieser internen Fortbildung beschäftigt sich ein Mitarbeiter gleich mit einer Person mit Alzheimer-Demenz und die Leiterin kommt zufällig vorbei. Sie sieht, dass der Mitarbeiter, obwohl er gerade an dem Kurs teilgenommen hat, immer noch die gleichen Fehler macht. „Was ist bloß mit meinem Personal los?", fragt sich die Heimleiterin. „Warum können die das nicht lernen?" Unterdessen streicht die Mitarbeiterin, die für die Fortbildungen zuständig ist, diesen Themenpunkt von ihrer Liste: „Gut! Jetzt haben wir die Kommunikation abgedeckt. Wir brauchen dieses Thema bis nächstes Jahr nicht mehr durchzunehmen."

Die nächste interne Schulung steht in vier Wochen an. Ein Arzt soll vor dem Personal einen Vortrag halten. Sein Thema ist die Neurobiologie des Alterns. Er kommt mit seinen Dias in die Einrichtung und bemerkt, dass die Mitarbeiter nicht allzu interessiert sind. Er versucht sein Bestes, sie zu begeistern. Zum Glück ist er ein guter Redner, aber seine Seminarunterlagen sind schwer zu lesen und zu verstehen.

Einige Mitarbeiter bemerken, dass draußen irgendetwas passiert ist. Kurz darauf verlassen der Leiter der Pflegeabteilung und die Heimleiterin den Raum. Ein Mitarbeiter flüstert dem anderen zu: „Wenn die das nicht hören müssen, warum dann wir?". Der andere fragt: „Weißt du, was alle diese Wörter bedeuten?".

Solche entmutigenden Beispiele für schlechte Schulung finden jeden Tag in vielen Langzeitpflege-Einrichtungen statt. Oft werden dem Personal die falschen Dinge beigebracht (mehr über Neurobiologie als über Körperpflege bei den Bewohnern). Es gibt keine Vertiefungsübung (die Lektionen des Kommunikationskurses wurden nicht direkt an Personen mit Demenz geübt, nachdem die Mitarbeiter den Kurs verlassen hatten). Die Heimleitung nimmt die Fortbildung nicht wirklich ernst (leitende Mitarbeiter verließen während des Kurses den Raum). Der Unterricht verlangt keine aktive Mitarbeit (es werden Vorträge gehalten und Videos gezeigt, statt die Mitarbeiter einzubeziehen). Die Umgebung ist zum Lernen ungeeignet (abgedunkelte Räume). Die Materialien sind vielleicht nicht für alle verständlich (Mitarbeiter mit anderer Muttersprache). Das Kursmaterial ist möglicherweise für die Vermittlung nicht gut geeignet (das Niveau ist zu hoch). Und zu guter Letzt gibt es keine Schulungen für das Haus- und Küchenpersonal oder für freie Mitarbeiter.

Studenten können in einem Pflegeheim eine wertvolle Rolle spielen. Ich beteilige sie an der Erstellung von Lebensgeschichten, der Entwicklung von Kommunikationsstrategien und an anderen einfachen, aber bedeutsamen Beschäftigungen.

(Beth Spencer, Assistenzprofessorin für Gerontologie, Madonna University, Livonia, Michigan)

Das The Wealshire bezieht sein Pflegepersonal, dessen Mitglieder auch „Resident Living Assistants" („Wohnhelfer der Bewohner") genannt werden, in die Vorstellungsgespräche von potenziellen Angestellten und in die Besichtigung der Einrichtung mit den Familien zukünftiger Bewohner mit ein.

(Carly R. Hellen, Leiterin der Alzheimer-Pflege, The Wealshire, Lincolnshire, Illinois)

Ausbildungsprogramme, die funktionieren – Das Pflegezentrum „Frischer Wind"

Es ist Freitag mittag im Pflegezentrum „Frischer Wind", und alle warten nur noch darauf, endlich ins Wochenende gehen zu können. Gleich soll ein Kommunikationskurs beginnen. Die Mitarbeiter kommen in den Raum und bemerken das helle Licht, die Luftballons und die Blumen am Pult. An der Schulung nehmen ein paar neue Leute teil – die Sekretärin der Heimleitung und der Gärtner sind da.

Die Gastrednerin kommt herein und begrüßt sofort alle Anwesenden; sie schüttelt ihnen die Hand und stellt sich den Mitarbeitern vor. Sie bittet alle aufzustehen, und ein lustiges Gruppenspiel wird gespielt, in dem jeder etwas über den anderen erraten muss. Ein Mitarbeiter sagt später: „Es war ein bisschen doof, aber was soll's, wir haben alle gelacht. Außerdem hat es mich aufgeweckt." Der Kurs geht weiter. Im Vortrag werden drei Hauptpunkte angesprochen.

Die Rednerin stellt dem Publikum viele Fragen, die aber leicht zu beantworten sind. Jeder Anwesende sagt wenigstens einmal etwas. Die Mitarbeiter lachen über die Cartoons, die die Rednerin zeigt, und sie finden die Sketche witzig, die der Leiter der Pflegeabteilung und die Gastrednerin aufführen. „Ich hätte nicht geglaubt, dass die Oberschwester Sinn für Humor hat", sagt ein Mitarbeiter.

Dann passiert etwas Interessantes. Die Rednerin bittet jeden, den Raum zu verlassen und fünf Minuten mit einem Bewohner zu reden, um das gerade Gelernte einzuüben. Dann sollen sie zurückkommen, um das Erlebte zu besprechen. Als alle Teilnehmer zurück sind, bittet sie sie, ihre Interaktion mit den Bewohnern zu beschreiben. Am Ende der Schulung gibt die Gastrednerin jedem einen bunten, einseitig bedruckten Handzettel, auf dem die Hauptpunkte ihres Vortrags hervorgehoben sind, und kündigt an, dass eine größere Version davon ans Schwarze Brett gehängt wird. Dann ruft sie einen Wettbewerb aus. Ein großer Bogen Papier wird im Essensraum aufgehängt. „Jeder, der eine Idee aufschreibt, wie man Kommunikation verbessern kann, nimmt an der Verlosung einer großen Pizza teil. Es muss nicht die beste Idee sein. Es reicht aus, wenn es etwas ist, das Sie in der nächsten Woche erfolgreich einsetzen können." Danach wollen immer noch viele Mitarbeiter schnell nach Hause, aber sie haben ein Lächeln im Gesicht. „Ich hoffe, ich gewinne die Pizza", sagt eine Küchenhilfe. „Ich habe schon ein paar gute Ideen für die Liste."

> Lernen kann Spaß machen, ohne deshalb in inhaltsloses Unterhaltungsprogramm abzugleiten.
>
> (Vicki L. Schmall, verantwortliche Leiterin, Aging Concerns, West Linn, Oregon)

> Wir haben immer nur die Führungskräfte zu Konferenzen geschickt. Aber auch Pflegekräfte der unteren und mittleren Führungsebene sollten diese Gelegenheit haben. Ich führe gerne Programme durch, die ausschließlich für Pflegekräfte gedacht sind. Das gibt ihnen das Gefühl, etwas Besonderes zu sein.
>
> (Cynthia Belle, Ausbilderin und Beraterin für Demenz-Pflege, Chicago, Illinois)

Best-Friends-Mitarbeiter sollten so ausgebildet werden, wie es im Beispiel des fiktiven Pflegezentrums „Frischer Wind" beschrieben wird. Dieses Fortbildungsprogramm bezieht die Mitarbeiter mit ein und macht Spaß. Es werden nur wenige Grundkonzepte vermittelt und anschließend vertieft. Das Personal ist aufmerksam und wird mit Respekt behandelt. (In Kasten 2.1 finden Sie eine Zusammenfassung der Unterschiede zwischen den Pflegezentren „Alter Hut" und „Frischer Wind".)

Ideen für Fortbildungsprogramme, die funktionieren

Ein Fortbildungsangebot, das funktioniert, sollte folgende Qualitäten besitzen:

Es sollte ernstgenommen werden, konsequent sein und klar umrissenen Vorstellungen folgen

Ein Best-Friends-Programm engagiert sich in der Fortbildung und erwartet das Gleiche von den Mitarbeitern. Noch wichtiger ist, dass die Fortbildung konsequent durchgeführt wird; wenn ein zwölfwöchiger Kurs geplant ist, ist es wichtig, dass er von der Heimleitung auch angeboten und das Personal zur Teilnahme ermutigt wird. Wenn das Personal den Eindruck bekommt, dass etwas nicht wichtig ist, wird es sich nicht dafür einsetzen.

Der Personalentwickler im The Fountainview Center sichert die Qualität der Ausbildung, indem er dafür sorgt, dass keiner, der in der Nacht zuvor gearbeitet hat, an einem morgendlichen Kurs teilnimmt, wenn diese Uhrzeit nicht zu seinem normalen Schlafrhythmus passt. Diese Art der Terminplanung erhöht die Wahrscheinlichkeit, dass jeder Mitarbeiter aufmerksam ist, die Inhalte aufnehmen und aktiv an der Schulung teilnehmen kann. Betroffene Mitarbeiter können entweder fragen, ob sie die Nacht vor der Schulung frei bekommen (wenn möglich) oder zu einem anderen Zeitpunkt geschult werden.

Es kostet vermutlich einiges Kopfzerbrechen in der Terminplanung, das Training so anzugehen, aber es zeigt, welchen Stellenwert das Ausbildungsprogramm in der Einrichtung hat. Es vermittelt auch die Erwartung, dass die Mitarbeiter sich aktiv an den Kursen beteiligen.

Die Zielsetzung, die Werte und das Konzept der Einrichtung vermitteln

Allen Mitarbeitern sollte die Zielsetzung der Organisation ein Anliegen sein. Die Mitarbeiter tragen die Botschaft des Programms nach außen; sie sollten in der Lage sein, eine klare Aussage zu den Leistungen des Programms zu treffen, wenn sie von Angehörigen oder möglichen Klienten gefragt werden.

Die Mitarbeiter des The Fountains Continuum of Care beginnen ihre Ausbildung mit dem Studieren der Materialien, Broschüren und Handzettel, die für die Außendarstellung ihrer Einrichtung verwendet werden. Sie geben dem Personal einen Überblick und eine grundlegende Vorstellung davon, was potenzielle Bewohner und Familien über die Einrichtung gelesen haben und was sie erwarten, wenn sie zur Tür hereinkommen. (Siehe Tool 2.4)

Kasten 2.1

Ein Vergleich zweier Pflegezentren

■ Pflegezentrum „Alter Hut“

Stellt jeden ohne Vorkenntnisse ein.

Wenig oder keine Ausbildungsmaßnahmen

Nur das Aktivitätspersonal führt Aktivitäten durch.

Das Fortbildungsprogramm umfasst nur Vorträge und Videofilme.

Wenig oder keine Vertiefung

Keine Rückmeldung von den Mitarbeitern

Die Mitarbeiter steigen schnell in die Arbeit ein.

Die Arbeit orientiert sich an den Aufgaben.

Die Mitarbeiter erledigen nur die ihnen zugewiesenen Aufgaben.

Die Mitarbeiter haben bei der Interaktion mit den Bewohnern Mühe.

Die Mitarbeiter fühlen sich ausgenutzt, bedrängt.

Häufiger Personalwechsel

Geringe Arbeitsmoral

Die Mitarbeiter wehren sich gegen Veränderungen.

Personalführung, die auf Schuldzuweisungen basiert (Motto: „Suchen nach Fehlern“).

Viele Bewohner zeigen schwierige Verhaltensweisen oder Rastlosigkeit.

So eine Ausbildung ist für die Mitarbeiter eindeutig von Nutzen, da sie mit aktuellen und potenziellen Bewohnern und deren Familien interagieren.

Leitendes Personal mit einbeziehen

Es hinterlässt einen guten Eindruck bei den Mitarbeitern, wenn sie sehen, dass auch die Führungskräfte an Schulungen teilnehmen. Gute Ausbildungsprogramme richten sich an alle Mitarbeiter.

Pflegezentrum „Frischer Wind“

Innovative Personalanwerbung

Es wird in die Ausbildung investiert.

Jeder führt Aktivitäten durch und bringt seine eigenen Interessen und Fähigkeiten ein.

Die Ausbildung ist innovativ und interaktiv.

Das Wissen wird durch Transfer, Praktika, Rollenspiele oder andere Methoden vertieft.

Evaluation der Ausbildung

Die Mitarbeiter kennen die Geschichte, das Konzept und die Zielsetzung des Programms.

Die Arbeit orientiert sich an der Person.

Die Mitarbeiter ergreifen von selbst die Initiative und haben Teamgeist.

Die Mitarbeiter sind erfolgreich.

Die Mitarbeiter haben das Gefühl, dass sie geschätzt werden.

Gute Mitarbeiter bleiben.

Hohe Arbeitsmoral

Die Mitarbeiter sind offen für neue Ideen.

Personalführung, die auf Belohnung basiert (Motto: „Suchen nach Erfolgen“)

Die meisten Bewohner scheinen glücklich zu sein, sich in der Gemeinschaft sicher zu fühlen und ihr Leben zu genießen.

Leitende Mitarbeiter im The Wealshire werden dazu ermutigt, Schulungen zu besuchen und sich einen Tag lang in die Situation der Pflegekräfte hineinzuversetzen. Die Manager erfahren so die vielen Aspekte der Arbeit einer Pflegekraft aus erster Hand. Sie nennen dies „Einen Tag lang Pfleger sein“.

In diesem Beispiel lernt nicht nur das Verwaltungspersonal, wie man sich besser in die schwierige Arbeit einer Pflegekraft hineinfühlen kann. Auch das Pflegepersonal hat das Gefühl, dass man ihm mehr Anerkennung entgegenbringt. Zusätzlich hilft dies den Heimleitern dabei, mehr über das Programm zu erfahren, das sie leiten, – zu wissen, was funktioniert und was nicht.

Best-Friends-Programme bilden diese Führungskräfte auch in den Bereichen Personalführung, Zeitmanagement, strategische Planung und Sozialkompetenz aus. Zusätzliche Berater können ihnen dabei helfen, sich bei der Erreichung ihrer Ziele auszuzeichnen und ein erfolgreiches Team aufzubauen. Ohne eine tatkräftige Führungsebene geraten die meisten Demenzprogramme in Schwierigkeiten.

Meredith Gresham, die Demenzausbildungsprogramme in Avon, Connecticut, koordiniert und entwickelt, nennt noch einen weiteren Aspekt von effektiver Führung: „Als Manager passiert es einem allzu leicht, dass man vergisst, was für eine starke Beziehung sich zwischen dem Personal und der dementen Person entwickelt. Wie jede Beziehung hat sie ihre Höhen und Tiefen. Die Führungskräfte müssen da sein, um sich an den Höhen mitzufreuen und die Tiefen abzufedern."

Meredith erkennt, dass das Personal das Gefühl braucht, von den Programmleitern in guten wie in schlechten Zeiten unterstützt zu werden.

Auch Personal mit einbeziehen , das nicht unmittelbar mit der Pflege zu tun hat

Das Training sollte auch Mitarbeiter einschließen, die normalerweise nicht mit einbezogen werden. Best-Friends-Programme schulen auch Gärtner, Köche, Verwaltungsangestellte, Marketingmitarbeiter, Reinigungskräfte und andere.

Ein breites Spektrum an Mitarbeitern der Samarkand Retirement Community nimmt an einer intensiven Schulung zur Alzheimer-Krankheit teil, einschließlich einiger Angestellter, die nicht unmittelbar in ihrem Alzheimerprogramm arbeiten. Der Leiter, Steven Anderson, bemerkt:"Ihr Enthusiasmus war sogar größer als der des Pflegepersonals, zum Teil auch weil das ihr erster Kontakt mit dieser Art von Schulung war."

In einem Wohnheim oder einer Tagesstätte haben sowieso alle Angestellten Kontakt mit Personen, die unter Demenz leiden. Wieso lässt man ihnen nicht die Ausbildung zukommen, die sie brauchen, um auch gute Freunde zu werden?

Den richtigen Inhalt vermitteln

Vergewissern Sie sich, dass der Inhalt für die Aufgaben der Angestellten angemessen ist. Mitarbeiter mit direktem Kontakt müssen praktische Fähigkeiten erwerben. Andere Mitarbeiter profitieren vielleicht davon, wenn sie mehr über Diagnose und Behandlungsweisen erfahren.

Beth Spencer, Assistanzprofessorin für Gerontologie an der Madonna University in Livonia, Michigan, schrieb uns, dass „ich über die Jahre, in denen ich Schulungen im Bereich der Demenz-Pflege gegeben habe, zunehmend zu der Überzeugung gekommen bin, dass der wichtigste Teil der Schulung ist, dem Personal zu helfen, sich in einen Menschen mit Alzheimer hineinzuversetzen."

Für Beth und ihre Studenten ist das der richtige Inhalt oder das richtige Grundkonzept für den Unterricht. Alles andere wird daraus abgeleitet.

Alle Mitarbeiter, die in ihrem Bereich die nötige Kompetenz erreicht haben, sollten Gelegenheit bekommen, Schulungen zu anderen Themenbereichen zu besuchen. Dies ermöglicht es ihnen, zu wachsen und sich als Persönlichkeiten zu entwickeln. Die Einrichtung kann dadurch vielseitige Mitarbeiter ausbilden.

Richtig unterrichten

Die durchschnittliche Aufmerksamkeitsspanne eines Menschen ist bei traditionellem Lernen durch Lesen und Vorträge kürzer geworden, während sie bei anderen Lernarten gestiegen ist. Das heutige Personal lernt am besten durch aktive Beteiligung, Spiele, kurze Videos, Gruppenübungen, das Erzählen von Geschichten und durch Diskussionen mit Angehörigen. (siehe Tool 2.8).

Dee Carlson, Leiterin von Alzheimer's Care: Consultation, Education & Training, Inc. (ACCET) in Lexington, Kentucky, schreibt, dass Erwachsene beim Lernen zurückhaltend gegenüber Veränderungen sind; sie haben ihre festen Überzeugungen und Erfahrungen sowie andere Interessen und Verpflichtungen. Sie profitieren am meisten von einer Ausbildung, die Spaß macht, sie aktiv beteiligt, stark personzentriert ist und in der Pflege angewandt werden kann.

Gute Trainer gehen ins Publikum hinein, stellen Augenkontakt her und berühren sogar, wenn es angebracht ist, die Schultern der Mitarbeiter oder schütteln ihnen die Hand. Vom Podium herunterzusteigen oder die Position „vor der Klasse" zu verlassen, kann die Stimmung im Raum drastisch verändern und die Mitarbeiter stärker in den Unterricht einbeziehen. So wird es für sie auch schwerer, sich in der letzten Reihe zu verstecken.

Es kann eine effektive Lernmethode sein, wenn sich die Mitarbeiter gegenseitig unterrichten. Carly R. Hellen hat ein Mentorensystem für neue Mitarbeiter im The Wealshire entwickelt. Sie verlangt von jedem Mitarbeiter, der sich anmelden will, dass er eine Pflegetätigkeit vorführt, die er besonders gut beherrscht. Zum Beispiel kann Mary, wenn sie sehr geschickt beim Baden eines bestimmten Bewohners ist, diese Fähigkeit einem neuen Mitarbeiter demonstrieren. Mitarbeiter können in der Praxis wie auch in der Theorie ausgezeichnete Lehrer sein.

Auch die Kursmaterialien sollten die Mitarbeiter reizen, sich mit ihnen zu beschäftigen. Manchmal sehen Handzettel und andere Materialien so aus, als wären sie schon oft kopiert worden. Am besten sind ansprechend gestaltete Unterlagen auf farbigem Papier. Der Text kann mit bunten Bildern oder durch einen farbigen Hintergrund aufgelockert werden.

Kathy Laurenhue, Autorin und Ausbilderin für Demenz-Pflege sowie Vorsitzende von Better Directions in San Diego, Kalifornien, sagt: „Wenn Ausbildungsmaterialien Aufmerksamkeit auf sich ziehen sollen, sollte man darauf achten, dass man sie bunt und einladend gestaltet."

Solche Präsentationen wecken nicht nur das Interesse des Personals, sondern zeigen auch, dass der Trainer Zeit und Energie in sie investiert hat (einige Beispiele finden Sie in Tool 2.9).

Nicht zu viele Inhalte in einer Stunde präsentieren

Viele Ausbildungsprogramme versuchen, zu viel Stoff in einer Unterrichtseinheit zu vermitteln.

Joyce Beedle, Geschäftsführerin des Alzheimer-Beratungsdienstes in Portland, Oregon, sagt: „Es ist sehr verlockend, so viele Informationen zu präsentieren, dass die Grundkonzepte in den Details verloren gehen. Der Kursteilnehmer geht zurück an die Arbeit und fragt sich, wie er die Informationen umsetzen soll. Das Ergebnis ist, dass er sie letztendlich überhaupt nicht verwendet. Am besten sind ein paar zentrale Punkte, die gut erklärt werden, und etwas Zeit, um die Informationen in die Tat umzusetzen und anzuwenden. Die Anwendung stärkt das Vertrauen in den Gebrauch des neuen Tools, und das Vertrauen erhöht die Wahrscheinlichkeit, dass das Tool tatsächlich verwendet wird. Letztendlich ist das Ziel, dass der Kursteilnehmer mit neuen, praktikablen Tools zurück an die Arbeit geht."

Interne Fortbildungen auf zwei oder drei Punkte zu begrenzen und dann dem Personal Zeit zu geben, diese einzuüben, ist der Schlüssel zu erfolgreichem Training.

Auf kulturelle Hintergründe achten und das nötige Feingefühl zeigen

Gute Personalentwicklungsprogramme erkennen Vielfalt an und respektieren sie. Die Personalausbildung sollte die kulturellen Normen, Werte und Traditionen des Personals beachten. Ein Mitarbeiter hat uns beispielsweise erzählt, dass er es respektlos fände, dass seine Einrichtung zwar Weihnachten und Ostern feiere, aber nicht Feiertage und Feste aus anderen Kulturen und Religionen.

Wir glauben auch, dass für fremdsprachige Mitarbeiter Teile von Ausbildungsprogrammen und -materialien in ihrer Muttersprache angeboten werden sollten, jedenfalls dann, wenn sehr viele Nicht-Muttersprachler in einer Einrichtung arbeiten. Dadurch haben diese Mitarbeiter bessere Chancen, das Unterrichtsmaterial zu verstehen und zu lernen. Ein Beispiel wäre eine Liste medizinischer Fachbegriffe in verschiedenen Sprachen. Bei multikulturellem Personal kann es auch hilfreich sein, wenn Mitarbeiter voneinander lernen.

Deborah Dunn, die Leiterin der Angehörigenberatung der Ortsgruppe der Alzheimer Gesellschaft in Santa Barbara, Kalifornien, hält interne Fortbildungen häufig komplett auf Spanisch, weil das Personal der Einrichtungen dort zum großen Teil lateinamerikanische Wurzeln hat. Die meisten Mitarbeiter sprechen zwar Englisch, aber es bleibt für sie eine Fremdsprache. „Wenn ich die Fortbildung auf Spanisch halte, blühen die Mitarbeiter auf und nehmen mit mehr Begeisterung teil. Mein Spanisch ist nicht perfekt, doch sie schätzen meine Anstrengungen und helfen mir, wenn ich nicht weiterweiß."

Wenn das Personal sich respektiert fühlt, investiert es mehr Energie in das Ausbildungsprogramm. In einer Einrichtung in Australien sind viele Bewohner griechischer Abstammung. Einige Mitglieder des Personals haben ebenfalls Griechisch als Muttersprache:

„Unser Pflege- und Dienstleistungsangebot für eine hauptsächlich griechischstämmige Klientel ist einmalig. Wir kümmern uns aber auch um ältere einheimische Australier. Diese haben ebenfalls ganz verschiedene ethnische Wurzeln, was mit der australischen Geschichte zusammenhängt", schreibt Judith Montano, Leiterin der Pflegeabteilung der St. Basil's Homes in New South Wales, Australien. Ältere zweisprachige Mitarbeiter der Heime haben Formulare und Informationen ins Griechische übersetzt und abgetippt. Dies erlaubt multikulturellem Personal, Themen auf Griechisch, Englisch oder in beiden Sprachen zu diskutieren.

Die mehrheitlich griechischstämmigen Mitarbeiter in den St. Basil's Homes profitierten von den Materialien, die in ihre Muttersprache übersetzt worden sind. Natürlich sollen sie dadurch nicht davon abgehalten werden, Englisch zu lernen. Dennoch kann das Material in der Muttersprache den Mitarbeitern dabei helfen, den Übergang zum Leben in Australien besser zu bewältigen und effektiver zu arbeiten. Gleiches gilt in Deutschland für Mitarbeiter aus Osteuropa und Asien.

Das Personal zum Reden bringen

Erfolgreiche Ausbildungsprogramme ermutigen die Mitarbeiter, über sich selbst zu reden, über ihre Probleme bei der Pflege der Bewohner und über das dargebotene Material. Zu den Techniken gehört, die Mitarbeiter aufzufordern, das Material selbst zu präsentieren oder den Kurs in kleinere Diskussionsgruppen aufzuteilen. Ein fähiger Trainer kann außerdem Fragen stellen, die nicht gleich an eine Prüfungssituation erinnern, und so das Personal dazu einladen, an der Diskussion teilzunehmen.

Im Wellington Parc of Owensboro diskutieren die Mitarbeiter zuerst ihre eigenen Handlungen und Reaktionen, wenn sie mit Personen mit der Alzheimer-Krankheit arbeiten. Es werden Fragen gestellt, zum Beispiel, wie es sich anfühlt, wenn man versucht, einer Person beim Hinsetzen zu helfen, die vergessen hat, wie das geht. Die Mitarbeiter zählen diese Gefühle auf und diskutieren dann darüber, wie sich die Person dabei gefühlt haben könnte. Diese Übung ermöglicht es den Mitarbeitern zu erkennen, dass sie manchmal vielleicht ähnliche Gefühle haben, wie beispielsweise Frustration oder Angst.

Wenn man die Mitarbeiter ermutigt, offen über ihre Arbeit zu reden, können sie angestauten Druck ablassen, lachen und neue Ideen annehmen. Viele der Lernspiele und Aufwärmübungen in diesem und den folgenden Kapiteln dienen einem ähnlichen Zweck.

„Lern mich kennen" ist eine beliebte Aktivität im The Fountainview Center, bei der neues Personal ein Formular ausfüllt, das dann an alle verteilt wird. Die Biographien können später bei Personalsitzungen diskutiert werden.

Es gibt viele Ansätze, die funktionieren. Die Aktivität des Fountainview Center ist ein Ansatz, der die Mitarbeiter dazu ermutigt, andere an ihrem Leben teilhaben zu lassen, sich auszudrücken und während einer Fortbildung miteinander zu reden, um möglichst effektiv zu lernen. Der Gebrauch von Aufwärmübungen, wie sie in den Ausbildungstools zu jedem Kapitel vorgeschlagen werden, kann auch eine effektive Methode sein, das Personal zum Reden und zur aktiven Teilnahme zu ermutigen.

Spiele und Rollenspiele verwenden

Das Schöne an Spielen und Rollenspielen ist, dass sie die Mauern zwischen den Mitarbeitern einreißen und jeden zum aktiven Lernen bewegen. Bei Rollenspielen ist es am besten, die Mitarbeiter nicht willkürlich auszuwählen, sondern mit bestimmten Mitarbeitern, die gerne vor Leuten stehen, im Voraus zu planen (siehe Tool 2.11). Dieses und die restlichen Kapitel enthalten in jedem Tool-Kit Lernspiele.

Im Folgenden geben wir einige Beispiele für Spiele und Rollenspiele, die in Langzeitprogrammen Verwendung finden:

Kay Lloyd, Leiterin der Personalentwicklung im Fountainview Center, spielt ein Spiel namens „Wer bin ich?", bei dem wichtige Tatsachen über die Bewohner in einem Frage-und-Antwort-Schema vermittelt werden. Der erste

Mitarbeiter, der richtig geraten hat, bekommt einen Preis. Zum Beispiel könnte eine Reihe von Fragen vorgelesen werden, wie „Ich wurde in Providence, Rhode Island geboren. Wer bin ich?", „Ich mache gerne Garten- und Handarbeiten. Wer bin ich?" und „Meine Katze ‚Miss Kitty' leistete mir Gesellschaft. Wer bin ich?"

Dee Carlson, die Leiterin von ACCET, Inc., verwendet in ihren Schulungen eine Reihe von Spielen, die nicht nur beim Personal das Eis brechen, sondern es auch zum Nachdenken anregen sollen, und zwar über neue Wege, Probleme zu lösen, ihr Denken zu erweitern und ihre Einstellungen zu überprüfen.

Es gibt viele Arten zu lernen. Susan D. Berry, Beraterin für Alzheimerfragen und Trainerin in Warsaw, Indiana, verwendet gern das Spiel „Zusammensetzen der Teile" (siehe zum Beispiel Tool 3.8 und 5.7). Bei jeder Sitzung setzt die Gruppe zu einem Thema ein Puzzle zusammen. Dies ist für das Personal eine visuelle Erfahrung, und es sieht, wie die Teile der Lektion zusammenwirken.

Debi Lahav, Beschäftigungs- und Kunsttherapeutin im Margolic Psychogeriatric Center in Tel Aviv, Israel, setzt in Kursen Collagen ein. Dabei macht das Konzept, dass das Personal, wenn auch nur für begrenzte Zeit, zur Erstellung einer Collage zusammenarbeiten muss, den Reiz aus. Diese Teamarbeit fördert lebhafte Diskussionen. Die Collage kann dann als sanfte Erinnerung und Vertiefung der vorgestellten Konzepte präsentiert werden. Sie ermöglicht es den Mitarbeitern auch, sich intensiv künstlerisch zu betätigen; etwas, das sie vielleicht seit ihrer Kindheit nicht mehr getan haben.

Beispiele für diese Spiele werden in den Ausbildungstools gezeigt.

Bei Schulungen im Laurel Heights Home for the Elderly werden Rollenspiele verwendet – „Geschick und kein Geschick" – bei denen Situationen nachgespielt und anschließend diskutiert werden. Wie würde ein Mitarbeiter reagieren, wenn er „kein Geschick" hätte? Wie würde er geschickt reagieren?

Dieses Konzept ist zuerst in *Richtig helfen bei Demenz* (deutsch 2004) vorgestellt worden und hat sich in vielen Situationen erfolgreich bewährt. Wenn in einer Szene ein Mitarbeiter mit hängenden Schultern und sorgenvoll gerunzelter Stirn zu einer Gruppe von Bewohnern sagt: „Jetzt lasst uns etwas Lustiges machen!", dann können Mitarbeiter, die während der Schulung zuschauen, lachen und diesem Verhalten „kein Geschick" attestieren. Mitarbeiter reagieren sehr gut auf konkrete Beispiele für „Falsch" und „Richtig", besonders wenn sie mit Humor präsentiert werden. Beispiele für diese Technik finden Sie in den Ausbildungstools.

Geschichten erzählen

Viele Lehrer verwenden Anekdoten oder Geschichten, um ihre Anliegen zu vermitteln. In diesem Buch werden sowohl wahre Anekdoten als auch fiktive Geschichten (die erfundenen Langzeit-Pflegeprogramme am Anfang einiger Kapitel) verwendet, um die Anliegen des Buches zu verdeutlichen. Programmleiter sollten sich eine eigene Sammlung dieser Geschichten schaffen, um ihre Schüler aktiv mit einzubeziehen und das Lernergebnis zu verbessern. Auch die Familien haben Geschichten zu erzählen:

> *Marie B. Smart, Spezialistin für Alzheimer-Pflege im The Breckinridge in Lexington, Kentucky, sagt: „Die Familien, die mit der Alzheimer-Krankheit leben, können dem Personal vielleicht Geschichten über ihre Erfahrungen erzählen. Auf ihre eigene Art werden sie zu Pflege-Experten. Ihre Geschichten können dem Personal helfen, die Krankheit und die Person besser zu verstehen, und ihm wertvolle Tipps und Hinweise geben."*

Wenn Programmleiter Familien bitten, dem Personal etwas über ihre Familienmitglieder „beizubringen", ist das niemals ein Eingeständnis der Niederlage oder des Versagens. Es ist vielmehr eine Anerkennung der Fachkenntnis und Erfahrung der pflegenden Angehörigen.

Eine Umgebung wählen, die das Lernen fördert

Die Lernumgebung ist wichtig. Ist man in dem Raum ungestört? Sind Beleuchtung und Akustik gut? Sind die Stühle bequem? Ist es zu warm oder zu kalt? Trainer mit Geschick schaffen außerdem eine positive und einladende Atmosphäre, die das Lernen zu etwas Besonderem macht.

> *Bei Personalfortbildungen des Fountainview Center betritt Anne M. Helmly das Klassenzimmer mit einem Bund Luftballons und Grußkarten für alle neuen Mitarbeiter im Kurs. Sie schreibt: „Dadurch, dass man neue Mitarbeiter herzlich begrüßt und ihnen das Gefühl gibt, wichtig zu sein, vermitteln wir ihnen, dass auch neue Bewohner und Familien gerne so begrüßt werden möchten."*

In diesem Beispiel gab sich die Leiterin besondere Mühe, die neuen Mitarbeiter in der Schulung und gleichzeitig in ihrer neuen Stellung zu begrüßen.

Das Personal begleiten und „formen"

In einem guten Schulungsprogramm begleiten und „formen" der Lehrer oder erfahrene Mitarbeiter die Teilnehmer über längere Zeit. Das Beispiel des Pflegezentrums „Frischer Wind" weiter vorne in diesem Kapitel nennt eine Reihe solcher Techniken. Dazu gehört unter anderem, dass man das Personal bittet, während der Schulung zu üben und im Laufe der Woche eine Rückmeldung über den Erfolg zu geben.

Im The Wealshire werden die Mitarbeiter gebeten, eine kleine Fallstudie zu einem Bewohner ihrer Wahl zu erstellen, nachdem sie das Ausbildungsprogramm abgeschlossen haben. Diese anspruchsvolle Übung hat sich als erfolgreich herausgestellt, weil sie den Mitarbeitern hilft, das Wissen, das sie gelernt haben, an einem vertrauten Bewohner anzuwenden.

Ein Grund, warum diese Übung so erfolgreich ist, ist die Tatsache, dass die Mitarbeiter die Möglichkeit haben, sich den Bewohner herauszusuchen, und dass sie zusammenarbeiten können, um die Aufgabe zu erledigen. Mitarbeiter aus der Verwaltung stehen ebenfalls immer zur Verfügung, um zu helfen.

Die Alzheimer Gesellschaft in Santa Barbara bietet im Rahmen eines gemeinsam finanzierten Lehr- und Lernprogramms eine 32-stündige Schulung für das Langzeitpflege-Personal in der Samarkand Retirement Community an. Nach jedem Unterrichtsabschnitt begeben sich die Kursteilnehmer direkt in die Einrichtung, Heritage Court, um mit den Bewohnern praktisch zu arbeiten, damit sie das üben können, was sie gelernt haben. Die Mitarbeiter der Einrichtung beobachten, helfen wenn nötig und bieten Rückmeldung und Bewertung an.

Die Mitarbeiter dieses innovativen Projekts, das Personal aus Programmen in ganz Kalifornien ausgebildet hat, haben vor, ein ähnliches Programm für pflegende Angehörige zu entwickeln.

Fähigkeiten zur Bewältigung des Alltags vermitteln

Ein erfolgreiches Ausbildungsprogramm vermittelt den Mitarbeitern Fähigkeiten zur Bewältigung des Alltags wie Entschlossenheit, Problemlösungsstrategien und richtiger Umgang mit Stress. Zu diesen Schulungen können Vorträge von Experten von außerhalb oder von erfahrenen Mitarbeitern gehören, die ihre eigenen Geschichten über das, was bei ihnen in bestimmten Situationen gut funktioniert hat, vortragen. Andere Themen können der Umgang mit Wut oder die Lösung von Konflikten sein; beides sind Fähigkeiten, die in der Langzeitpflege und im Alltag wertvoll sein können.

Beverly Sanborn bringt Langzeitpflegekräften Fähigkeiten zur Bewältigung des Alltags bei. Sie glaubt, dass Schulungen zur Problemlösung und zur Entschlossenheit besonders effektiv sind. „Meiner Ansicht nach haben jüngere Leute außerdem wenig darüber gelernt, wie man Wut und Frust auf ein anderes Ziel richtet. Schulungen in diesem Bereich können sich bezahlt machen“, sagt sie.

Zu diesen Alltagsfähigkeiten können auch Sprachkurse für Mitarbeiter, die eine andere Muttersprache haben, gehören. Dies ist ein weiteres Beispiel dafür, wie ein Programm die Mitarbeiter beim Erwerb von Fähigkeiten unterstützt, die ihnen nicht nur bei der Arbeit, sondern auch im Privatleben helfen.

Ein weiterer Wachstums- und Entwicklungsbereich ist die aktive Mitarbeit in Gremien der Stadt oder Gemeinde:

Das Riverside Adult Day Program in Wilmington, Delaware, ermutigt das Personal dazu, sich in verschiedenen Ausschüssen der Alzheimer Gesellschaft am Ort zu engagieren und Selbsthilfegruppen zu betreuen. Dies gibt dem Personal ein gesteigertes Selbstwertgefühl, weil es sich in der Gemeinde engagiert. Gleichzeitig erwerben die Mitarbeiter neue Kompetenzen wie Reden vor Publikum, Teamwork und das Planen von Veranstaltungen.

Ein solcher Dienst an der Gemeinschaft erlaubt es den Mitarbeitern, neue Fähigkeiten auszuprobieren, die sie vielleicht noch nie zuvor eingesetzt haben, und die in Schulungen erlernten Kenntnisse zu vertiefen.

Personen mit der Alzheimer-Krankheit beteiligen

Weil es immer mehr Personen gibt, bei denen die Krankheit im Frühstadium diagnostiziert wird, hat das Personal die Möglichkeit, sie in Ausbildungsprogramme einzubinden. Wenn eine Person Mitarbeitern sagt, wie sie in einer Langzeitpflege-Situation behandelt werden möchte, ist das eine wirksame Botschaft.

Das Friendship Adult Care Center hat ein Video namens My Challenge with Alzheimer's Disease produziert. Es wird sehr erfolgreich in Kursen eingesetzt. In einem Interview mit Beverly Wheeler, bei der mit Ende fünfzig die Krankheit diagnostiziert wurde und die ihre Erfahrungen bewegend schildert, kann man etwas über das Frühstadium der Alzheimer-Krankheit erfahren.

Ausbildungstool 4.7 zeigt Vorschläge, wie man Personen mit der Alzheimer-Krankheit in Ausbildungsprogramme einbinden kann. Wenn dies nicht möglich ist, kann das Personal auf eine Reihe von Videos mit Interviews mit oder Portraits von Personen mit der Alzheimer-Krankheit zurückgreifen.

Anreize für das Personal schaffen, zu lernen und an seinen Aufgaben zu wachsen

Manche Programmleiter lehnen Belohnungen für das Personal ab, da sie Angst haben, unangemessenes Konkurrenzdenken zu schaffen oder dies nicht mit ihrem Berufsethos vereinbaren zu können. Dennoch sollten alle

Einrichtungen die eine oder andere Form der Anerkennung oder Erfolgsmotivation anbieten. Zu solchen Anreizen gehören Prämien, Gehaltserhöhungen oder sogar Stipendien für weitere Fortbildungsmaßnahmen. Preise können das Personal motivieren, aber oft ist es auch nicht schlecht, jeden Mitarbeiter, der an einer bestimmten Aktivität teilnimmt, an einer Verlosung eines Geschenkgutscheins oder eines kleinen Preises teilnehmen zu lassen.

Der Wellington Parc of Owensboro hat für das Personal Anstecker eingeführt, auf denen steht: „Ich hab's!" „Es" soll heißen „das Geschick". Immer wenn jemand sieht, wie ein Mitarbeiter geschickte Kniffe einsetzt und mit den Bewohnern respektvoll umgeht oder einfach „das Richtige" tut, bekommt dieser Mitarbeiter Punkte. Eine bestimmte Anzahl an Punkten berechtigt den Mitarbeiter zu einem Anstecker mit der besagten Aufschrift.

Das Fountainview Center hält eine „Abschlussfeier" ab, wenn die Mitarbeiter den Kursplan zur Demenz-Pflege abgeschlossen haben. Die Zeremonie ist sehr feierlich, und es werden eine Urkunde für die erbrachten Leistungen und eine Anstecknadel überreicht.

Manche Mitarbeiter haben vielleicht noch nie zuvor einen Preis oder eine Auszeichnung bekommen. Diese Aktivitäten können den Selbstwert des Mitarbeiters heben und ihn stolz machen.

Encore Senior Living Rediscovery™ in Portland, Oregon veröffentlicht die Namen von ausgezeichneten Ehrenamtlichen und Angestellten. „Wir haben Anreize und Anerkennungsprogramme entwickelt, die die Fluktuation des Personals um zwanzig bis dreißig Prozent pro Jahr reduziert haben. Wenn Mitarbeiter Anerkennung bekommen, haben sie das Gefühl, dass sie geschätzt werden und ein Teil des Teams sind. Zu den Anreizen gehören Geldprämien, T-Shirts, Sweatshirts und natürlich verbale Anerkennung, wenn Mitarbeiter messbare, realistische Ziele erreichen", kommentiert Delores M. Moyer, Vizepräsidentin.

Eine Form der Anerkennung sollte nie übersehen werden: Es ist wichtig, dass die Programmleiter den Mitarbeitern für ihre Arbeit danken. Cynthia Belle, Ausbilderin und Beraterin für Demenz-Pflege in Chicago, handelt in ihren Schulungen für Pflegekräfte vorbildlich. Wenn die Mitarbeiter den Kurs beendet haben, lobt sie sie mit den folgenden Worten: „Sie wissen jetzt mehr über die Alzheimer-Krankheit als die meisten Menschen. Ihr Fachwissen kann nicht nur für Ihre Arbeit wertvoll sein, sondern auch Ihren Freunden und Ihrer Familie zugute kommen. Herzlichen Glückwunsch und vielen Dank, dass Sie diese Arbeit tun." Das steigert die Moral der Mitarbeiter und motiviert sie, mehr zu lernen.

Sich vom Personal regelmäßig evaluieren lassen

Das Best-Friends-Programm bewertet seine Ausbildungsleistungen, indem es die Mitarbeiter um Feedback und Kommentare bittet. Wir empfehlen für jedes Langzeit-Pflegeprogramm diese einfache Liste mit Evaluationsfragen von Kathy Laurenhue:

1. **Hat das Personal etwas Neues gelernt?** Eine effektive Schulung hält das Interesse des Personals aufrecht, indem sie neue Informationen anbietet, die den Mitarbeitern helfen, ihr Bestes zu geben.
2. **Hat dem Personal die Vorgehensweise gefallen?** Schätzen die Mitarbeiter die in dem Programm verwendeten Lehrmethoden? War die Schulung interessant, hat sie sogar Spaß gemacht? Auch wenn die Informationen gut sind, sollte das Personal um einen Kommentar gebeten werden, ob das Material gut präsentiert wurde.
3. **Hat den Mitarbeitern gefallen, wie sie während der Schulung behandelt wurden?** Hat die Schulung pünktlich angefangen? Zeigten die Lehrkräfte Respekt gegenüber den Mitarbeitern, oder hatte das Personal das Gefühl, von oben herab behandelt worden zu sein?

Diese offenen Fragen zu stellen kann manchmal für die Programmleiter schmerzhaft sein, aber die Antworten können dabei helfen, bessere Ausbildungsprogramme zu entwickeln.

Fazit

Das Best-Friends-Programm bestätigt, dass die Form der Ausbildung genauso wichtig ist wie der Inhalt. Der beste Lehrplan nützt nichts, wenn der Inhalt in Vorträgen präsentiert wird, die keine Gelegenheit für praktische Erfahrungen bieten. Ein effektives Ausbildungsprogramm muss die Grundlagen vermitteln, aber es sollte auch ein Personalentwicklungsprogramm sein. Die Mitarbeiter erhalten eine solide Wissensbasis. Gleichzeitig empfinden sie ihre Arbeit als sinnerfüllt, können ihren Alltag besser bewältigen und sehen hoffnungsvoll in die Zukunft.

Viele Einrichtungen beschäftigen zum Beispiel Personal für Aktivitäten. Ein Best-Friends-Ausbildungsprogramm kann mit fundierten Informationen, gut konzipierten Weiterbildungskursen und Begleitung über längere Zeit speziell auf diese Angestellten abzielen. Das Programm könnte ebenfalls für Kurse in den Bereichen Kommunikation, Zeitmanagement und Problemlösungsstrategien sorgen und Anreize zur Weiterbildung schaffen. Vielleicht wird eine Pflegekraft, die diese Hilfe bekommt, eines Tages zum Leiter der Einrichtung.

Die Vorteile, die man hat, wenn Personal in ein effektives Best-Friends-Ausbildungsprogramm aufgenommen wird, sind immens. Nehmen Sie dieses Beispiel von Briana Melom, der Leiterin der Angehörigenberatung und Trainerin im Alzheimer's Disease Center, Mayo Clinic in Rochester, Minnesota. Sie bildete eine Mitarbeiterin, Carol, mit der Best-Friends-Methode in der Demenz-Pflege aus. Nachdem sie dieses Konzept in ihrer Arbeit übernommen hatte, sagte Carol:

> *„Früher kam ich mit der Vorstellung zur Arbeit, dass meine Aufgabe darin bestand, zu kochen, zu putzen und Menschen bei der Körperpflege zu helfen. Bewohner, die Widerstand leisteten, standen mir nur bei der Erledigung meiner Arbeit im Weg. Jetzt habe ich begriffen, dass ich für die Leute da sein muss. Ich habe immer gedacht, dass besonders Meg schwierig sei, aber als ich ihre Geschichte hörte, dachte ich, dass ich sie mit großem Respekt behandeln sollte. Sie hat in ihrem Leben schon so viel geleistet, ich dagegen habe so wenig Erfahrung. Ich habe das Gefühl, dass ich jetzt meine Arbeit gern tun kann und die Leute mag, mit denen ich arbeite."*

Uns fiel besonders die eine Aussage auf: „Bewohner, die Widerstand leisteten, standen mir nur bei der Erledigung meiner Arbeit im Weg". Die Konfrontation mit dem Best-Friends-Modell und eine kreative, respektvolle und effektive Ausbildung haben dieser Mitarbeiterin dabei geholfen, ihre Arbeitsweise und Einstellung von Grund auf zu ändern. Briana Melom hat uns gesagt, dass diese Mitarbeiterin jetzt mit liebevollem Respekt mit den Bewohnern umgeht und auch in der Pflege gute Leistungen erbringt. „Was für ein Geschenk ist es, dass die Mitarbeiterin und Meg die Chance hatten, gute Freunde zu werden." Dieser Wechsel von der Aufgabenorientierung zur Personenorientierung kann die Kultur der Langzeitpflege verändern.

Ausbildungstools

Tool 2.0 Aufwärmen: Die Sonne geht auf

Verwenden Sie diese Übung, um zu zeigen, dass die meisten Situationen eine positive und eine negative Seite haben, eine „sonnige" und eine „dunkle" Seite, je nachdem, wie man sie betrachtet. Bei guter Alzheimer-Pflege ist es das Ziel, so viele positive Aspekte wie möglich in einer Situation zu entdecken, also nach der „sonnigen Seite des Lebens" zu suchen.

Zeichnen Sie eine große Sonne auf eine Flip-Chart oder Tafel. Bitten Sie die Mitarbeiter, sich etwas Zeit zu nehmen, um über die Sonne und den Sonnenschein nachzudenken. Stellen Sie dann die unten aufgeführten Fragen. Schreiben Sie die Antworten der Mitarbeiter unter die Sonne, die Sie gezeichnet haben.

Welche Glücksgefühle oder positive Empfindungen haben wir, wenn wir an die Sonne oder an Sonnenschein denken?

Welche bedrückenden Gefühle oder negative Empfindungen haben wir, wenn wir an die Sonne oder an Sonnenschein denken?

Diese Übung hilft den Kursteilnehmern, positive Beispiele wie Wärme, Helligkeit, Fröhlichkeit oder den Strand zu finden. Zu den negativen Beispielen gehören vielleicht Sonnenbrand, Schweiß, grelles Leuchten oder hohe Luftfeuchtigkeit. Der Gruppenleiter kann dann betonen, dass wir die gleiche Situation auf viele verschiedene Arten und Weisen betrachten können.

(Vorgeschlagen von Cheryl T. Weidemeyer, Programmleiterin der Christiana Care/Visiting Nurse Association, Evergreen Center I, Alzheimer's Day Treatment Program in Wilmington, Delaware.)

Tool 2.1 Lernspiele: Das Zahlenspiel

Dieses Spiel zeigt, dass mit Übung alles besser geht; das Gleiche trifft auf die Alzheimer-Pflege zu.

Verteilen Sie drei Kopien des Spiels an den Kurs und sagen Sie den Teilnehmern, sie sollen die Blätter mit der bedruckten Seite nach unten auf den Tisch legen. Bitten Sie sie, die erste Seite umzudrehen und in einer Minute so viele Zahlen wie möglich zu verbinden. Sie sollen mit der Zahl 1 anfangen. Nach einer Minute müssen sie aufhören. Wie weit hat es jeder Mitarbeiter geschafft? Bitten Sie die Teilnehmer nach der Diskussion, die nächste Seite umzudrehen und die Übung zu wiederholen. Machen Sie sie darauf aufmerksam, dass sie jetzt viel mehr Zahlen geschafft haben. Wiederholen Sie die Übung ein drittes und letztes Mal.

18
23 21
27
24 11
36
15 10 38
3
22 13 28
35
9 16
12 7
5 37
25 2
8
6 34 31 14
20 4
19 33
17
32
26 39
29 1
40
30

(Adaptiert von Newstrom/Scannell 1989, 156; vorgeschlagen von Dee Carlson.)

Tool 2.2 Lernspiele: Das Wortspiel

Dieses Spiel lehrt, dass Aufgaben besser funktionieren, wenn sie vereinfacht werden. Bringen Sie die Ergebnisse dieses Spiels mit der Alzheimer-Pflege in Verbindung, auch in Bezug auf das Ankleiden und die Kommunikation.

Teilen Sie die Klasse in zwei Teams auf. Geben Sie einer Gruppe die Liste A und der anderen Liste B. Sie sollen sich ihre Liste eine Minute lang anschauen, dann die Liste umdrehen und so viele Wörter aus ihrer Liste aufschreiben, wie sie sich merken konnten. Eröffnen Sie das Gespräch und finden Sie heraus, an wie viele Wörter jede Gruppe sich erinnern konnte (schreiben Sie sie auf eine Flip-Chart oder Tafel).

Liste A

Tiere
- Hund
- Katze
- Pferd
- Kuh

Kleiderstoffe
- Baumwolle
- Wolle
- Seide
- Kunstseide

Brennstoffe
- Öl
- Gas
- Kohle
- Holz

Obst
- Apfel
- Orange
- Birne
- Banane

Farben
- Blau
- Rot
- Grün
- Gelb

Berufe
- Arzt
- Anwalt
- Lehrer
- Zahnarzt

Möbel
- Stuhl
- Tisch
- Bett
- Sofa

Küchenutensilien
- Messer
- Löffel
- Gabel
- Pfanne

Sportarten
- Fußball
- Baseball
- Basketball
- Tennis

Waffen
- Dolch
- Pistole
- Gewehr
- Bombe

Werkzeuge
- Hammer
- Säge
- Nägel
- Schraubenzieher

Kleidung
- Hemden
- Socken
- Hosen
- Schuhe

Liste B

Hund	Gas	Hosen
Tiere	Seide	Kohle
Öl	Baumwolle	Katze
Tisch	Kleidung	Brennstoffe
Wolle	Baseball	Hammer
Kuh	Messer	Basketball
Obst	Tennis	Bombe
Pfanne	Stuhl	Gelb
Grün	Farbe	Berufe
Sofa	Schraubenzieher	Zahnarzt
Arzt	Schuhe	Fußball
Möbel	Lehrer	Gewehr
Pferd	Blau	Apfel
Kunstseide	Küchenutensilien	Sportarten
Säge	Orange	Waffen
Holz	Werkzeuge	Kleidung
Nägel	Löffel	Anwalt
Pistole	Hemd	Birne
Socken	Gabel	Banane
Rot	Bett	Dolch

Die Mitglieder der Gruppe A werden sich an mehr Wörter erinnern können, weil man sich Dinge leichter merken kann, wenn sie vereinfacht oder in Kategorien zusammengefasst werden.

Ursprüngliche Quelle unbekannt. (Vorgeschlagen von Dee Carlson.)

Tool 2.3 Lernspiele: Eine Collage basteln

Die Collage wird häufig in Aktivitätsprogrammen verwendet. Debi Lahav macht einen Vorschlag, wie man sie in der Ausbildung verwenden kann:

Eine Collage ist eine künstlerische Komposition aus Materialien und Objekten, die auf eine Oberfläche geklebt werden. Sie fand zuerst bei Picasso und Braque Verwendung, dann verwendete sie Matisse für seine berühmten Scherenschnitte. Er bediente sich dieser Technik, weil er wegen seiner Behinderung ans Bett gefesselt war.

> Die Collage ist eine der am leichtesten zu erlernenden Techniken in der kreativen Kunst. Jeder kann eine erfolgreiche Collage erstellen, auch wenn er Laie und handwerklich nicht so geschickt ist. Alte Zeitschriften, Zeitungen, Papierschnipsel, Stoffe und verschiedene Objekte können benutzt werden. Materialien werden wiederverwertet; etwas Neues entsteht aus etwas Altem. Neue Verbindungen und Kombinationen werden entdeckt und eine neue Bedeutung wird geschaffen.
>
> Die Herstellung einer solchen Collage ist eine wertvolle Methode für die Ausbildung, denn das Endprodukt kann eine Metapher für die Gefühle, Gedanken, Träume und Hoffnungen der Mitarbeiter sein.
>
> Eine Collage zu basteln kann mit der Verwendung des Best-Friends-Modells in der Alzheimer-Pflege verglichen werden. Der Beste Freund baut eine Verbindung zu der Person auf und hilft dabei, ihrem Leben einen neuen Sinn zu geben, indem er ihre verbleibenden Stärken aktiviert.

Die Collage kann ein Ausbildungs-Tool als auch eine Aktivität sein. In der Ausbildung kann sie eingesetzt werden, um sich über die Vielfalt der Familien und Mitarbeiter zu freuen, die Erfahrung der Alzheimer-Krankheit zu symbolisieren oder Gefühle zu repräsentieren. Sie kann Freundschaft darstellen, Lebensgeschichten abbilden oder zeigen, dass es überall Aktivitäten gibt.

(Eingereicht von Debi Lahav, Beschäftigungs- und Kunsttherapeutin, Margolic Psychogeriatric Center, Tel Aviv Medical Center, Tel Aviv, Israel; Nachdruck mit Genehmigung. Siehe die Beispiele in Tool 4.4.)

Tool 2.4 Programmvorschlag: Begeisterung wecken

Diese Liste kann ans Schwarze Brett gehängt, in Veröffentlichungen abgedruckt oder an die Mitarbeiter verteilt und anschließend diskutiert werden. Diese Charaktereigenschaften können dabei helfen, das Personal zu begeistern und Pflege von hoher Qualität fördern.

Behutsam – Seien Sie fürsorglich und hilfsbereit. Sagen Sie mit Ihren Worten und Handlungen „Ich sorge mich".

Ehrlich – Seien Sie zu Ihren Kollegen (Mitarbeitern) ehrlich.

Genießen – Genießen Sie die Arbeit mit älteren Leuten.

Empathisch – Stellen Sie sich vor, wie sich der Bewohner fühlt. Seien Sie ein Freund.

Initiative – Ergreifen Sie selbst die Initiative. Warten Sie nicht darauf, dass etwas von alleine passiert; Sie müssen dafür sorgen, dass etwas passiert.

Sicherheit – Seien Sie verlässlich und vertrauenswürdig. Die Familien und Bewohner vertrauen darauf, dass Sie für die bestmögliche Pflege sorgen.

Trösten – Spenden Sie hin und wieder Trost, z. B. mit einer Umarmung oder mit verständnisvollen Worten.

Einstellung – Denken Sie positiv. Mitarbeiter, die mit sich zufrieden sind, bringen gute Ergebnisse.

Rat – Unterstützen Sie neue Mitarbeiter, ehrenamtliche Helfer und Angehörige mit Ihrem Rat; helfen Sie ihnen, Geschick zu entwickeln.

Umsichtig – Seien Sie rücksichtsvoll und aufmerksam. Zeigen Sie echtes Interesse, wie bei Ihren Freunden.

Natürlich – Seien Sie natürlich und aufrichtig. Die Familien und Bewohner merken es, wenn Sie sich wirklich um sie sorgen. Behandeln Sie die Bewohner wie Ihre Freunde.

Gedenken – Nehmen Sie von verstorbenen „Heimbewohnern" Abschied und gedenken Sie ihrer mit kleinen gemeinsamen Aktionen.

(Adaptiert aus einer Liste von Diane Will, National Community Life Director, The Fountains Continuum of Care, Inc., Tucson, Arizona.)

Tool 2.5 Programmvorschlag: Der Rundbrief „Geschick für gute Freunde“

Machen Sie Ihren eigenen Rundbrief, und verwenden Sie Aussagen von Mitarbeitern und Bewohnern, die diesen Beispielen aus dem Rundbrief des Laurel Heights Home for the Elderly ähnlich sind:

Ihr hättet das Gesicht meines Freudnes sehen sollen, als ich ihm sagte: „Ich möchte dein Freund sein.“ Er hat sich so gefreut und war sehr gerührt. Er sagte, es bedeute viel, jeden Tag Besuch von jemandem zu erhalten, der sich um einen kümmert.

(Irene Brummett, Küche)

Ich konnte mich nicht für nur einen guten Freund entscheiden, also habe ich zwei ausgewählt. Ich freue mich jeden Tag darauf, sie zu besuchen. Ich habe das Gefühl, dass wir uns wirklich auf eine Art und Weise kennen lernen, wie ich es nie für möglich gehalten hätte. Ich freue mich genauso oder noch mehr darauf als sie.

(Carol Gregory, Verwaltung)

Mir fehlt etwas, wenn ich mich nicht mit meiner guten Freundin treffe. Ich kann einfach nicht an ihrer Tür vorbeigehen, ohne hineinzugehen und zu schauen, wie es ihr geht und ob sie gut geschlafen hat oder etwas braucht. Sie ist so gutmütig. Ihre gute Freundin zu sein ist der beste Teil meines Tages.

(Laura Stewart, Buchhaltung)

Schauen Sie sich meine Lebensgeschichte an, die der Student für mich geschrieben hat. Ich muss sie Frau Young zeigen. Sie ist meine beste Freundin und wird all diese Informationen über mich sehr interesssant finden.

(Milton Kidd, Bewohner)

Ich freue mich so sehr darauf, Ruth durch diese Tür kommen zu sehen oder mich mit ihr in die Raucherecke zu setzen – obwohl sie doch gar nicht raucht. Sie sorgt sich wirklich um mich. Ich weiß das, weil sie immer kommt, wenn sie hier ist. Und dann lächelt sie, wir treffen uns, und ich fühle mich besser.

(Beulah Lincks, Bewohner)

Aus Knack for Best-Friends, *Laurel Heights Home for the Elderly, London, Kentucky, Januar 1999; Nachdruck mit Genehmigung.*

Tool 2.6 Programmvorschlag: Elemente erfolgreicher Personalschulung

Hängen Sie diese Liste an das Schwarze Brett, drucken Sie sie in einem Rundbrief ab oder benützen Sie sie als Handout für eine Diskussion mit den Mitarbeitern.

Erfolgreiche Ausbildungsprogramme sollten

- Ernstgenommen werden, konsequent sein und klar umrisssenen Vorstellungen folgen
- Die Zielsetzung, die Werte und das Konzept der Organisation vermitteln
- Führungspersonal mit einbeziehen
- Personal einbeziehen, das nicht direkt mit der Pflege zu tun hat
- Den richtigen Inhalt vermitteln
- Richtig unterrichten
- Nicht zu viele Inhalte in einer Stunde präsentieren
- Auf kulturelle Hintergründe achten und Feingefühl zeigen
- Das Personal zum Reden bringen
- Spiele und Rollenspiele verwenden
- Geschichten erzählen
- Eine Umgebung wählen, die das Lernen fördert
- Das Personal begleiten und „formen"
- Fähigkeiten zur Bewältigung des Alltags vermitteln
- Personen mit der Alzheimer-Krankheit beteiligen
- Anreize für das Personal schaffen, zu lernen und an seinen Aufgaben zu wachsen
- Sich vom Personal regelmäßig evaluieren lassen

Tool 2.7 Programmvorschlag: Tipps für das Einstellen von Personal

Diese Liste gilt für alle, die für das Anwerben und Einstellen von Personal zuständig sind.

Suchen Sie nach unkonventionellen Kandidaten, die ausgebildet werden können (zum Beispiel Menschen aus anderen Dienstleistungsbereichen, Senioren, Studenten).

Führen Sie sie während des Vorstellungsgesprächs durch die Einrichtung und achten Sie darauf, ob sie zu Personen und anderen Mitarbeitern eine Verbindung aufbauen.

Geben Sie anderen Pflegekräften die Gelegenheit, sich unter vier Augen mit ihnen zu treffen, und fragen Sie diese dann nach ihrer Einschätzung des Kandidaten.

Geben Sie dem potenziellen Angestellten während des Vorstellungsgesprächs einen Gegenstand (zum Beispiel ein Plüschtier, einen Apfel oder einen Schal) und finden Sie heraus, ob er kreativ und locker ist.

Stellen Sie Fragen über ihre privaten „besten Freunde". Achten Sie darauf, wie sie diese Freunde beschreiben. Geschieht es auf eine liebevolle, sorgsame Weise?

Erzählen Sie ihnen vom Best-Friends-Konzept Ihres Programms. Achten Sie darauf, wie sie reagieren.

Reden Sie mit ihnen über Aktivitäten. Haben sie irgendwelche speziellen Interessen oder Hobbys, die sie im Falle einer Einstellung ins Programm einbringen könnten?

Sagen Sie ihnen, dass das Personal dazu ermutigt wird, bei der Arbeit fröhlich und gut gelaunt zu sein. Fällt ihnen etwas Lustiges ein, das ihnen in letzter Zeit passiert ist, oder eine peinliche Situation, in der sie waren? Schauen Sie, ob sie einen Sinn für Humor haben.

Fragen Sie die Kandidaten, wie sie mit den folgenden Situationen umgehen würden:

- Ein Bewohner geht auf und ab und sieht besorgt aus.
- Ein Bewohner weigert sich, zu Abend zu essen, so sehr sich der Pfleger auch bemüht. Sollte der Pfleger weiter versuchen, den Bewohner zu füttern?
- Ein Bewohner steht in der Nacht auf und will mit jemandem reden.
- Ein Teilnehmer kommt mit seiner Frau an der Tagesstätte an und will nicht aus dem Auto aussteigen.

Tool 2.8 Programmvorschlag: 20 fortschrittliche Wege, ein Konzept zu vermitteln

Geben Sie diese Liste allen Trainern. Wenn Gastreferenten eingeladen sind, verschicken Sie sie rechtzeitig an sie.

Spiele

Puzzles

Collagen

Rollenspiele und Theaterspiel

Debatten

Diskussionen in kleinen Gruppen

Wissensvermittlung unter Mitarbeitern

Gedichte

Aufwärmübungen

Worträtsel/Pantomime

Wissensspiele/Quiz

Sketche

Rundbriefe

Ausbilder, die im Demenzprogramm Personal über längere Zeit begleiten und Wissen vertiefen

Das Erstellen eines Akrostichons (die Anfangsbuchstaben ergeben ein neues Wort) oder einer Liste

Kurze Vorträge mit viel Zeit für Diskussionen

Praktische Übung

Beobachtung

Das Schreiben von eigenen Liedern oder Liedertexten

Kurze Videoclips mit anschließender Diskussion

Tool 2.9 Programmvorschlag: Aufmerksamkeit erreichen mit Informationsblättern für die Ausbildung

Hier sind einige Beispiele für innovative Wege, Informationsblätter zu erstellen. Solche und ähnliche Vorlagen finden Sie in Läden für Künstler- oder Bürobedarf oder in Copy-Shops. Viel Spaß!

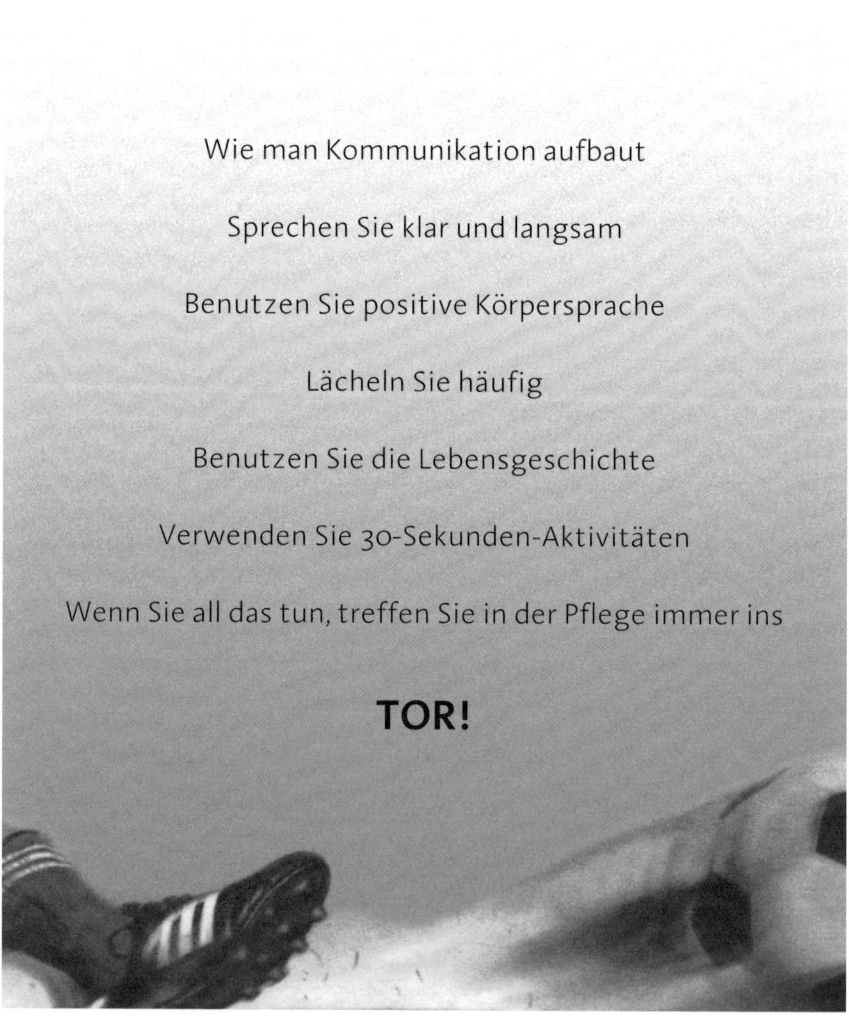
Wie man Kommunikation aufbaut
Sprechen Sie klar und langsam
Benutzen Sie positive Körpersprache
Lächeln Sie häufig
Benutzen Sie die Lebensgeschichte
Verwenden Sie 30-Sekunden-Aktivitäten
Wenn Sie all das tun, treffen Sie in der Pflege immer ins
TOR!

(Vorgeschlagen von Kathy Laurenhue, Better Directions, Inc., San Diego, Kalifornien.)

Tool 2.10 Programmvorschlag: Ein Motto für Ihre Informationsblätter entwickeln

Wenn Sie eine Art Motto für Ihre Unterrichtsstunden finden, hilft Ihnen das bei der Durchführung. Zum Beispiel:

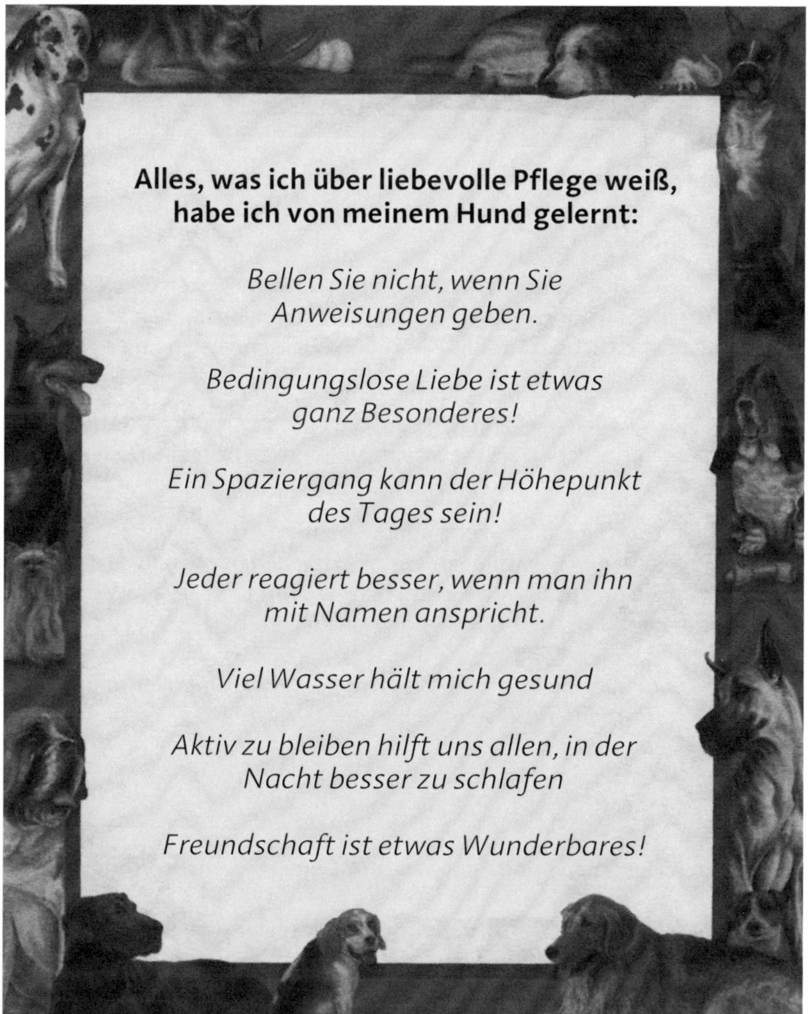
Alles, was ich über liebevolle Pflege weiß,
habe ich von meinem Hund gelernt:
Bellen Sie nicht, wenn Sie
Anweisungen geben.
Bedingungslose Liebe ist etwas
ganz Besonderes!
Ein Spaziergang kann der Höhepunkt
des Tages sein!
Jeder reagiert besser, wenn man ihn
mit Namen anspricht.
Viel Wasser hält mich gesund
Aktiv zu bleiben hilft uns allen, in der
Nacht besser zu schlafen
Freundschaft ist etwas Wunderbares!

(Vorgeschlagen von Kathy Laurenhue, Better Directions, San Diego, Kalifornien.)

Tool 2.11 Lernspiele: Wie man ein erfolgreiches Rollenspiel erfindet

Rollenspiele, die sich um die „falsche Art" und die „richtige Art" drehen, sind mit Abstand das Beste, um zu lernen und sich zugleich zu amüsieren. Hier sind einige Vorschläge, die Ihnen helfen, erfolgreiche Rollenspiele zu entwickeln, sowie ein Beispiel für ein Rollenspiel, das Sie als Vorlage für Ihr eigenes benutzen können.

- Kümmern Sie sich zuerst um die „Schauspieler". Wenn möglich, wählen Sie eine „Besetzung" aus unterschiedlichen Arbeitsbereichen. Treffen Sie sich mit den Schauspielern vorher, um das zu vermittelnde Konzept oder die Lektion zu erklären.
- Im Allgemeinen ist es keine gute Idee, die Schauspieler spontan auszuwählen. Manchmal fühlt sich ein Mitarbeiter dabei unwohl oder versteht den Sinn des Sketches nicht.
- Verwenden Sie Humor oder Übertreibungen in dem Sketch oder Dialog. Wenn Vorgesetzte zum Beispiel dazu bereit sind, sich über sich selbst lustig zu machen, ist das für das Pflegepersonal sehr lustig und es ist aufmerksamer.
- Führen Sie das Rollenspiel zunächst auf die falsche Art durch, unterbrechen Sie dann und besprechen Sie die Situation. Schreiben Sie die Fehler an die Tafel.
- Wiederholen Sie die ganze Szene auf die richtige Art. Versuchen Sie, einige der aufgekommenen Einwände mit einzubeziehen oder anzusprechen. Besprechen Sie nun das zweite Szenario und schreiben Sie alle Methoden, mit einem Problem richtig umzugehen, an die Tafel.

Hier ist ein kurzes Beispiel für eine Situation. Die echten Rollenspiele können natürlich noch viel mehr ausgeschmückt werden.

Rollenspiel: Der Streit

Zweck: Zeigen, dass man mit Bewohnern mit Demenz nicht streiten kann.

Besetzung: Lassen Sie die Leiterin der Pflegeabteilung eine Bewohnerin, „Frau T.", spielen. Lassen Sie den Koordinator des Rahmenprogramms einen Mitarbeiter, den „Pfleger", spielen.

Szene: Frau T. ist sich sicher, dass sie zu spät zur Arbeit kommt.
Der Mitarbeiter versucht, ihr die Situation zu erklären und fängt schließlich an, mit ihr zu streiten.

Frau T.: Ich komme zu spät zur Arbeit. Ich muss laufen und den Bus erwischen.
Pfleger: [stellt keinen Augenkontakt her, spricht schnell, ist schroff] Nein, Sie sind jetzt im Ruhestand.
Frau T.: Tut mir leid, da irren Sie sich. Ich bin gerade erst befördert worden.
Pfleger: Nein, Sie haben seit zehn Jahren nicht gearbeitet.
Frau T.: Was ist mit Ihnen los? Ich war gestern dort.
Pfleger: Sie waren gestern hier, ich habe Sie doch selbst gesehen.
Frau T.: [wird ängstlich, wütend, regt sich auf] Warum sind Sie... Was sagen Sie da? Ich mag Sie nicht. Ich möchte jetzt gehen!
Pfleger: Können Sie sich denn gar nichts merken? Sie arbeiten nicht mehr!

Die Kursteilnehmer können angewiesen werden, die Fehler dieses Ansatzes zu diskutieren, und sollten in der Lage sein, viele Probleme zu nennen (fehlender Augenkontakt, mangelndes Pflegebewusstsein, streitsüchtiges Verhalten, kein Versuch einer Ablenkung, kein Verwenden der Lebensgeschichte und andere). Es folgt ein Beispiel, wie man richtig an die Situation herangeht.

Frau T.: Ich komme zu spät zur Arbeit. Ich muss laufen und den Bus erwischen.
Pfleger: [lächelt, stellt Augenkontakt her] Wie geht es Ihnen heute, Marge?
Frau T.: Gut, aber ich komme zu spät ins Büro.
Pfleger: Darf ich Sie begleiten, während Sie mir etwas über Ihre Arbeit erzählen?
Frau T.: Oh, Sie sind aber nett! Ich bin Schriftstellerin.
Pfleger: Und wie ich höre eine sehr gute! Sie sehen heute fabelhaft aus. Wie geht es Ihrem Sohn, Michael, und Ihren zwei lieben Enkelkindern, Toby und Annette?
Frau T.: Ihnen geht es großartig, aber ich bin spät dran.
Pfleger: Sie sind wirklich begabt. Ich habe gehört, dass Sie eine der erfolgreichsten Absolventinnen Ihres College sind. Berkeley, oder?
Frau T.: Ja, Berkeley, da bin ich hingegangen.
Pfleger: Ich glaube, der Bus hat heute Verspätung, setzen wir uns doch eine Weile hin. Erzählen Sie mir von Ihrer Collegezeit.

Die Kursteilnehmer können anschließend gefragt werden, warum dieser Ansatz funktionieren könnte (Empathie haben, die Lebensgeschichte nutzen, eine vorsichtige Ablenkung versuchen, in Erinnerungen schwelgen, nicht streiten). Vielleicht hat Frau T., wenn das Gespräch beendet ist, vergessen, dass sie ins Büro wollte.

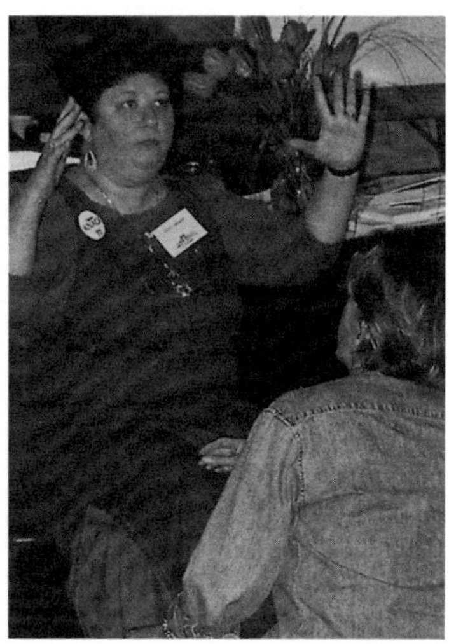

Wendy Samples (links) und Joanne Rader demonstrieren im Rollenspiel die „richtige Art“, mit einer dementen Person zu kommunizieren.

3 Medizinisches Grundwissen

Sich das Grundwissen über die medizinischen und wissenschaftlichen Aspekte der Alzheimer-Krankheit anzueignen, ist ein wichtiger Teil der Personalausbildung und -entwicklung. Dieses Wissen hilft den Mitarbeitern zu verstehen, dass die Krankheit real ist, und es gibt ihnen die Hilfsmittel an die Hand, die sie zur Umsetzung des bestmöglichen Pflegeplans für die Person mit Alzheimer benötigen. Die Mitarbeiter müssen nicht zu Experten für die Krankheit werden, aber sie sollten sich die Fertigkeiten aneignen, die nötig sind, um ihre Arbeit sorgfältig und mit Selbstvertrauen zu erledigen.

In diesem Kapitel sind die Grundlagen zusammengestellt, die einem Best-Friends-Mitarbeiter über die Alzheimer-Krankheit beigebracht werden sollten. Vorschläge, wie die folgenden Schlüsselkonzepte vermittelt werden können, finden Sie in den Ausbildungstools am Ende des Kapitels.

Was bedeutet das Wort Demenz? Ist das das Gleiche wie Senilität?

Senilität ist ein veraltetes Wort, das oft gebraucht wird, um den körperlichen und geistigen Verfall im Alter zu beschreiben. Es sollte nicht verwendet werden, weil es viele Stereotypen über das Altern verstärkt, besonders die Vorstellung, dass jeder Mensch im Alter verrückt wird. Der bevorzugte Begriff lautet *Demenz*. Aufgrund seiner lateinischen Wurzeln (*de* heißt „weg von", *mens* bedeutet „Geist") bedeutet Demenz eigentlich „weg vom Geist". Es ist der allgemein akzeptierte Ausdruck, um Verluste der intellektuellen Leistungsfähigkeit zu beschreiben, einschließlich einer oder mehrerer der folgenden Störungen: Gedächtnisverlust, Sprachstörungen, vermindertes Urteilsvermögen, Rückgang der Problemlösefähigkeit und Antriebslosigkeit. Die Demenz bezeichnet eine chronische Krankheit (über Monate oder Jahre), im Gegensatz zu anderen organisch bedingten kognitiven Störungen, die vorübergehend sind (über Stunden und Tage). Auch junge Leute können Hirnleistungsstörungen haben, aber das hat normalerweise mit einem punktuellen Ereignis zu tun, wie hohem Fieber oder Drogen- oder Alkoholmissbrauch. Bei älteren Menschen sind Demenzsymptome normalerweise (aber nicht immer) ein Zeichen für ein irreversibles Gesundheitsproblem.

Demenz ist ein Überbegriff, der eine neurologische Krankheit beschreibt, die viele mögliche Ursachen hat. Demenz alleine ist keine vollständige oder angemessene Diagnose. Das wäre so, als ob ein Arzt Krebs diagnostiziert, ohne weitere Details anzugeben. Jemand, der zum Arzt geht, sollte eine Diagnose erwarten, die die genaue Art der Demenz beschreibt, mindestens aber eine erste Einschätzung. Er sollte sicher sein, dass andere potenziell behandelbare Ursachen für den Verlust kognitiver Leistungen, wie multiple Schlaganfälle oder ein Tumor, ausgeschlossen wurden.

Zur Erklärung dieses Konzepts kann man die Mitarbeiter bitten, sich das Wort „Demenz“ auf einem großen Regenschirm vorzustellen. Unter diesem Schirm werden die Störungen aufgeführt, die reversible und irreversible Demenzen verursachen können. Diese einfache Visualisierungsübung kann bei der Vermittlung der Vorstellung helfen, dass die Alzheimer-Krankheit eine Form der Demenz ist, und dass es verwandte Störungen gibt, die ebenfalls zu einer Demenz führen (siehe Tool 3.2).

Was ist die Alzheimer-Krankheit?

Die Krankheit wurde zuerst 1907 von einem deutschen Arzt, Alois Alzheimer, beschrieben, nach dem sie auch benannt wurde. Es hat sie wahrscheinlich schon immer gegeben, aber sie hat mehr Beachtung gefunden, seit die Weltbevölkerung größer und älter geworden ist. Obwohl auch jüngere Menschen die Alzheimer-Krankheit entwickeln können, betrifft sie hauptsächlich Leute ab 65 Jahren.

Die amerikanische Alzheimer Gesellschaft sagt, „die Alzheimer-Krankheit setzt für gewöhnlich langsam ein. Sie lässt eine Person kurz zurückliegende Ereignisse vergessen und bereitet ihr Schwierigkeiten bei der Ausübung gewohnter Aufgaben. Wie schnell die Krankheit voranschreitet, variiert von Person zu Person. Alzheimer kann zu Verwirrung, Persönlichkeits- und Verhaltensveränderungen und einem beeinträchtigten Urteilsvermögen führen. Kommunikation wird schwierig, da die Person mit der Alzheimer-Krankheit Schwierigkeiten hat, Worte zu finden, Gedanken zu Ende zu bringen oder Anweisungen zu befolgen.“ Eine Beschreibung der Auswirkungen, die die Alzheimer-Krankheit auf die Sprache hat, finden Sie in Kasten 3.1. Innerhalb einiger Jahre werden Personen mit der Alzheimer-Krankheit absolut unfähig, für sich selbst zu sorgen. Dies stellt enorme Anforderungen an pflegende Angehörige wie auch an professionelle Pfleger.

Die Krankheit ist sehr real und verursacht physiologische Veränderungen im Gehirn, die sich verheerend auf die Person auswirken. Sie kann schließlich die Fähigkeiten verlieren, zu schlucken, zu essen und zu gehen, also das tägliche Leben zu bewältigen. Die Alzheimer-Krankheit nimmt schließlich der betroffenen Person das Leben. Auf den Totenscheinen steht sie oft nur als sekundäre Todesursache, da die unmittelbarere Ursache (zum Beispiel Herzinfarkt, Schlaganfall oder Lungenentzündung) zuerst aufgeführt wird.

Kasten 3.1

Die Auswirkungen der Demenz auf die Sprache

Agnosie: *Unfähigkeit, bekannte Objekte zu erkennen. Die Person hat Probleme, die Bedeutung von dem, was sie sieht, hört, riecht, berührt und schmeckt, zu erfassen. Sie erkennt vielleicht bekannte Gesichter nicht, erkennt vielleicht nicht, wo sie ist, und erkennt vielleicht nicht, was ihr oder anderen gehört.*

Wortfindungsstörungen: *Unfähigkeit, das richtige Wort zu finden, einen Gegenstand zu benennen, oder einen Gedanken auszudrücken.*

Aphasie: *Schwierigkeiten, Sprache zu verstehen und/oder auszudrücken. Wirkt sich auf die Fähigkeit eines Menschen aus, Anweisungen zu befolgen, an Gesprächen teilzunehmen und Bedürfnisse auszudrücken.*

Apraxie: *Schwierigkeiten, Gedanken in Handlungen umzuwandeln. Jemand mit Apraxie willigt vielleicht ein, seine Zähne zu putzen, kann aber den Vorgang nicht organisieren und durchführen.*

Paraphasie: *Silben, Wörter und Ausdrücke kommen durcheinander und vermischen sich. Die Sprache kann sich in bedeutungslose Laute verwandeln, auch wenn sie in Tonfall und Ausdruck weiterhin normal klingt.*

Perseveration: *Eine andauernde Wiederholung einer Handlung, eines Wortes, eines Ausdrucks oder einer Bewegung, wie Klopfen, Wischen oder Rupfen. Menschen mit Demenz können an bestimmten Wörtern oder Handlungen „hängen bleiben".*

Wortsalat: *Gebrauch von Wörtern, die vermischt wurden oder zusammen verwendet wurden, ohne Sinn zu ergeben.*

(Alzheimer's Association 1995b)

Was ist der Unterschied zwischen Alzheimer und dem normalen Gedächtnisverlust aufgrund des Alters?

Viele Menschen werden aufgrund von Stress, Medikamenten oder einfach während des normalen Alterungsprozesses vergesslicher. Eine Möglichkeit herauszufinden, ob das Ganze problematisch wird, ist die Verwendung des folgenden Zungenbrechers: *Wenn Sie sich daran erinnern, etwas vergessen zu haben, ist das in Ordnung. Wenn Sie vergessen, etwas vergessen zu haben, ist das ein Problem.* Somit ruft jemand, der einen geschäftlichen Termin

Kasten 3.2

Die zehn Warnsignale der Alzheimer-Krankheit

1. *Neu auftretender Gedächtnisverlust, der sich auf die Arbeitsleistung auswirkt.*
2. *Schwierigkeiten bei der Ausführung gewohnter Aufgaben.*
3. *Probleme mit der Sprache.*
4. *Zeitliche und räumliche Desorientierung*
5. *Ein schlechtes oder vermindertes Urteilsvermögen.*
6. *Probleme mit abstraktem Denken.*
7. *Dinge verlegen.*
8. *Stimmungs- oder Verhaltensveränderungen.*
9. *Persönlichkeitsveränderungen.*
10. *Antriebslosigkeit.*

(Alzheimer's Association 1996)

vergisst, sich aber später wieder daran erinnert, seinen Kollegen an, entschuldigt sich und hat dann nichts zu befürchten. Wenn er sich nicht an den Termin erinnert oder eine wenig plausible Entschuldigung vorbringt („Wir hatten niemals einen Termin vereinbart", „Ich war da, und jemand sagte mir, dass Sie den Termin abgesagt hätten"), dann könnte eine Untersuchung auf Alzheimer oder eine andere Form der Demenz angebracht sein.

Vergesslichkeit ist nicht das einzige Anzeichen für ein mögliches Problem. Manchmal können Apathie oder Persönlichkeitsveränderungen den Anfang einer Demenzerkrankung anzeigen. Die zehn Warnsignale der Alzheimer-Krankheit werden in Kasten 3.2 beschrieben. Diese Warnsignale können für Familien, die bei einem Angehörigen einen Verdacht auf Demenz haben, ein nützliches Hilfsmittel sein. Stellen Sie sicher, dass Sie sie an eine angemessene medizinische Betreuung verweisen, da es immer möglich ist, dass eine reversible Demenz vorliegt.

Welche verwandten irreversiblen Demenzen gibt es?

Die Alzheimer-Krankheit ist die am weitesten verbreitete irreversible Demenz bei älteren Leuten. Zu den anderen Formen der irreversiblen Demenz gehören:

Vaskuläre Demenz: Schädigung des Gehirns durch multiple Schlaganfälle; auch Multiinfarktdemenz genannt

Parkinson-Krankheit: hier können einige Demenzsymptome auftreten

Frontotemporale Demenz: dazu gehören die Pick-Krankheit und verschiedene andere Störungen; eine Hauptursache für Demenzen bei jüngeren Personen

Lewy-Körperchen-Demenz: die Personen haben oft muskuläre Symptome, die denen der Parkinson-Krankheit ähnlich sind, außerdem manchmal Halluzinationen und reagieren äußerst empfindlich auf Psychopharmaka

Eine ausführlichere Liste und Beschreibung dieser Störungen finden Sie in Kasten 3.3.

Was sind die häufigsten irreversiblen Demenzen bei älteren Menschen?

Die Alzheimer-Krankheit ist mit Abstand die Demenzerkrankung, die am häufigsten auftritt. An nächster Stelle steht die vaskuläre oder Multiinfarktdemenz oder multiple Schlaganfälle. Zusammen machen diese Störungen den Großteil der irreversiblen Demenzen bei älteren Leuten aus.

Welche verwandten reversiblen Demenzen gibt es?

Einige Demenzerkrankungen sind reversibel oder teilweise behandelbar. Wenn ein älterer Mensch beispielsweise verschreibungspflichtige Medikamente ungünstig mit rezeptfreien kombiniert, kann eine nachteilige Wechselwirkung Symptome einer Demenz hervorrufen. Ein Mangel an Vitamin B_{12} und Funktionsstörungen der Schilddrüse sind andere reversible Probleme. Eine Depression kann auch Symptome einer Demenz erzeugen; mit Medikamenten, Beratung oder beidem kann ein älterer Mensch oft zu einer guten Gesundheit zurückfinden. Einige Ursachen für reversible Demenzen werden in Kasten 3.4 beschrieben.

Sollte jeder Mensch, der Symptome zeigt, eine genaue Diganose erstellen lassen?

Best-Friends-Mitarbeiter erkennen, dass, unabhängig vom Alter, eine vollständige medizinische Untersuchung unumgänglich ist, wenn jemand Symptome von Demenz zeigt. Es gibt immer Hoffnung, dass eine Untersuchung eine reversible oder behandelbare Störung ans Licht bringt. Eine gute Untersuchung hilft auch dabei, Probleme zu erkennen, die, wenn sie nicht behandelt werden, die Demenz der Person noch schlimmer machen. Eine

Kasten 3.3

Ausgewählte irreversible Demenzen

Alzheimer-Krankheit: *Sie wurde 1907 von einem deutschen Arzt entdeckt, nach dem die Krankheit auch benannt ist. Die Alzheimer-Krankheit ist eine fortschreitende, degenerative Erkrankung des Gehirns, die allmählich zu einer Abnahme der intellektuellen Fähigkeiten führt, wozu auch das Gedächtnis, die Problemlösungsfähigkeit und das Urteilsvermögen gehören. Im Endstadium der Krankheit können die Personen nicht mehr für sich sorgen. Medikamente, die vielleicht das Denken verbessern oder den Fortschritt der Krankheit verlangsamen können, gibt es bereits oder sie werden gerade entwickelt, aber es gibt noch keine Heilung.*

Creutzfeldt-Jakob-Krankheit: *Die Creutzfeldt-Jakob-Krankheit ist eine seltene, tödliche Gehirnerkrankung, die durch eine Infektion entsteht. Zu den Symptomen gehören Verschlechterung des Gedächtnisses, Veränderungen im Verhalten und schlechte Muskelkoordination. Die Krankheit schreitet rasch voran und führt normalerweise innerhalb eines Jahres zum Tod. Momentan gibt es keine Behandlungsmethoden.*

Multiinfarktdemenz: *Auch bekannt als vaskuläre Demenz. Die Multiinfarktdemenz ist das Resultat einer Gehirnschädigung, die durch multiple Schlaganfälle im Gehirn (Hirninfarkte) entsteht. Zu den Symptomen können Desorientierung, Verwirrung und Veränderungen im Verhalten gehören. Die Multiinfarktdemenz ist weder reversibel noch heilbar, aber die Behandlung der zu Grunde liegenden Beschwerden (zum Beispiel hoher Blutdruck) kann eventuell das Fortschreiten der Krankheit verzögern.*

Frontotemporale Demenz: *Persönlichkeitsveränderungen und Desorientierung können bei dieser Demenz dem Gedächtnisverlust vorausgehen. Visuelle Halluzinationen und empfindliche Reaktionen auf einige Medikamente können auftreten. Die Pick-Krankheit ist ein Beispiel dafür.*

Parkinson-Krankheit: *Parkinson ist eine Krankheit, die die Kontrolle der Muskelbewegungen angreift, wodurch Tremor, Steifheit und eine Sprechbehinderung entsteht. Im fortgeschrittenen Stadium können Demenzen auftreten, einschließlich der Alzheimer-Krankheit. Mittel gegen die Parkinson-Krankheit können die Stabilität und Kontrolle verbessern, sie haben aber keine Auswirkungen auf den mentalen Verfall.*

Lewy-Körperchen-Demenz: *Diese Krankheit wurde erst in den 80ern als eigenständige Krankheit anerkannt. Ihre Symptome sind eine Mischung aus denen der Pick-Krankheit und der Alzheimer-Krankheit. Normaler-*

weise treten zuerst Demenzsymptome auf, gefolgt von den abnormen Bewegungen, die für die Pick-Krankheit charakteristisch sind. Andere Symptome sind Halluzinationen und Wahnvorstellungen, Stürze und Bewusstseinsverluste. Menschen mit Lewy-Körperchen-Demenz können ebenfalls sehr empfindlich auf Psychopharmaka reagieren. Momentan gibt es keine Behandlungsmethoden dafür.

Chorea Huntington – Chorea Huntington ist eine Erbkrankheit, für die ungewöhnliche Bewegungen der Gliedmaßen und Gesichtsmuskeln, eine Abnahme des Denkvermögens und Persönlichkeitsveränderungen charakteristisch sind. Sie ist gut zu diagnostizieren, die Symptome können mit Medikamenten behandelt werden. Das Voranschreiten der Krankheit kann jedoch nicht aufgehalten werden.

(nach Alzheimer's Association 1997).

genaue Diagnose kann Person*en* und ihren Familien helfen, für die Zukunft zu planen.

Zu dieser Untersuchung sollten eine vollständige Krankheitsgeschichte, eine neuropsychologische Untersuchung oder Untersuchung des mentalen Zustands, eine neurologische Untersuchung, Labortests und andere Tests nach Bedarf gehören. Möglich ist auch eine Computertomographie (CT) oder eine Magnetresonanztomographie (MRT), die beide nach Hinweisen auf Schlaganfälle, Hydrocephalus oder Tumore suchen.

Sind alle Personen mit der Alzheimer-Krankheit gleich?

Es gibt einen Merksatz, der lautet: Wenn man eine Person mit der Alzheimer-Krankheit kennen gelernt hat, dann hat man nur *eine* Person mit der Alzheimer-Krankheit kennen gelernt. Das Best-Friends-Pflegepersonal versteht, dass die Ausprägung einer Demenz sehr stark variiert; die Auswirkungen auf visuelle/räumliche Fähigkeiten, Urteilsvermögen und sogar Kurz- und Langzeitgedächtnis können sehr unterschiedlich sein. Außerdem verändern sich die Symptome und Verhaltensweisen mit der Zeit. Für das Personal sind das sowohl gute als auch schlechte Nachrichten. Die gute Nachricht ist, dass manchmal scheinbar unlösbare Probleme sich bessern oder verschwinden. Die schlechte Nachricht ist, dass die Pflege einfacher wäre, wenn man die Zukunft vorhersagen könnte.

Kasten 3.4

Ausgewählte reversible Ursachen für eine Demenz

Depression: *Depression ist eine psychische Krankheit, für die Traurigkeit, Antriebslosigkeit, Denk- und Konzentrationsschwierigkeiten, Gefühle der Hoffnungslosigkeit und in einigen Fällen Neigungen zum Selbstmord charakteristisch sind. Viele schwer depressive Menschen zeigen auch Symptome für Gedächtnisverlust. Oftmals kann die Depression durch medizinische Behandlung und Beratung wieder verschwinden.*

Wechselwirkungen von Medikamenten: *Viele ältere Leute nehmen eine Vielzahl an verschreibungspflichtigen und rezeptfreien Medikamenten ein. Ein Missbrauch dieser Medikamente oder die gleichzeitige Einnahme von Medikamenten, die Wechselwirkungen haben, können Symptome einer Demenz hervorrufen.*

Normaldruck-Hydrocephalus: *Hierbei handelt es sich um eine Krankheit, die durch eine Behinderung des Liquorflusses entsteht. Zu den Symptomen gehören Schwierigkeiten beim Gehen, Gedächtnisverlust und Inkontinenz. Der Normaldruck-Hydrocephalus könnte mit einer Meningitis, Enzephalitis oder Gehirnverletzung in Verbindung stehen und wird oft durch einen chirurgischen Eingriff behoben.*

Vitamin B_{12}-Mangel: *Ein niedriger Vitamin B12- und Folsäurespiegel kann Symptome einer Demenz verursachen. Durch eine Behandlung kann man oft die Demenz verbessern oder beseitigen.*

Infektionen: *Wenn sie nicht beachtet werden, können Infektionen Symptome einer Demenz hervorrufen. Zum Glück lässt sich dieses Problem gut behandeln.*

Hormonell: *Bei einer Schilddrüsenüber- oder unterfunktion können Symptome einer Demenz entstehen. Eine Behandlung des Problems lässt diese Symptome normalerweise verschwinden.*

Fehlernährung: *Wenn sich jemand ungesund ernährt, kann er an einer Fehlernährung leiden. Das ist besonders dann problematisch, wenn ein Mensch alleine lebt. Im schlimmsten Fall kann Fehlernährung zu Demenz beitragen.*

(nach Alzheimer's Association 1997)

Ist Alzheimer-Demenz erblich?

Das Best-Friends-Pflegepersonal weiß, dass bei der Alzheimer-Krankheit erbliche Faktoren eine Rolle spielen können, sie aber nicht zwingend vererbt werden muss. Der Konsens zwischen den Forschern läuft darauf hinaus, dass die Chancen, Alzheimer zu entwickeln, größer sind, wenn ein Elternteil die Krankheit gehabt hat, besonders wenn sie im jungen Alter eingesetzt hat (zum Beispiel 40–70 Jahre).

Es ist wichtig zu betonen, dass die Krankheit, sogar wenn man ein genetisches Risiko hat, Alzheimer zu entwickeln, nicht unbedingt ausbrechen muss. Es gibt Anlass zu der Hoffnung, dass die enormen Fortschritte in der Forschung zu Vorsorgemaßnahmen, Behandlungsmethoden oder sogar einem Heilmittel führen werden.

Kann die Alzheimer-Krankheit verhindert werden?

Das Best-Friends-Pflegepersonal weiß, dass manche Forscher, obwohl bis jetzt keine Maßnahmen bekannt sind, mit denen man die Alzheimer-Krankheit verhindern kann, den Betroffenen Hoffnung machen. Die Alzheimer-Krankheit hat sich vielleicht schon über Jahre entwickelt, bevor Symptome sichtbar werden; es könnte sein, dass Medikamente oder Änderungen im Lebensstil entdeckt werden, die ihren Beginn verzögern oder verhindern.

Manche Ärzte und Studien weisen darauf hin, dass Antioxidantien (besonders Vitamin E) und entzündungshemmende Medikamente (zum Beispiel Ibuprofen), wenn sie über einen längeren Zeitraum eingenommen werden, präventive Eigenschaften haben können. Weitere Studien zu diesem Thema sind in Arbeit. Man sollte den Rat eines Arztes einholen, bevor man anfängt, Medikamente oder Vitamine einzunehmen.

Es gibt auch Studien, die besagen, dass an dem Sprichwort „Wer rastet, der rostet" tatsächlich etwas Wahres dran ist. Die daran beteiligten Forscher sind der Ansicht, dass man durch geistige Aktivität den Zeitpunkt des Krankheitsausbruchs hinausschieben kann.

Wie können unnötige Beeinträchtigungen vermieden werden?

Das Best-Friends-Pflegepersonal stärkt die körperliche Gesundheit und das Wohlbefinden einer Person so gut es kann, um unnötige Beeinträchtigungen zu vermeiden. Unter unnötiger Beeinträchtigung versteht man eine behandelbare Störung, die die Demenz einer Person noch verstärken kann. Als Beispiel dient eine Person mit einer behandelbaren Fehlsichtigkeit, die ihre Desorientierung und Verwirrung verstärkt. Dieser Person eine neue

Brille zu besorgen und einen umsichtigen Pfleger zu bitten, dafür zu sorgen, dass sie aufgesetzt wird, könnte eine unnötige Beeinträchtigung beseitigen. Andere Beispiele für behandelbare Probleme sind Blasenentzündung, Darmverschluss, Lungenentzündung und Dehydrierung.

Oft wird die Alzheimer-Krankheit von Depressionen begleitet. Sie sollten unbedingt ernstgenommen werden und sind sehr gut behandelbar. In Tool 3.6 finden Sie mehr Informationen zu unnötigen Beeinträchtigungen.

Weisen plötzliche Veränderungen auf etwas anderes als die Alzheimer-Krankheit hin?

Best-Friends-Mitarbeiter erkennen, dass plötzliche Veränderungen in Stimmung, Antrieb oder Verhalten Anzeichen für körperliche Probleme sein können, die mit der Alzheimer-Krankheit nichts zu tun haben. Wenn eine Frau mit der Alzheimer-Krankheit, die normalerweise munter und unbeschwert ist, plötzlich zornig wird und ihrem Ärger Luft macht, könnte es sein, dass sie Schmerzen hat und das nicht sagen kann. Sie hat vielleicht eine ernsthafte Gesundheitsstörung, die sofortiger Behandlung bedarf. Gut ausgebildetes Personal denkt immer an die Möglichkeit, dass ein „Verhaltensproblem" auf eine unnötige Beeinträchtigung hinweisen kann, die, wenn sie behandelt wird, es der Person ermöglicht, ihr Potenzial voll auszuschöpfen.

Welche Rolle spielen Psychopharmaka und andere Medikamente?

Best-Friends-Mitarbeiter arbeiten daran, eine Umgebung zu schaffen, in der Psychopharmaka mit Vorsicht eingesetzt werden. Diese Arzneien haben zwar durchaus ihren Zweck und können eine enorme Hilfe sein, wenn Probleme wie Schlaflosigkeit oder Angstzustände auftreten, aber es ist schwierig, für ältere, gebrechliche Menschen die richtigen Medikamente und die richtige Dosis zu finden. Das Paradoxe an diesen Medikamenten ist, dass manche von ihnen Probleme wie Angst, Halluzinationen, Schlaflosigkeit oder Aggressionen effektiv behandeln, aber auch die ursächliche Verwirrung verstärken können, die sie bekämpfen sollen. Viele haben auch starke Nebenwirkungen.

Es werden ständig neue Arzneimittel entwickelt, die die kognitiven Fähigkeiten verbessern und den Fortschritt der Krankheit verlangsamen sollen. Viele Forscher meinen, dass diese Medikamente ebenfalls positive Auswirkungen auf das Verhalten haben werden, dabei aber nicht die Nachteile vieler Psychopharmaka mit sich bringen.

In naher Zukunft verbessern vielleicht Zuwendung *und* Medikamente das Leben von dementen Personen.

Informationsquellen für das Best-Friends-Pflegepersonal

In der Alzheimerforschung sind in letzter Zeit riesige Fortschritte gemacht worden. Die Hoffnung auf wirksame Behandlungsmethoden und Vorbeugungsmaßnahmen wächst. Ein Best-Friends-Mitarbeiter hält sich darüber auf dem Laufenden. Dazu sollten Langzeit-Pflegeprogramme die Veröffentlichungen der Alzheimer Gesellschaft abonnieren, renommierte Internetseiten konsultieren und sich nach Möglichkeit mit lokalen oder regionalen Forschungseinrichtungen der Universitäten zusammenschließen. Es gibt auch eine Reihe von Fachzeitschriften und Veröffentlichungen, die den Programmleitern helfen können, auf dem neuesten Stand der Entwicklung zu bleiben. Eine Liste mit Material für Mitarbeiter finden Sie im Anhang.

Fazit

Mitarbeiter, die Erfahrung in der Demenz-Pflege haben, haben bei ihrer täglichen Arbeit mehr Selbstvertrauen und können sich besser in demente Personen hineinfühlen. Dieses Grundwissen über die Alzheimer-Krankheit hilft den Mitarbeitern zu erkennen, dass die Krankheit real ist und dass die Symptome Teil des Krankheitsverlaufs sind. Sie erwerben mehr Fertigkeiten, um ihre Arbeit gut zu erledigen. Wenn eine Person etwas Gemeines oder Kränkendes sagt, erkennen gut ausgebildete Mitarbeiter, dass wahrscheinlich gerade die Krankheit spricht, nicht die Person.

Wir glauben, dass die Mitarbeiter, wenn Ausbildungsprogramme auf die Best-Friends-Art durchgeführt werden, sich dem lebenslangen Lernen verschreiben und mehr über ihr Fachgebiet lernen wollen. Sei es durch Kurse, die von einer Universität oder der Alzheimer Gesellschaft organisiert werden, Ärzte als Gastredner, Vorträge von Personen im Frühstadium der Alzheimer-Krankheit, Lehrvideos von guter Qualität oder Rollenspiele: Bildung ist ein Geschenk, das Einrichtungen ihren Mitarbeitern machen können.

Ausbildungstools

Tool 3.0 Aufwärmen: Viel Erfahrung in einer Reihe

Bitte Sie alle, sich der Reihe nach aufzustellen; und zwar nach der Länge der Zeit, die sie schon im Bereich der Alten- oder Alzheimer-Pflege arbeiten. Der neuste Mitarbeiter sollte der erste in der Reihe sein. Geben Sie der Gruppe etwa fünf Minuten, um die richtige Reihenfolge zu finden. Wenn dann jeder am richtigen Platz steht, fragen Sie jeden Mitarbeiter, wie viele Tage, Monate oder Jahre er schon in diesem Bereich arbeitet.

Bitten Sie um Applaus für den neuesten und dienstältesten Kollegen in diesem Bereich.

Variation: Einige Programme könnten die Reihe aufgrund der Zeit bilden, die sie in dem speziellen Programm gearbeitet haben.

Variation: Zählen Sie die Jahre an Berufserfahrung im Raum zusammen.

Weisen Sie darauf hin, dass die Mitarbeiter ein unterschiedliches Niveau an Fachwissen und Erfahrung haben. Neue Mitarbeiter können sich bei älteren Ideen und Hilfe holen. Neue Mitarbeiter können älteren manchmal andere Ansätze näher bringen. Die Gruppe sollte sich außerdem über den gemeinsamen Reichtum an Erfahrung im Raum freuen.

Tool 3.1 Programmvorschlag: Die Alzheimer-Krankheit ist/ist nicht

Diese Liste kann an das Schwarze Brett gehängt, in Rundbriefen abgedruckt oder an die Mitarbeiter verteilt und anschließend diskutiert werden.

Die Alzheimer-Krankheit ist	Die Alzheimer-Krankheit ist nicht
real	Teil des normalen Alterungsprozesses
eine Krankheit, die sich auf das Erinnerungsvermögen, das Urteilsvermögen, die Sprache, die Fähigkeit zur Problemlösung, den Antrieb und die Persönlichkeit einer Person auswirkt	unbeeinflussbar
eine Krankheit, die ausgewählte Bereiche des Gehirns angreift	vorgetäuschte Symptome, Sturheit
eine Krankheit (oder Krankheiten)	eine Krankheit, die nur ältere Leute betrifft
eine Form von Demenz	Senilität
fortschreitend	plötzlich auftretend
irreversibel	das Gleiche wie eine Demenz, die durch einen Schlaganfall, die Parkinson-Krankheit, eine Depression etc. verursacht wird
vom Alter abhängig	eine Krankheit einer bestimmten Kultur, Schicht oder eines Geschlechts
weltweit	eingebildet
die vierthäufigste Todesursache unter Erwachsenen in den USA	eine Geisteskrankheit

Tool 3.2 Programmvorschlag: Der Demenz-Schirm

Benutzen Sie eine Zeichnung des Demenz-Schirms für das Schwarze Brett und für Rundbriefe, oder teilen Sie sie für eine Diskussion an das Personal aus. Demenz ist ein allgemeiner Begriff, der für Menschen mit Gedächtnisverlust, Verwirrung, abnehmender Problemlöse- und Urteilsfähigkeit und Sprachproblemen verwendet wird. Links unter dem Regenschirm sind Beispiele für irreversible Ursachen der Demenz, rechts sind Beispiele für reversible Ursachen.

Variation: Schreiben Sie die Krankheiten auf Karteikarten. Nehmen Sie einen echten Regenschirm und hängen Sie die Karteikarten daran, damit das Personal verstehen kann, wie sie alle ein Teil der Welt der Demenz sind.*

Variation: Richten Sie ein Schwarzes Brett ein, um das Konzept zu vermitteln.

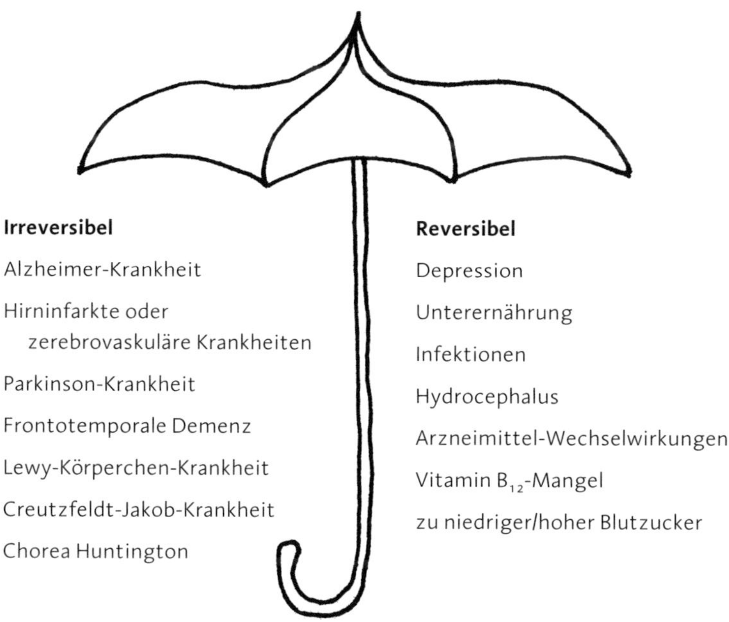

*(Diese Variation wurde vorgeschlagen von Debbie McConnell, Leiterin der Abteilung für Ausbildung, Alzheimer's Association, Santa Barbara, Kalifornien)

Tool 3.3 Programmvorschlag: Eine Karte des Gehirns

Verwenden Sie dieses Tool als Handout, um das Personal daran zu erinnern, wie die Alzheimer-Krankheit sich auf verschiedene Teile des Gehirns auswirkt. Die Krankheit trifft einige Menschen anders als andere. Die Alzheimer-Krankheit wirk sich selektiv auf das Gehirn aus, wobei sie einige Fähigkeiten und Funktionen intakt lässt und andere schädigt. Die Bereiche, die am häufigsten betroffen sind, sind jene, die für Erinnerung und Sprache zuständig sind. Einige Menschen wurden vielleicht in Bereichen des Gehirns geschädigt, die die Sprache betreffen, wohingegen andere vielleicht geschädigte Hirnareale haben, die das Erinnerungsvermögen betreffen.

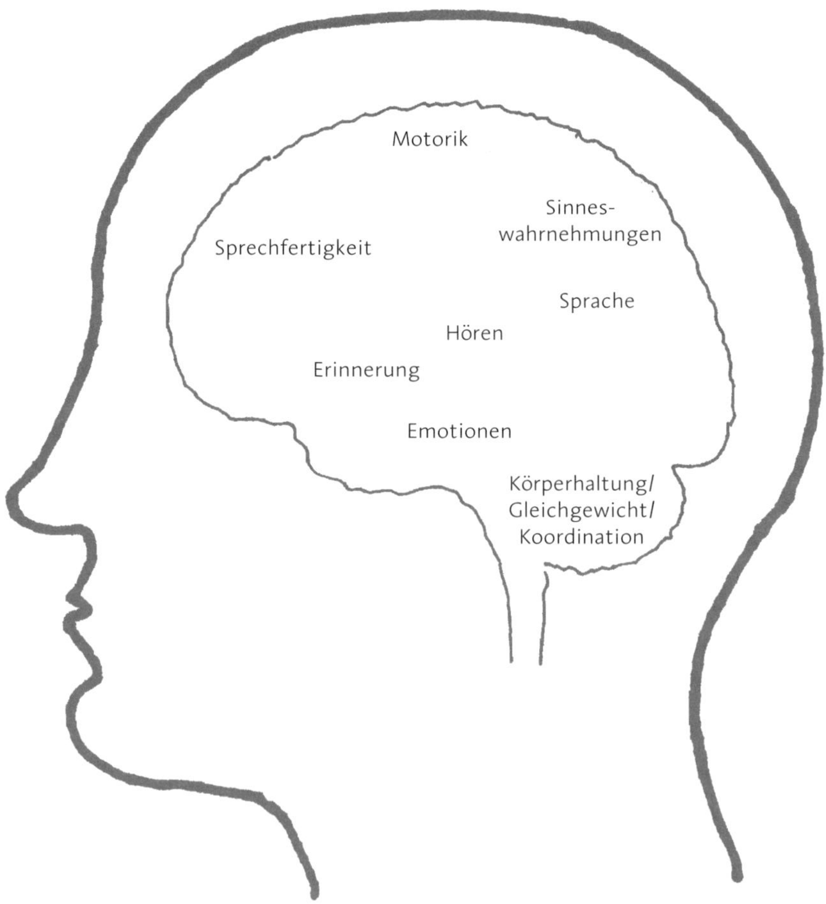

Tool 3.4 Programmvorschlag: Die Auswirkungen der Alzheimer-Krankheit

Verwenden Sie dieses Tool als Handout oder Folie, um das Personal daran zu erinnern, dass die Alzheimer-Krankheit real ist. Die Alzheimer-Krankheit zieht das Gehirn physisch in Mitleidenschaft. Diese Fotos zeigen, wie die Krankheit das Gehirn angreift. Das obere Foto zeigt die Querschnittaufnahme eines gesunden Gehirns, das untere zeigt eine Atrophie (Schrumpfung) und Lücken, wo gesundes Gewebe sein sollte.

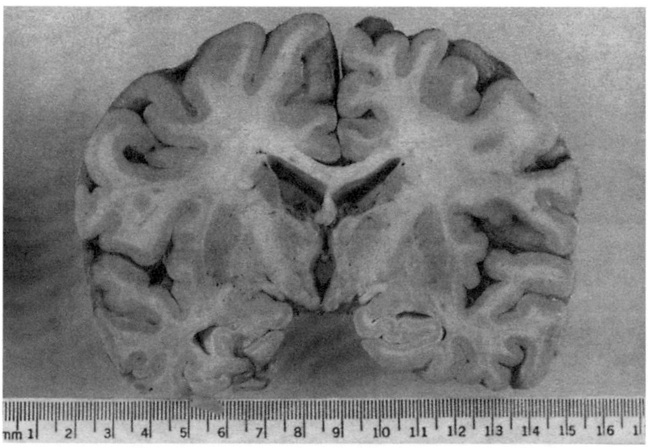

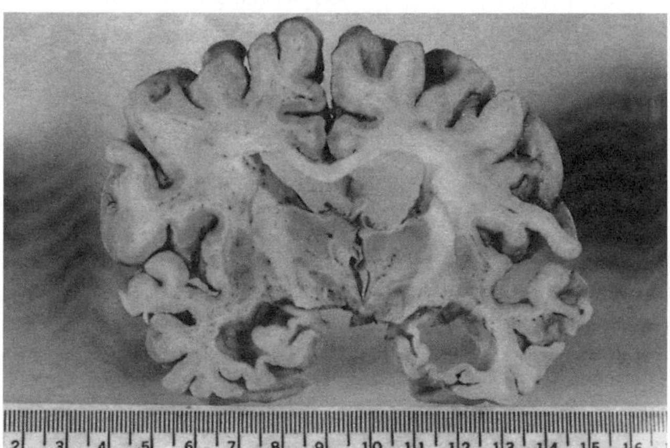

Fotos mit freundlicher Genehmigung des Alzheimer's Disease Research Center, Sanders-Brown Center on Aging, University of Kentucky, Lexington.

Tool 3.5 Programmvorschlag: Die Welt der Alzheimer-Krankheit

Schreiben Sie die Probleme, die unten als typisch für die demente Person aufgeführt sind, auf und um das Abbild des Gesichts. Verwenden Sie dies als Gruppendiskussion oder Einzelaufgabe. (Diese Übung ist besonders wirksam bei neuen und unerfahrenen Mitarbeitern.)

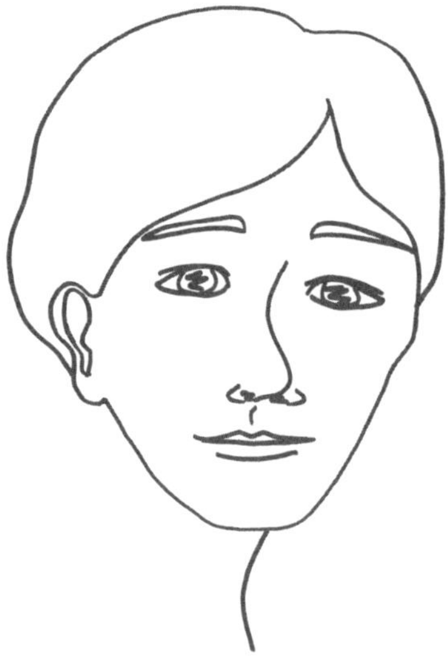

Die demente Person sieht sich mit Verlusten in den folgenden Bereichen konfrontiert:

Gedächtnisverlust (besonders des Kurzzeitgedächtnisses)

Sprache

Urteilsvermögen

Antrieb

Problemlösungsvermögen

Das Bilden von Reihenfolgen

Visuelle/Räumliche Orientierung

Tool 3.6 Programmvorschlag: Das unnötige Gepäck der Alzheimer-Krankheit

Verwenden Sie dieses Tool für eine Gruppendiskussion. Vergleichen Sie die unnötigen Beeinträchtigungen mit der Belastung von zu viel Gewicht. Stellen Sie es Tool 3.7 gegenüber.

Unnötige Beeinträchtigungen, die auftreten können:

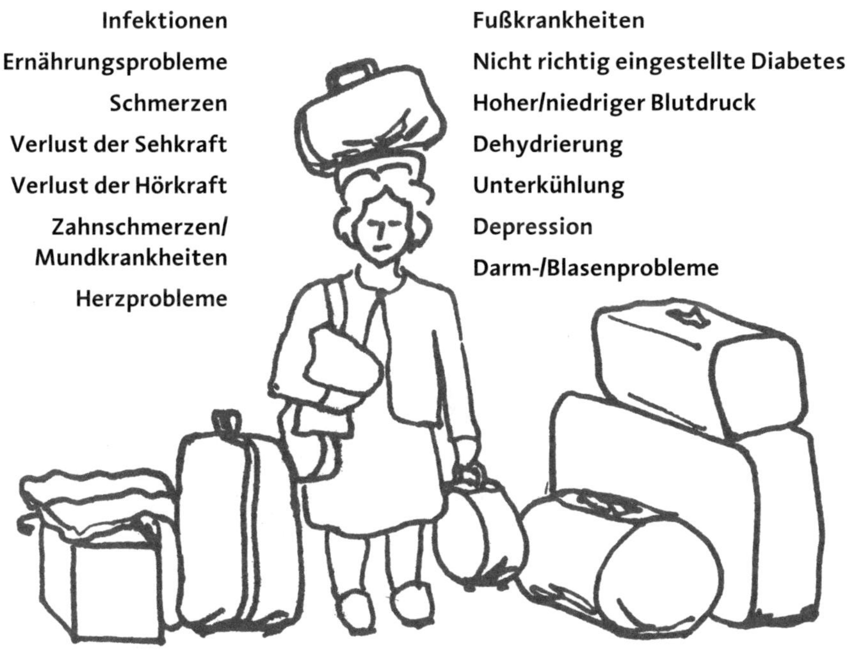

Variation: Tennisbälle. Benützen Sie diese Aktivität als Analogie dafür, wie sich unnötige Beeinträchtigungen ansammeln und eine Person zusammenbrechen lassen. Bitten Sie einen freiwilligen Mitarbeiter, sich vor den Kurs zu stellen. Die Kursteilnehmer sollen dem Mitarbeiter vorsichtig Tennisbälle zuwerfen. Achten Sie darauf, wie viele Tennisbälle der Mitarbeiter halten kann, ohne einen oder mehrere fallen zu lassen.

Tool 3.7 Programmvorschlag: Entledigen wir uns des unnötigen Gepäcks!

Verwenden Sie diese Zeichnung als Handout oder Folie zur Diskussion, um den Nutzen der Behandlung von unnötigen Beeinträchtigungen aufzuzeigen.

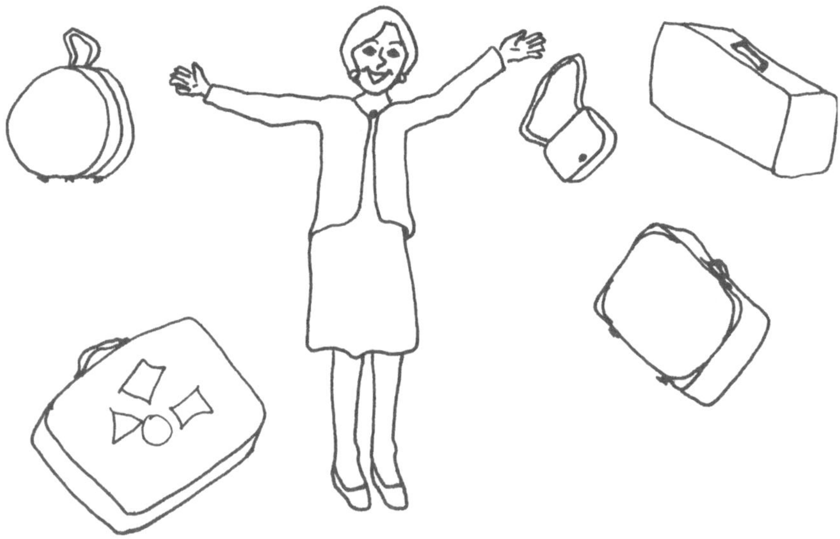

Tool 3.8 Lernspiele: Die Teile zusammensetzen

Der Zweck dieser Übung ist es, dem Personal dabei zu helfen, die Symptome der Alzheimer-Krankheit zu verstehen.

Schneiden Sie vor der Schulung ein Stück Schaumstoff aus dem Bastelladen in Puzzleteile, und versehen Sie die Rückseite jedes Teils mit einem Stück Klettverschluss. Schreiben Sie die Begriffe aus der unten aufgeführten Liste, für die Sie sich entschieden haben, auf ein Blatt Papier. Schneiden Sie alle Begriffe aus, und kleben Sie einen auf jedes Puzzleteil.

Teilen Sie den Kurs in kleine Gruppen auf, und geben Sie jeder Gruppe ein oder mehrere Puzzleteile. Bitten Sie jede Gruppe, den Inhalt ihres Puzzleteils und seinen Bezug zur Alzheimer-Krankheit zu besprechen. Bitten Sie am Ende einen Freiwilligen aus jeder Gruppe, vor die Klasse zu treten und sein Teil zurück in das Puzzle zu legen. (Sie können eine Vorlage für den Tisch erstellen.)

Wiederholt alte Geschichten
Trifft schlechte Entscheidungen
Verliert die Autoschlüssel
Verliert das Auto
Lässt den Herd an
Hat Probleme beim Anziehen
Macht falsche Anschuldigungen
Kann einem Lieblingsrezept nicht folgen
Glaubt, dass Fremde im Haus sind
Wird ohne ersichtlichen Grund wütend
Hat Probleme, auf einem gemusterten Boden zu gehen
Verläuft sich in einer vertrauten Nachbarschaft

Variation: Verwenden Sie die 10 Warnsignale der Alzheimer-Krankheit aus Abbildung 3.2 als Puzzleteile.

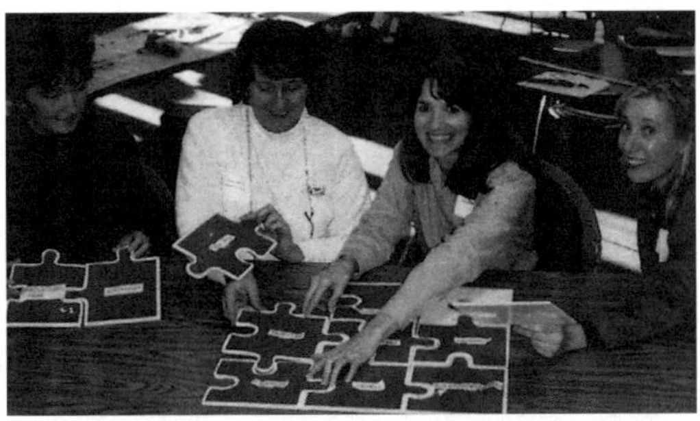

Von links: Lila Turner Chandler, Beverly Zahl, Debbie Wayner und Beverly Walker setzten bei einer internen Schulung die Teile zusammen.

Weisen Sie darauf hin, dass diese Symptome und Verhaltensweisen für sich selbst genommen nicht zu einer endgültigen Diagnose der Alzheimer-Krankheit führen können, aber dass man eine gute Vorstellung von der Alzheimer-Krankheit bekommt, wenn man sie zusammenfügt. Alle der oben aufgeführten Symptome können Symptome einer Demenz sein. Es ist immer wichtig, eine gute medizinische Untersuchung durchzuführen, um etwaige behandelbare Probleme zu entdecken.

(Mit freundlicher Genehmigung von Susan D. Berry, Ausbilderin und Beraterin für die Alzheimer-Krankheit, Warsaw, Indiana.)

Tool 3.9 Geschickter werden

Der Zweck dieser Übung ist es, mit einer Prise Humor zu zeigen, wie man etwas auf die falsche Art macht. Hierbei handelt es sich um aktives Lernen, das wirklich hängen bleibt, besonders wenn die Kursteilnehmer sich freiwillig melden, um bei den Rollenspielen mitzumachen.

Die folgenden Aussagen geben Stereotypen oder Unwahrheiten über die Demenz wieder. Diese Beispiele für „kein Geschick" können auf verschiedene Arten genutzt werden, um die Einstellungen der Mitarbeiter zu erfahren und die Lektionen zu vertiefen, die in diesem Kapitel präsentiert werden. Ziehen Sie die Beispiele aus einem Hut, um sie in der Gruppe zu diskutieren oder sie in Rollenspiele einzubauen. Lassen Sie die Mitarbeiter die Fehler in den unten stehenden Aussagen kommentieren. Führen Sie dann ein Rollenspiel oder eine Diskussion über die richtige Art durch. Wir besprechen die Kunst des Rollenspiels im Tool 2.11. Benutzen Sie Ihre Kreativität, um bei der Umwandlung dieser Beispiele für „kein Geschick" in „Geschick" Spaß zu haben.

Der Alte ist einfach senil. Alle werden so.

Alle werden gewalttätig.

Sie könnte mehr Dinge tun, aber sie stellt sich einfach stur.

Wenn man auf sich aufpasst, bekommt man kein Alzheimer. Ich esse viele Karotten und meine, dass das reicht.

Alzheimer kann durch die neuesten Medikamente geheilt werden.

Warum sollen wir Mutti zum Arzt bringen? Jetzt brauchen wir keine regelmäßigen Untersuchungen mehr.

Ich habe mir gerade die neue Bildzeitung gekauft. Madonna bekommt Drillinge, und es gibt ein Heilmittel für Alzheimer.

Ich habe meine Autoschlüssel verloren. Ich habe wohl Alzheimer.

Wenn man eine Person mit Alzheimer kennt, kennt man alle. Sie sind alle gleich.

Warum soll man sich untersuchen lassen, wenn man dann nichts tun kann?

4 Wie Betroffene Alzheimer-Demenz erleben

Dem Personal beizubringen, wie ein Leben mit der Alzheimer-Krankheit wäre, ist ein essenzieller Bestandteil jedes umfassenden und effektiven Ausbildungsprogramms. Dieses Verständnis, das wir mit „sich in jemand hineinversetzen“ beschrieben haben, hilft dem Personal in allen Bereichen der Pflege. Wenn die Mitarbeiter sich die Gefühle, Verluste und Herausforderungen von Menschen mit Demenz vorstellen können, sind sie in der Lage, viele seltsame Verhaltensweisen zu erklären und somit zu verhindern. Dieses Verständnis zu haben, hilft den Mitarbeitern auch, mit Personen geduldiger zu sein und Probleme zu lösen, wenn diese auftreten. Es führt zu mehr Empathie, die es dem Personal ermöglicht, in der Pflege liebevoller und mitfühlender zu sein.

Dieses Kapitel diskutiert die Erfahrung der Alzheimer-Krankheit und Wege, wie man die Eigenschaft der Empathie in einem Best-Friends-Personal aufbaut. Die folgende Geschichte zeigt, was passieren kann, wenn die Mitarbeiter keine Empathie oder Verständnis haben.

Wenn das Personal es nicht kapiert

Im Alzheimerstift „Trauriges Tal“ fing der Abend wieder einmal schlecht an. Es war schon sieben Uhr abends, als sich Richard fragte: „Warum sind die Bewohner noch nicht im Bett?“ Er wandte sich an die Kollegin, die mit ihm in der Spätschicht arbeitete, und verdrehte die Augen gen Himmel. „Ich verstehe es einfach nicht, Maria. Warum steht Herr Smathers immer wieder auf und will in die anderen Zimmer gehen?“ Maria antwortete: „Ich habe ihm immer wieder gesagt, dass er im Bett bleiben soll. Ich bin wirklich frustriert, weil er nicht hören will.“ Richard sah das genauso, ging zu dem Bewohner und sagte: „Hallo, Herr Smathers. Warum gehen Sie nicht ins Bett? Sie sehen sehr müde aus.“

Herr Smathers zeigte auf den Boden. Dort lagen kleine Papierschnipsel, die während der Bastelstunde am Nachmittag heruntergefallen sein mussten. „Hier ist es schmutzig“, sagte Herr Smathers. „Das muss weggeräumt werden.“ Maria mischte sich ein: „Ich bin sicher, dass die Putzkolonne sich morgen früh darum kümmern wird. Gehen Sie jetzt zurück in Ihr Zimmer. Zimmer acht, es ist gleich um die Ecke, dritte Tür links, neben der grünen Couch.“ Herr

Smathers sah beunruhigt aus, ja sogar erregt; es war klar, dass er sich zu ärgern begann. Richard dachte sich: „Was jetzt? Ich hoffe, wir bekommen nicht noch einen aggressiven, wütenden Bewohner. Vielleicht ist es bei Herrn Smathers heute Abend soweit."

Dieses Beispiel zeigt, was passieren kann, wenn das Personal eines Demenz-Pflegeprogramms die Erfahrung der Alzheimer-Krankheit nicht versteht. Es ist eindeutig, dass zwischen den Mitarbeitern und Herrn Smathers keine Verbindung besteht; sie versuchen nicht, seine Gefühle oder Handlungen zu verstehen. Da ihnen grundlegendes Verständnis für die Auswirkungen der Demenz auf eine Person fehlt, gaben die Mitarbeiter Herrn Smathers zu komplexe Anweisungen. Sie gingen nicht auf seinen verbalen Hinweis ein, dass ihn ein schmutziger Boden aufregt. Es wurden noch viele andere Fehler gemacht, aber das Grundproblem war, dass die Mitarbeiter keine Empathie für den Bewohner zeigten.

Hier sehen Sie, was mit der gleichen Besetzung in einem Best-Friends-Programm passieren kann.

Ich halte jetzt einen Langzeitpflege-Kurs für zukünftige Heimleiter. Ich stelle ihnen das Best-Friends-Modell vor und habe einige der Teilnehmer in Langzeit-Pflegeheime mitgenommen, damit sie das Modell aus erster Hand in der Praxis sehen können.

(Susan Peters Rachal, Fakultät für Gerontologie, University of Louisiana, Monroe)

Ich rede oft über die drei Hs – das Herz (Empathie), das Hirn (Wissen) und die Hände (Fertigkeiten). Alle drei sind wichtig. Jedoch konzentrieren sich Ausbildungsprogramme allzu oft hauptsächlich (und manchmal ausschließlich) auf die Wissensvermittlung. Die erfolgreichsten Ausbildungsprogramme vermitteln auch Empathie (das Herz). Die Mitarbeiter wenden ihr Wissen und ihre praktischen Fertigkeiten zweckmäßiger an, wenn „die Schulung des Herzens" auch zum Ausbildungsprogramm gehört.

Vicki L. Schmall, verantwortliche Leiterin, Aging Concerns, West Linn, Oregon)

Die Best-Friends-Methode

Der Abend verlief recht gut im Alzheimerstift „Sonnenhöhe". Es war 19 Uhr, und die Musikstunde nach dem Essen war ein Erfolg gewesen. Die zwei Bewohner, die normalerweise am Musikprogramm nicht teilnahmen, waren wohlbehalten von ihren Spaziergängen zurückgekehrt („Gott sei Dank gibt es diese großartigen Ehrenamtlichen", dachte Richard), und er und Maria begleiteten die Bewohner, die bald zu Bett gehen wollten, zu ihrem Zimmer. Den anderen wollten die Mitarbeiter Kekse und Milch bringen, um den Abend ausklingen zu lassen.

Richard bemerkte plötzlich, dass Herr Smathers etwas erregt schien und im Gang herumging, wobei sein Blick auf den Boden gerichtet war. Dort waren kleine Papierschnipsel, die während der Bastelstunde am Nachmittag heruntergefallen sein mussten. „Hier ist es schmutzig," sagte Herr Smathers. „Das muss weggeräumt werden."

Maria stimmte zu: „Die Putzkolonne muss das übersehen haben. Was meinen Sie, sollen wir diese Schnipsel aufkehren?" Herr Smathers nickte, und

Maria holte Schaufel und Besen. Sie gab Herrn Smathers den Besen und bückte sich, um die Schaufel an die Papierschnipsel zu halten. „Hier, genau hier. Kehren Sie mit dem Besen in meine Richtung, und lassen Sie uns das hier sauber machen.“ Es dauerte etwa fünf Minuten, bis sie die Arbeit zu zweit erledigt hatten. Maria schaute Herrn Smathers in die Augen und sagte: „Herr Smathers, was würde ich bloß ohne Sie machen? Wir sind wirklich ein gutes Team.“ Herr Smathers lächelte breit und ging zurück in sein Zimmer.

Richard machte Maria ein Kompliment, weil sie genau das Richtige getan hatte. „Oh, das war leicht,“ sagte Maria. Dann erinnerte sie Richard daran, dass Herr Smathers sein ganzes Leben lang als Aufseher hart gearbeitet hatte. „Seine Familie hat uns gesagt, dass er alles immer gern sauber und ordentlich hatte.“ Dann sagte Richard: „Das stimmt! Es ist für ihn wahrscheinlich schlimm, wenn es anders gemacht wird!“

Als ich ihm sagte, dass ich seine beste Freundin sein will, hätten Sie sein Gesicht sehen sollen. Man konnte sehen, dass er gerührt und erfreut war. Er sagte, dass es ihm viel bedeute, besonderen Besuch von jemandem zu bekommen, der sich um ihn sorgt.

Irene Brummet, Laurel Heights Home for the Elderly, London, Kentucky

Keine Seele ist einsam, solange es einen Menschen gibt, dem sie trauen kann und vor dem sie Hochachtung hat.

(George Eliot)

Hier reagierte mitfühlendes Personal mit Geschick auf eine Situation, schuf eine Verbindung zu Herrn Smathers' Gefühlen und kam seinem Bedürfnis zu helfen entgegen.

Es folgen nun Schlüsselkonzepte, die den Mitarbeitern helfen, die Erfahrung der Alzheimer-Krankheit besser zu verstehen. Wenn die Mitarbeiter erst einmal Empathie entwickelt haben, hilft sie ihnen, mit den Höhen und Tiefen der Alzheimer-Krankheit umzugehen. Sie kann „Trauriges Tal“-Programme in „Sonnenhöhe“-Programme umwandeln.

Um jemanden wirklich zu kennen, muss man sich in seine Situation hinein versetzen

Das Best-Friends-Pflegepersonal weiß, wie es sein könnte, die Alzheimer-Krankheit zu haben. Die Mitarbeiter haben die Symptome der Demenz gelernt, und sie haben die Bedeutung und Auswirkung eines schwachen Gedächtnisses, eines reduzierten Urteilsvermögens, von Antriebslosigkeit und anderer Ausprägungsformen von Demenz überdacht und verinnerlicht.

Man kann dieses Konzept durch Analogie erklären: Die Alzheimer-Krankheit zu haben ist so, als ob man zum ersten Mal an einem fremden Flughafen ankommt und sich nicht auskennt. Es gibt viele Geräusche und Gespräche im Terminal. Durchsagen sind verwirrend oder kompliziert („Gehen Sie zur tiefer gelegenen Ebene, nehmen Sie den Shuttle-Bus A, steigen Sie bei Halle B aus, folgen Sie dann dem roten Schild, das Sie zur

Als Mitarbeiter müssen wir uns ständig überprüfen, damit wir den Menschen gegenüber, die wir pflegen, sensibel bleiben und es vermeiden, ihnen unsere eigenen Werte und Ansichten aufzuzwingen. Die Person, die dahinter steckt, muss immer respektiert werden. Es kann den Pflegenden sehr leicht passieren, dass sie im besten Interesse der Personen, die sie pflegen, ihnen alle Entscheidungen abnehmen. Ich fordere die Mitarbeiter entschieden dazu auf, diese Praxis zu vermeiden.

(Gayle Pennington, Leiterin, Riverside Adult Day Program, Wilmington, Delaware)

Rolltreppe führt"). Auf einem Flughafen kann es schwer sein, den Überblick über seine Sachen zu bewahren („Habe ich alles, oder habe ich vielleicht etwas vergessen?"). Dieses Beispiel lässt die Mitarbeiter vielleicht erkennen, dass jeder von uns Frust, Angst oder sogar Zorn verspüren würde, wenn er in eine bestimmte Situation gerät. Das kann auch für nur vorgestellte Situationen gelten:

Eine Bewohnerin des West Park Long Term Care Center war nach dem Frühstück außer sich, weil sie dachte, dass sie Besuch bekäme. Sie war verärgert, weil das Geschirr nicht abgespült worden war. Die Mitarbeiter ließen sich nicht auf einen Streit ein. Stattdessen holten sie etwas Geschirr, eine Spülschüssel und ein Geschirrtuch und halfen ihr beim Abwasch. Sie war sehr erleichtert, alles sauber machen zu können, und machte sich keine Sorgen mehr, dass Gäste ein unordentliches Haus zu sehen bekämen.

Hier konnte sich das Personal in die Gefühle der Bewohnerin hineinversetzen, auch wenn gar kein Besuch kam. Sie ließen sich auf ihre Vorstellungswelt ein und gaben ihr eine sinnvolle Beschäftigung. Sie vergaß, dass sie jemals Besuch erwartet hatte. Ein einfühlsamer Mitarbeiter erklärte später: „Es ist wichtig, dort ‚zu sein', wo sie in dem Moment sind."

Personzentrierte Pflege ist entscheidend

Best-Friends-Mitarbeiter behandeln Personen so, wie jeder von uns behandelt werden wollte, wenn er oder sie dement wäre. Sie erkennen, dass eine Person wertvoll ist, auch wenn sie in ihren Gedächtnisleistungen oder ihren Denkprozessen beeinträchtigt ist. Sie erkennen auch, dass ein neues Pflegeparadigma in ihrem Programm entstehen kann, wenn man sich auf das Positive konzentriert – die verbleibenden Fähigkeiten und Talente einer Person. Ob Erfolg oder Misserfolg, man sieht immer nur das, wonach man sucht.

Cheri Taylor, verantwortliche Leiterin im Porterville Senior Day Care, schrieb uns: „Wir arbeiten sehr hart daran, die Krankheit von der Person zu trennen, und wir nutzen jede sich bietende Gelegenheit, um etwas über die Person hinter der Krankheit zu erfahren. Wir erinnern uns gegenseitig ständig daran, unsere Tagesgäste so zu behandeln, wie wir selbst behandelt werden wollten."

Dieser fürsorgliche Ansatz erinnert das Personal an die Zielsetzung des Programms, die bestmögliche personzentrierte Pflege zu bieten.

Die Verluste, die von der Demenz verursacht werden, können eine große Bandbreite an schmerzhaften Emotionen hervorrufen

Best-Friends-Mitarbeiter verstehen, dass sich die Alzheimer-Krankheit dramatisch auf das Leben der Personen auswirkt und ihre Fähigkeit einschränkt, die Dinge zu tun, die sie immer gern getan haben. Deswegen besteht ein großes Risiko, dass sie eine Vielzahl an schmerzhaften Gefühlen erfahren, wie Verlust, Einsamkeit, Traurigkeit, Verwirrung, Besorgnis, Frust, Angst, Paranoia, Zorn und Verlegenheit. Wenn sie nicht beachtet werden, können diese Gefühle Depressionen, Angst oder zornige und schwierige Verhaltensweisen verstärken.

Eine Bewohnerin des The Fountains rief oft laut aus, dass sie nach Hause gehen wolle. Zunächst versuchte ein Mitarbeiter zu erklären, wo sie sich befand; ein vergeblicher Versuch sie zum Bleiben zu überreden. Später fragte ein einfühlsamer Mitarbeiter: „Wie kann ich Ihnen helfen?" Er erfuhr, dass sie heim zu ihrer Mutter gehen wollte, und verwickelte sie in ein Gespräch: „Es klingt, als ob Sie Ihre Mutter wirklich lieben. Würden Sie mir etwas über sie erzählen?"

Ein Mitarbeiter mit Geschick ermöglichte es der Bewohnerin, sich auszudrücken und ihre Gefühle mitzuteilen. So verschwand letztendlich ihr Wunsch zu gehen. Ihre Aufmerksamkeit verlagerte sich auf ihre Mutter und ihre frühe Kindheit. In diesem Moment war sie mehr „zu Hause", weil sie sich nicht mehr allein fühlte.

Demente Personen können Freude, Liebe und Glück empfinden

Best-Friends-Mitarbeiter sind sich bewusst, dass, auch wenn der Weg durch die Alzheimer-Krankheit

> Ich habe eine enge Beziehung zu einer Bewohnerin aufgebaut, die bei den anderen unbeliebt war.
> Sie hat andere Mitarbeiter getreten und gekratzt, aber mich mag sie. Ich bin ihre beste Freundin geworden.
>
> (Janice Makonnen, Pflegerin, The Fountainview Center for Alzheimer's Disease, Atlanta, Georgia)

> Die Alzheimer-Krankheit haben
>
> Depression.
> Kann nicht sagen, was ich will.
> Habe Angst, dass ich meine Gedanken und Worte nicht ausdrücken kann – deshalb sage ich nichts und werde depressiv.
> Ich kann nur langsamen Gesprächen folgen.
> Es ist schwierig, Gesprächen bei so viel Lärm zu folgen.
> Ich habe das Gefühl, dass ich die Leute langweile, weil ich mich nicht ausdrücken kann.
> Ich mag keine Sozialarbeiter, Krankenpfleger und Freunde, die mich nicht wie eine echte Person behandeln.
> Es ist schwierig, einen Tag nach dem anderen zu leben.
> Meine Philosophie, die am 30. Juli 1984 entstand.
>
> (Rebecca Riley, bei der im Alter von 59 Jahren die Alzheimer-Krankheit diagnostiziert wurde.)

sehr hart sein kann, er dennoch nicht nur Verzweiflung für die Personen bereithält. Viele werden unbekümmert und lösen sich von vergangenen Ängsten und Sorgen. Auch wenn Personen mit Alzheimer eine komplizierte Gefühlswelt haben, können sie immer noch positive Momente erfahren, wie die folgende Geschichte zeigt:

Eine Seniorin, die im Helping Hand Day Center in Tagespflege ist, kommt jeden Tag gut gelaunt an. Sie begrüßt alle sehr herzlich, obwohl sie sich nicht an die Namen erinnern kann. Sie mag lustige Geschichten und spielerische Unterhaltungen und Neckereien. Auf ihre eigene Art nimmt sie den ganzen Tag an verschiedenen Aktivitäten teil. Wenn ihr Mann sie am Abend abholt, fragt er immer: „Wie war es heute?" Sie antwortet: „Der beste Tag bisher!"

Manche Menschen mit Demenz erhalten sich eine sehr positive, fröhliche Stimmung.

Wie die Alzheimer-Krankheit erlebt wird

Wir hatten einmal einen Bewohner im Frühstadium der Alzheimer-Krankheit, der versuchte, mir zu erklären, wie es ist, Alzheimer zu haben. Er wusste manchmal, dass er etwas Falsches sagte, aber er konnte seinen Mund nicht dazu bringen, das Richtige zu sagen. Das verärgerte ihn sehr, und er entschuldigte sich im voraus, falls er in Zukunft etwas sagen sollte, das ich für unangebracht halten könnte. Er sagte, dass eine ziemliche Verwirrung in seinem Kopf herrsche und dass es für ihn manchmal schwer sei, seine Gefühle auszudrücken. Er vergaß auch manchmal seine Antworten und bat mich dann, die Frage zu wiederholen, weil er sich nicht sicher war, ob er mich richtig verstanden hatte. Gelegentlich wiederholte ich Dinge, die er gerade gesagt hatte, und fragte nach, ob er dies gemeint hatte. Er sagte mir, dass er nie geglaubt hätte, dass das seine Worte waren, wenn ich sie nicht wiederholt hätte. Es war für ihn beunruhigend, dass er sich nicht an Dinge erinnern konnte, die an dem Tag gerade passiert waren und dass seine Gedanken in seinem Kopf so durcheinander kommen konnten. Einmal sagte er mir, dass er sich wünschte, sein Kopf könnte gereinigt werden, weil es sich so anfühle, als wäre er dauernd

Die Gefühle einer dementen Person sind so echt wie meine und deine

Best-Friends-Mitarbeiter erkennen, dass Personen die gleiche Bandbreite an Emotionen und Gefühlen haben wie Menschen ohne kognitive Beeinträchtigung. Dies bedeutet, dass jeder Mensch Momente des Glücks, der Traurigkeit, der Zufriedenheit und des Zorns, also gute und schlechte Phasen, haben kann und wird.

Eine Krankenschwester der Villa Alamar erinnert sich an einen Bewohner, der plötzlich eine Angstattacke bekam. „Bitte beeilen Sie sich, wir müssen die Vorhänge schließen. Sie kommen!" schrie er. Sie gingen von Zimmer zu Zimmer und schlossen die Vorhänge. Als er glaubte, sicher zu sein, fiel er der Krankenschwester um den Hals, begann vor Erleichterung zu weinen und sagte: „Danke, Danke." Die Krankenschwester war sprachlos.

Auch wenn dieses Verhalten die normalerweise gelassene Krankenschwester zunächst überraschte, erinnerte sie sich später daran, dass er jüdischer Abstammung war und sich während des Zweiten Weltkrieges verstecken musste. Sie richtete sich nach seinen Gefühlen, anstatt zu versuchen, sie zu ändern oder die tatsächliche Situation zu erklären. Sie erkannte, dass seine Angst sehr real war, und sie arbeitete mit ihm zusammen, damit er sich wieder sicher fühlen konnte.

voller Spinnweben. Sein Langzeitgedächtnis war immer noch sehr gut, und er hat mir seine Lebensgeschichte mehrere Male detailgleich erzählt.

Da er religiös war, konnte er Geschichten aus der Bibel erzählen und in ihnen eine Botschaft erkennen, die er für wichtig hielt. Am Anfang der Krankheit erzählte er mir, dass er Angst vor der Zukunft habe, wenn er die anderen sehr verwirrten Bewohner sieht, die sich seiner Meinung nach äußerst unangemessen verhalten, und weiß, dass er eines Tages genauso sein wird. Er hatte eine sehr enge Beziehung zu seiner Familie und fürchtete, die Menschen, die er liebte, irgendwann nicht mehr zu erkennen.

(Martha Shattuck, The Fountainview Center for Alzheimer's Disease, Atlanta, Georgia)

Unpassend erscheinende Verhaltensweisen sind manchmal gar nicht so unpassend

Best-Friends-Mitarbeiter erkennen, dass Verhaltensweisen, die auf den ersten Blick seltsam, unpassend oder störend erscheinen, eventuell daher kommen, dass Personen die Welt, in der sie sich wiederfinden, mit ihrer eigenen Logik zu durchdringen versuchen. Wenn ein Bewohner einer Pflegestation den Mantel eines anderen Bewohners nimmt, ist er nicht zwangsläufig ein Dieb. Die Person glaubt vielleicht tatsächlich, es sei ihr Mantel. Personen, die sich ausziehen, tun das vielleicht nicht, weil sie Exhibitionisten sind, sondern weil ihnen heiß ist. So beunruhigend oder schockierend das auch sein mag, aber ein Mann, der seiner Tochter gegenüber eine sexuell suggestive Bemerkung fallen lässt, verwechselt sie vielleicht nur mit seiner Frau. Er ist kein „alter Dreckskerl", wie wir einmal einen wütenden Mitarbeiter sagen hörten.

Ein Bewohner des West Park Long Term Care Center hatte früher eine Ranch besessen und dort für Gruppen von Touristen Wanderreisen organisiert. Sein Verhalten war oft störend und beunruhigend, besonders anderen Bewohnern gegenüber. Manchmal drehte er in der Nacht seine Runden, öffnete jede Tür im Center und fragte: „Haben Sie genug Decken?" Das Personal erfuhr, dass er dafür verantwortlich gewesen war, die Gäste mit Decken zu versorgen, so dass ihnen während der kühlen Nächte in Wyoming warm genug war. Als die Mitarbeiter das einmal erkannt hatten, konnten sie sein Verhalten viel besser verstehen. Die Krankenschwester Kelli Martin sagte: „Man muss einfach in seine Realität eintreten, um ihm durch den Tag zu helfen. So verwandelten wir uns eben in Ranchhelfer, Cowgirls und Stadtmenschen!"

Zu wissen, dass Verhaltensweisen erklärt werden können, ist ein wichtiges Konzept, weil es den Mitarbeitern hilft, die Welt einer Person zu betreten und ihr Trost, Beruhigung und eine neue Richtung zu geben. Es kann den Mitarbeitern auch helfen, ihre Reaktionen zu bremsen, wenn überra-

Kasten 4.1

Die Gefühle, die mit der Alzheimer-Krankheit in Zusammenhang stehen, und das Ziel von personzentrierter Pflege

Die Person mit der Alzheimer-Krankheit hat die gleichen Gefühle wie eine Person ohne kognitive Beeinträchtigung. Das Ziel der personzentrierten Pflege ist, die Person von den Gefühlen in der linken Spalte zu denen in der rechten Spalte zu bringen. Diese Veränderung kann vielleicht nur vorübergehend sein, aber die personzentrierte Pflege besagt, dass bei der Person mit der Alzheimer-Krankheit diese schwierigen Verhaltensweisen abnehmen und die Lebensqualität zunimmt, wenn wir diese Momente verbinden können.

Verlust	*Erfüllung*
Einsamkeit	*Verbundenheit*
Traurigkeit	*Fröhlichkeit*
Verwirrung	*Orientierung*
Sorgen/Kummer	*Zufriedenheit*
Frustration	*Innerer Frieden*
Angst	*Sicherheit*
Paranoia	*Vertrauen*
Zorn	*Ruhe*
Verlegenheit	*Selbstvertrauen*

schende Verhaltensweisen auftreten. In dem obengenannten Fall könnte das Personal das Verhalten des Bewohners abstellen, indem es ihn wissen lässt, dass jeder zugedeckt ist und genügend Decken hat. Das Personal entwickelte auch mehr Verständnis dafür, wenn er am Boden einschlief.

Gefühle und Verhaltensweisen können geändert werden, indem man die Bedürfnisse der Person befriedigt

Best-Friends-Mitarbeiter können der Person helfen, von Verlust zu Erfüllung, von Einsamkeit zu Verbundenheit, von Traurigkeit zu Fröhlichkeit, von Verwirrung zu Orientierung, von Besorgnis zu Zufriedenheit, von Frust zu innerem Frieden, von Angst zu Sicherheit, von Paranoia zu Vertrauen, von Zorn zu Ruhe und von Verlegenheit zu Selbstbewusstsein zu gelangen (siehe Kasten 4.1). Sie helfen der Person, sich eingebunden, kompetent, nützlich, respektiert, geschätzt, verantwortlich, erfolgreich und geliebt zu fühlen (siehe Kasten 4.2).

Dies kann auf sehr einfache Weise geschehen. Man kann zum Beispiel einen aufgeregten Bewohner oder Tagesgast bitten, beim Aufstellen von Stühlen für eine Gruppenaktivität zu helfen. Wenn die Aufgabe erledigt ist, kann das Personal ihm ein Lob für die Arbeit aussprechen. Dies kann der Person helfen, sich kompetent, nützlich und geschätzt zu fühlen.

Beverly kam neu ins Fountainview Center. Sie hatte in Bezug auf ihre kognitiven und verbalen Fähigkeiten noch nicht so stark abgebaut wie die anderen Bewohner. Sie konnte dem Personal mitteilen, dass sie verärgert war, weil sie jetzt hier leben musste. „Vorher kam und ging ich, wie ich wollte, und jetzt gibt es so viele Regeln." Shirley Miller, Pflegeleiterin, bemerkte: „Ich benutze ihre Aussage in meinem Demenz-Kurs, wenn ich frage, welche Ängste die Teilnehmer bezüglich des Älterwerdens haben. Die Mehrheit der Mitarbeiter gibt Abhängigkeit als einen Hauptgrund für Angst an. Die Mitarbeiter sind in der Lage, die eigenen Ängste im Verhältnis zu den Erfahrungen einer Person mit der Alzheimer-Krankheit zu sehen. Sie scheinen zu verstehen, dass schon ein Minimum an Wahlfreiheit dazu beiträgt, dass sich eine Person etwas länger eigenverantwortlich fühlen kann.

> Man lehrt das Best-Friends-Modell, indem man es umformt.
>
> (Beth Spencer, Assistenzprofessorin für Gerontologie, Madonna University, Livonia, Michigan)

Die Mitarbeiter konnten direkt von der Bewohnerin etwas über ihre Bedürfnisse erfahren und diese mit ihren eigenen vergleichen. Sie wurden daran erinnert, wie wichtig es ist, jedem Bewohner dabei zu helfen, ein Gefühl der Kontrolle zu haben. Als sie Beverly erlaubten, Entscheidungen zu treffen, halfen sie ihr nicht nur dabei, ein Gefühl der Unabhängigkeit und Würde aufrecht zu erhalten, sondern sie verhinderten auch Probleme und Wutausbrüche, bevor sie auftraten.

Ein Tagesgast der Tagesstätte Toca das Horttensias in Sao Paulo, Brasilien, hatte früher einen kleinen Laden besessen. Er war an ständigen Kundenkontakt gewöhnt und vermisste diese soziale Interaktion. Wenn er traurig oder aufgeregt ist, können ihn die Gespräche mit den Mitarbeitern und deren Aufmerksamkeit wieder in eine fröhliche und entspannte Stimmung versetzen. Lilian Alicke, die Leiterin der Tagesstätte, bemerkt: „Wir sorgen dafür, dass er in der Nähe einer Frau ist, die gern singt, und dann singen sie zusammen."

Personen brauchen Hilfe, um ihre Bedürfnisse zu befriedigen; sie können normalerweise nicht selbst dazu den Anstoß geben. Indem sie diesen Ladenbesitzer, der nicht gerne allein ist, mit einem geselligen Tagesgast zusammenbringen, befriedigen die Mitarbeiter seine Bedürfnisse und haben ihrerseits wieder Zeit, sich um einen anderen Tagesgast zu kümmern.

Kasten 4.2

Die Bedürfnisse einer Person mit der Alzheimer-Krankheit

Sich eingebunden fühlen
Respektiert werden
Geschätzt werden

Sich geliebt fühlen
Bekannt sein
Verstanden werden

Ein Zugehörigkeits- oder Gemeinschaftsgefühl haben
Das Gefühl haben, sich immer noch zu entwickeln
Teilen, Lieben, Geben

Mitgefühl haben, mit einbezogen werden, akzeptieren
Produktiv sein
Helfen, nützlich sein, erfolgreich sein

Sich sicher fühlen
Sich wohlbehalten fühlen
Hoffnung haben

Fazit

Nachdem sie *Richtig helfen bei Demenz* gelesen hatte, verwendete Joyce L. Feick, eine Studentin der Madonna University, die Bestandteile des Geschicks (siehe Kapitel 1), um einen Text darüber zu schreiben, wie es wohl sein könnte, die Krankheit zu haben. Es ist eine Zusammenfassung dessen, was passieren kann, wenn ein Mitarbeiter oder pflegender Angehöriger lernt, die Person mit der Alzheimer-Krankheit zu verstehen und für sie Empathie zu entwickeln:

> Wenn ich die Alzheimer-Krankheit hätte
>
> *Wenn ich die Alzheimer-Krankheit hätte, würde ich hier und dort Sachen liegen lassen und mich manchmal verlaufen. Ich wäre verwirrt, frustriert und ängstlich. Ich wäre lieber ganz normal. Ich würde wollen, dass diese neurologische, irreversible, fortschreitende Krankheit aufhört, und bald wäre die Forschung soweit. Bis zu diesem Tag brauche ich Dich.*
>
> *Du müsstest gut informiert sein, mit mir geschickt kommunizieren, Deinen gesunden Menschenverstand geschickt gebrauchen, Dein Selbstvertrauen,*

Deine Geduld und Flexibilität behalten, während Du realistische Erwartungen an mich hast.

In Deiner Integrität als Pflegender wärst Du vorurteilsfrei. Du würdest vorausplanen und meine ganze Lebensgeschichte kennen, um zu wissen, wann Du Deine Empathie und Deinen Optimismus einsetzen musst. Dabei würdest Du unsere gemeinsamen, humorvollen Momente schätzen.

Ich könnte darauf zählen, dass Du konzentriert bleibst und meine Grundrechte akzeptierst, aber dabei niemals vergisst, spontan zu sein. Aber vor allem würdest Du Dich nie selbst vernachlässigen, damit wir durch den Rest meines Lebens als Beste Freunde gehen können. Ich wüsste dann, dass Du all das Geschick hast, das ich brauchen werde.

Diese Studentin ging weit über das Lernen der Kursinhalte hinaus. Sie verinnerlichte das Wissen und hat nun verstanden, worauf es bei guter Pflege ankommt. Sie versetzte sich wirklich in die Situation der Person mit der Alzheimer-Krankheit.

Die Pflegequalität verbessert sich, wenn sich die Mitarbeiter die personzentrierte Pflege von beiden Seiten ansehen. Es ist eine Sache, den Mitarbeitern zu sagen, dass demente Personen so behandelt werden wollen, wie sie es selbst wollten; es ist eine andere, das Personal aufzufordern, darüber nachzudenken, wie sie behandelt werden wollten, wenn sie diejenigen wären, die gepflegt würden. Die Empathie ermöglicht es der Pflegekultur, sich zum Besseren zu wandeln. Sie hilft den Mitarbeitern, eine bessere, persönlichere Bindung zu den Menschen, die sie pflegen, aufzubauen. Sie lässt das Personal erkennen, was funktioniert und was nicht. Empathie verbessert die Zufriedenheit am Arbeitsplatz, indem sie die Mitarbeiter daran erinnert, wie wichtig ihre Arbeit ist und welche Macht sie haben, um eine oftmals gebrechliche Person, die Warmherzigkeit und helfende Hände benötigt, zu erreichen und ihr zu helfen.

Ausbildungstools

Tool 4.0 Aufwärmen: Ein gutes Gefühl

Der Zweck dieser Aufwärmübung ist es, die Schulung mit positiven Gefühlen zu beginnen und auf einen Punkt hinzuweisen: Die Mitarbeiter sollten verstehen, wie die Bewohner oder Tagesgäste davon profitieren, wenn das Personal die gleichen positiven Gefühle bei ihnen erzeugen könnte. Das ist das, was Best Friends-Personal bei der Person mit der Alzheimer-Krankheit immer versucht.

Verwenden Sie diese Übung, um die Mitarbeiter dazu zu bringen, über sich selbst und ihre Gefühle zu reden. Sie bekommen ein paar Minuten Zeit, um über glückliche Erfahrungen oder Momente in ihrem Leben nachzudenken. Die folgende Liste gibt Ihnen Anregungen, Sie können aber auch Ihre eigenen Vorschläge verwenden:

Barfuß am Strand spazierengehen

Mit guten Freunden lachen

Während eines Schneesturms sicher in einem warmen Wohnzimmer sein

Bei einer Fußballwette den Jackpot gewinnen

Geburtstag feiern und viele schöne Geschenke bekommen

Laden Sie die Gruppe zu einer Diskussion ein, wie sie sich während dieser Übung gefühlt haben. Sie müssen vielleicht Hinweise geben (zum Beispiel „Wie haben Sie sich gefühlt, als Sie den Jackpot gewonnen haben?“).

(Adaptiert aus einer Übung von Cheryl T. Weidemeyer, Programmleiterin, Christiana Care/Visiting Nurse Association, Evergreen Center I, Alzheimer’s Day Treatment Program, Wilmington, Delaware)

Tool 4.1 Lernspiele: Wie würden Sie sich fühlen, wenn ...?

Der Zweck dieser Übung ist es, die Mitarbeiter zum Nachdenken anzuregen, wie sich Personen mit der Alzheimer-Krankheit fühlen, wenn sie furchterregende oder traurige Situationen erleben. Außerdem sollen die Mitarbeiter sich bewusst werden, dass sie selbst genauso fühlen können.

Verwenden Sie diese Liste, um eine Diskussion über schwierige Erfahrungen und Gefühle zu führen. Nehmen Sie selbst an der Diskussion teil, damit sich keiner scheut, seine Gefühle offen darzulegen. Lassen Sie die Mitarbeiter ruhig Anekdoten oder Geschichten erzählen, die einen Bezug zu ihren Aussagen haben; dadurch lernen sie sich besser kennen.

Wie würden Sie sich fühlen, wenn ...?

... Sie gerade noch Ihre Autoschlüssel in der Hand hatten und sie jetzt nicht mehr finden können.

... Sie Ihren Geburtstag allein zu Hause verbringen würden.

... Ihr Partner gerade entlassen worden wäre.

... Sie sich verlaufen hätten und die Wegbeschreibung von Passanten viel zu kompliziert fänden.

... Ihr dreizehnjähriger Sohn zwei Stunden zu spät von einer Verabredung heimkommen würde.

... Arbeitskollegen tuscheln und Sie ständig anschauen würden.

... Sie gerade auf einem belebten Parkplatz einparken wollten und jemand Ihnen die Parklücke wegnehmen würde.

... Sie mitten in der Nacht ein seltsames Geräusch hören würden.

... Sie auf einer Hochzeit wären und plötzlich merken würden, dass Sie einen schwarzen und einen braunen Schuh anhaben.

Diskussionsfragen

Sind diese Gefühle angemessen, sind sie real?

Glauben Sie, dass Personen mit der Alzheimer-Krankheit manchmal ähnliche Gefühle haben? Wann und warum?

Tool 4.2 Lernspiele: Einige meiner Lieblingsbeschäftigungen

Diese einfache und effektive Übung kann dem Personal helfen, die Verluste, die Personen mit der Alzheimer-Krankheit spüren, zu verstehen.

Verteilen Sie an jeden Teilnehmer des Kurses fünf Karteikarten oder Zettel. Die Teilnehmer sollen auf jede Karte eine Lieblingsbeschäftigung oder eine Aktivität, die ihrem Leben Bedeutung verleiht, schreiben (zum Beispiel Spazierengehen, Einkaufen, Kartenspielen, die Kinder oder Enkel besuchen, ehrenamtliche Tätigkeiten in der Kirche, Auto fahren).

Nach ungefähr fünf Minuten bitten Sie jeden Teilnehmer, die erste Karte anzuschauen, über die Freuden nachzudenken, die ihnen die Aktivität bereitet, und sie dann wegzuwerfen, als ob sie die Aktivität ganz aufgeben würden. Fahren Sie fort, bis alle fünf Karten weg sind. Führen Sie dann eine Diskussion darüber, was für ein Gefühl es war, diese Lieblingsbeschäftigungen aufzugeben.

Diskussionsfragen

Wie haben Sie sich gefühlt, als Sie die Karten mit den Dingen, die Sie gern tun, weggeworfen haben?

Glauben Sie, dass auch Personen mit der Alzheimer-Krankheit manchmal diese Gefühle haben? Wann und warum?

Variation: Der Gruppenleiter nimmt den Kursteilnehmern die Karten oder Zettel zufällig weg. Diese Aktion erinnert jeden daran, dass Personen keine Wahl haben, was sie aufgeben müssen und wann.

(von Debbie McConnell, Leiterin der Erwachsenenbildung in der Alzheimer's Association in Santa Barbara, Kalifornien)

Tool 4.3 Lernspiele: Eine Meile in diesen Schuhen gehen

Der Zweck dieser Übung ist es, Empathie zu entwickeln, indem man versucht, „in den Schuhen" von Personen mit der Alzheimer-Krankheit „zu gehen".

Nehmen Sie ein möglichst großes Paar Schuhe; sie sollten zu groß, bunt oder sonst irgendwie auffallend sein und können auch ruhig ganz unmöglich aussehen. Bitten Sie einen Freiwilligen aus dem Personal, nach vorne zu kommen und die Schuhe anzuziehen. Sagen Sie der Gruppe, dass die Schuhe Zauber-Kraft haben. Wenn ein Mitarbeiter sie trägt, und sei es auch nur für eine Minute, wird er zu jemand anderem.

Wählen Sie aus den folgenden Namen aus (oder fügen Sie Ihre eigenen Vorschläge hinzu, vielleicht von Prominenten an Ihrem Ort), um Ihr Anliegen zu vermitteln, und machen Sie es auf lockere Art und Weise. Stellen Sie dem Mitarbeiter die folgende Frage:

Wie fühlt es sich an, in den Schuhen von ... zu gehen und in gewisser Weise seine Identität anzunehmen?

Dirk Nowitzki
Sharon Stone
Dem deutschen Bundeskanzler
Harald Schmidt
Einem Astronauten
Michael Schumacher
Elton John
Tina Turner
Thomas Gottschalk
[Name eines örtlichen Prominenten]

Wie werden Sie Ihrer Meinung nach als dieser Prominente von der Umgebung wahrgenommen? Wie wollen Sie von anderen behandelt werden?

Bitten Sie jetzt den freiwilligen Kandidaten, sich vorzustellen, dass er in den Schuhen von [Name eines Bewohners mit Demenz] geht und zu dieser Person wird. Stellen Sie ihm und der Zuhörerschaft die folgenden Fragen:

Wie fühlt es sich an, [Name des Bewohners] zu sein?

Wie sieht sie die Umgebung Ihrer Meinung nach?

Wie wollen sie von anderen behandelt werden?

Was macht [Name des Bewohners] traurig oder glücklich? Was macht ihn zornig? Wann fühlt er sich sicher? Wann ist er frustriert? Wann fühlt er sich eingebunden?

Tool 4.4 Lernspiele: Eine Collage der Gefühle erstellen

Debi Lahav erklärt: „Diese Collagen wurden in praktikumsbegleitenden Sitzungen in der Tagesstätte angefertigt. Studenten, die gerade ein Praktikum in der Tagesstätte absolvierten, wurden gebeten, ihre Eindrücke und Bilder von den alten Leuten und sich wiederzugeben. Alle Studenten verbrachten sieben Wochen in der Tagesstätte. Was haben sie gelernt? Wie fühlen sie sich jetzt? In diesem Fall war die Collage am besten geeignet, um die zu Grunde liegenden Gefühle der Studenten zu enthüllen. Das war viel besser als rein verbale Begleitung."

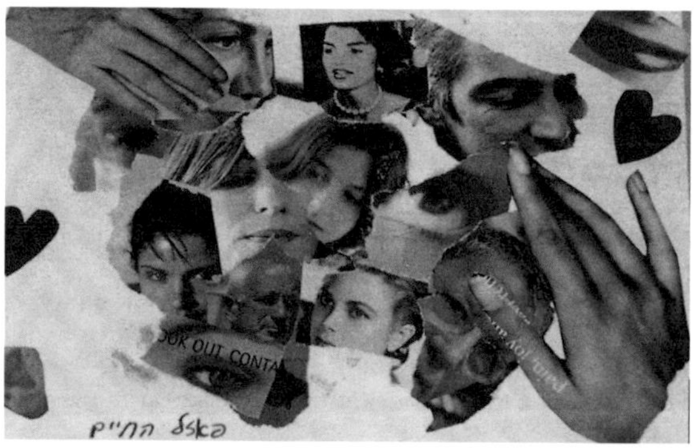

1. Das Puzzle des Lebens – Die Studentin sah sich als die Hände, die die „Puzzleteile" des Lebens halten, von dem die Tagesgäste erzählten. Sie betrachtete es als ihre Aufgabe, ihnen zu helfen, mehr und mehr aus ihrer Erinnerung zu schöpfen.

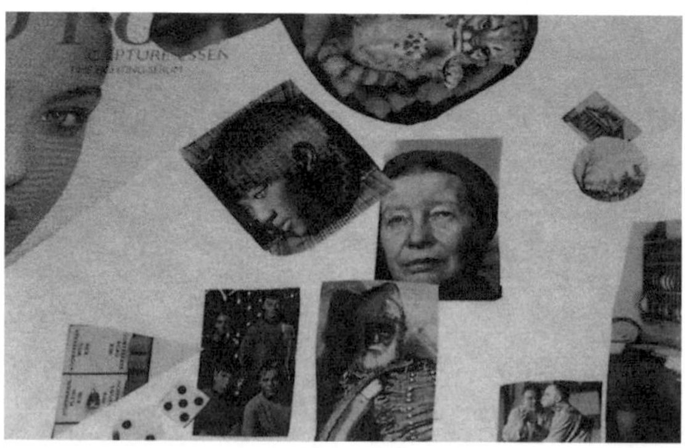

2. Die erste Woche – Nach einer Woche in der Tagesstätte fühlte sich die Studentin wie die Gestalt oben links, die einen Schleier vor dem Gesicht hat. Sie sah pflegende Hände, Funktionsstörungen im Gehirn, unvollständige Gesichter, Kommunikation, Spiele und mehr.

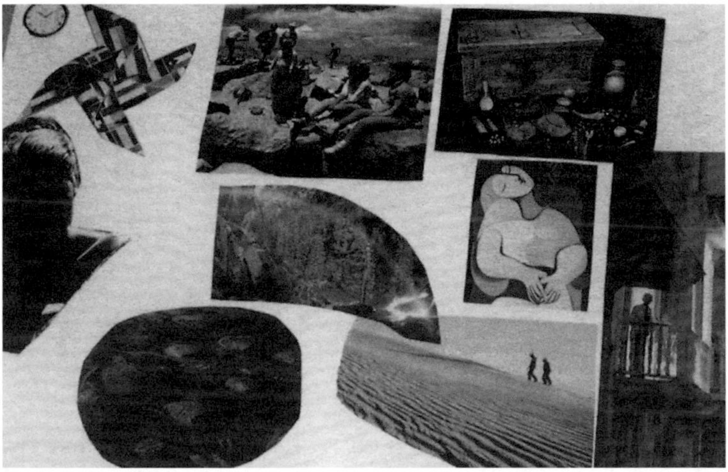

3. Die letzte Woche – Die Studentin hatte das Gefühl, die Wüste zu durchqueren, aber es gab dort auch helle Momente wie Regenbogen und Erfolgserlebnisse wie das Besteigen eines Berges. Der Mann auf dem dunklen Balkon steht für alte Menschen. Die Truhe oben rechts symbolisiert den Reichtum an Erinnerungen, den diese Menschen haben.

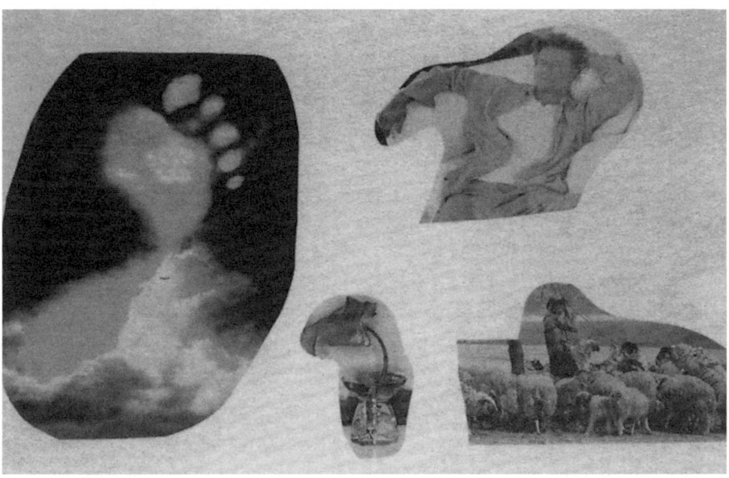

4. Die letzte Woche – Der verschwommene Fußabdruck steht für die Schwierigkeiten und die Unvorhersagbarkeit in der Demenz. Die Studentin sagte, dass sie sich oft wie ein Schäfer fühlte, der seine Herde bewacht (den Tagesgästen dabei hilft, von Aktivität zu Aktivität und zu Mahlzeiten zu kommen oder in den Bus zu steigen). Trotz dieser Schwierigkeiten entdeckte sie die Möglichkeiten des Wachstums, wie bei der Pflanze.

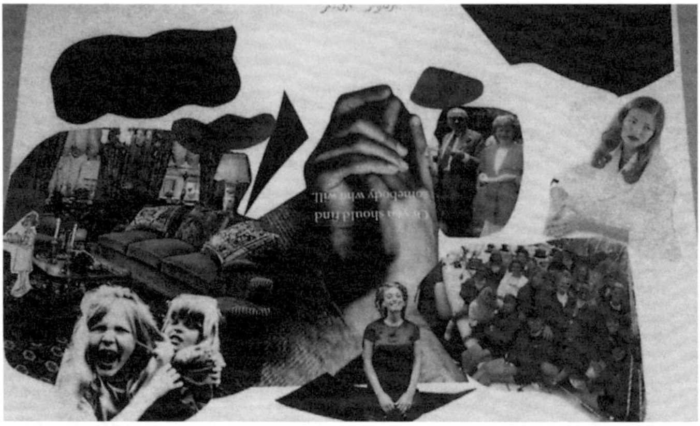

5. Kurze Stimmungen – Die Studentin sah sich in der Mitte, oft lächelnd. Manchmal hielt sie inne und setzte sich an die Seite, um zu beobachten, was gerade vor sich ging. Die Hände stehen für die Beziehungen, Freundschaften und die Pflege, die sie verteilt und empfängt. Manchmal gibt es Konflikte zwischen den Tagesgästen, wie unten im Bild. Die blauschwarzen Wolken links im Bild stehen für Emotionen und Gedanken, die manchmal optimistisch sind und manchmal traurig.

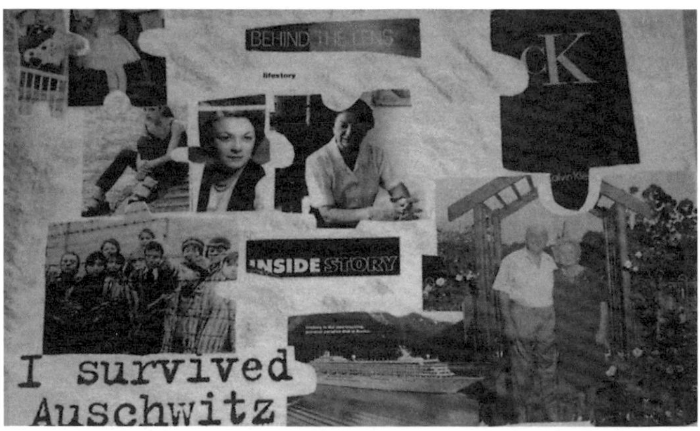

6. Hinter der Linse – Diese Studentin erstellte eine Collage darüber, wie sie etwas über das Leben der Menschen in der Tagesstätte erfuhr. Sie machte richtige Puzzleteile, beginnend mit der Kindheit oben links. Einige Menschen in der Tagesstätte erlebten im frühen Erwachsenenalter den Holocaust, der sich sehr stark auf ihr Leben auswirkte. Sie erkannte, dass es im Alter Glück und Verlust geben kann.

(Mit freundlicher Genehmigung von Debi Lahav, M.A., Beschäftigungs- und Kunsttherapeutin, Margolic Psychogeriatric Center, Tel Aviv Medical Center, Tel Aviv, Israel; Nachdruck mit Genehmigung)

Tool 4.5 Programmvorschlag: Wie können wir ein guter Freund sein?

Verteilen Sie diesen Bogen unter den Mitarbeitern und bitten Sie diese, ihn so vollständig wie möglich auszufüllen. Verwenden Sie ihn für eine Gruppendiskussion oder zur persönlichen Reflexion. Er kann auch vergrößert und an eine Pinnwand oder Flip-Chart gehängt werden, damit die Mitarbeiter ihn in der Woche, die einer internen Schulung zu diesem Thema folgt, ausfüllen können.

Wie können wir der Person ein guter Freund sein, wenn sie eines der folgenden negativen Gefühle zeigt? Füllen Sie die Leerzeilen aus.

Verlust ______________________________

____

Isolation und Einsamkeit ______________________________

____

Traurigkeit ______________________________

____

Verwirrung ______________________________

____

Kummer und Sorgen ______________________________

____

Frust ______________________________

____

Angst ______________________________

____

Paranoia ______________________________

____

Zorn ______________________________

____

Verlegenheit ______________________________

____

Tool 4.6 Programmvorschlag: Was ich in dem Verhalten sehe

Das unten stehende Zitat fordert uns heraus, im Verhalten der Person nach Hinweisen auf ihr Befinden zu suchen. Das Personal sollte immer nach Warnsignalen für medizinische oder Verhaltensprobleme Ausschau halten. Vorbeugen ist besser als Heilen.

Hängen Sie dieses Zitat an Ihr Schwarzes Brett (siehe Beispiel in Tool 6.2), oder verwenden Sie es in einem Rundbrief. Der Titel kann auch mit der Liste von Bedürfnissen, die in Abbildung 4.2 präsentiert wurde, für eine Diskussion darüber verwendet werden, wie sich die Mitarbeiter fühlen, wenn ihre Bedürfnisse nicht befriedigt werden.

Was ich als … empfinde,
ist nur eine andere Art, ein
Bedürfnis auszudrücken.

Unbekannter Verfasser

Tool 4.7 Programmvorschlag Die Person mit der Alzheimer-Krankheit als Lehrer

Im Folgenden werden einige Vorschläge gemacht, wie Sie demente Personen in Ihr Ausbildungsprogramm einbinden können. Obwohl das Vorausplanung und Sensibilität erfordert, gibt es oft keinen besseren Weg, Empathie bei den Mitarbeitern aufzubauen, als eine Person im Frühstadium der Alzheimer-Krankheit zur Schulung einzuladen. Viele Landesverbände der Alzheimer Gesellschaft arbeiten aus genau diesem Grund mit solchen Menschen und finden, dass die Ergebnisse bedeutsam sind. Dadurch kann den Zuhörern Verständnis und Mitgefühl vermittelt werden. Der Person bringt das Unterrichten anderer Selbstachtung und das Gefühl, etwas geleistet zu haben.

Das sollten Sie tun

Besprechen Sie die Schulung rechtzeitig mit der Person und dem Familienmitglied, das sie pflegt.

Lassen Sie sie wissen, dass Sie da sein werden, um zu helfen oder einzugreifen, wenn nötig.

Stellen Sie die Person angemessen vor, mit Wärme und Würde.

Lassen Sie einen Freund oder Familienangehörigen bei der Person sitzen, um sie moralisch zu unterstützen.

Seien Sie flexibel und geduldig.

Hören Sie genau zu.

Bieten Sie der Person jede Unterstützung an, wenn sie Hilfe braucht.

Denken Sie daran, dass man, auch wenn etwas falsch läuft, vielleicht etwas daraus lernen kann.

Bereiten Sie eine Dankeskarte vor, die von der Gruppe oder den Kursteilnehmern unterschrieben wurde.

Halten Sie ein Ersatzprogramm bereit.

Benützen Sie ein Frage/Antwort-Schema, wenn Sie glauben, dass es der Person helfen könnte.

Das sollten Sie nicht tun

Die Person drängen.

An unflexiblen Zeitvorgaben festhalten.

Nervös werden, wenn die Sitzung nicht so läuft wie geplant.

Zu besorgt oder zu behütend sein.

Die Person zu lange beschäftigen (am vereinbarten Ablauf festhalten).

Tool 4.8 Programmvorschlag: Umarmungen

Dieses Gedicht besteht aus den Antworten im Helping Hand Day Center, Alzheimer's Association, Ortsgruppe Lexington/Bluegrass, Lexington, Kentucky, auf die Frage „Was ist eine Umarmung?" Schreiben Sie Ihr eigenes Gedicht auf Grundlage der Antworten Ihrer Tagesgäste oder Bewohner. Sie können es an einem Schwarzen Brett oder in einem Rundbrief verwenden. Lesen Sie es bei einer internen Schulung vor, um die Mitarbeiter daran zu erinnern, wie wirkungsvoll Umarmungen sein können, wenn sie die richtige Person zum richtigen Zeitpunkt bekommt. Ermutigen Sie das Personal dazu, bei der Durchführung von Rollenspielen oder dem Demonstrieren verschiedener Arten von Umarmungen Spaß zu haben.

Was ist eine Umarmung?

Eine Umarmung ist warm, flauschig und angenehm.

Sie ist ein freundliches Hallo, ein Akt der Freundlichkeit und Zuneigung.

Eine Umarmung ist beruhigend und tröstlich, ein Kuss des Lebens.

Sie ist einfach toll, hat keine Kalorien und kostet nichts.

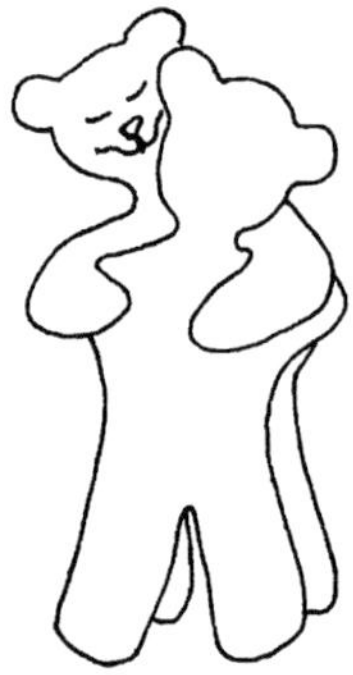

Man braucht sie zum Überleben.

Du hast mich gefragt, wann ich Umarmungen mag?
Zu jeder Gelegenheit.

Wenn Du mich umarmst, umarme ich Dich.

Ich mag feste, starke Umarmungen, die sagen: „Ich liebe Dich."

Ich mag keine Umarmungen mit Tränen.

Eine Umarmung ist eine Art, einen Freund zu begrüßen oder zu sagen: „Ich liebe Dich."

Tool 4.9 Geschickter werden

Der Sinn dieser Übung ist es, mit einer Prise Humor zu zeigen, wie man etwas auf die falsche Art machen kann. Das ist aktives Lernen, bei dem wirklich etwas hängen bleibt, besonders wenn die Mitarbeiter sich freiwillig melden, um an den Rollenspielen teilzunehmen.

Die folgenden Aussagen geben Stereotype und Unwahrheiten über Demenz wieder. Diese Beispiele für „kein Geschick" können auf verschiedene Weise verwendet werden, um die Haltungen des Personals zu erkunden und die Lektionen dieses Kapitels zu vertiefen. Ziehen Sie die Beispiele aus einem Hut, um sie in der Gruppe zu diskutieren, oder lassen Sie sie in Rollenspiele einfließen. Bitten Sie das Personal, die Fehler in den unten aufgeführten Aussagen zu kommentieren. Führen Sie dann ein Rollenspiel oder eine Diskussion zur richtigen Art durch. Wir besprechen die Kunst des Rollenspiels im Tool 2.11. Nutzen Sie Ihre Kreativität, um diese Beispiele für „kein Geschick" in „Geschick" zu verwandeln und dabei Spaß zu haben.

Personen mit der Alzheimer-Krankheit sind immer unglücklich.

Es gibt keine Möglichkeit, herauszufinden, was eine Person fühlt.

Halten Sie eine Person einfach warm, satt und sauber – das ist so ziemlich alles. Mehr können Sie nicht tun.

Wenn sich die Persönlichkeit eines Menschen zum Besseren wandelt, dann hat er kein Alzheimer. Mutti scheint jetzt viel unbeschwerter. Das kann kein Alzheimer sein.

Wenn er frustriert ist oder sich aufregt, lass ihn einfach in Ruhe. Man kann das bei Personen mit der Alzheimer-Krankheit nicht ändern.

Wozu soll man ihn umarmen, wenn er es sowieso vergisst?

Also, wenn ich in Ihre Tagesstätte komme, scheinen alle so fröhlich zu sein. Offensichtlich haben sie kein Alzheimer.

Schade! Von der Persönlichkeit ist nichts mehr übrig.

Du kannst sie nicht in Verlegenheit bringen: Sie hat Alzheimer.

5 Pflegeassessment und Erwartungen

Die Verwaltung jedes Langzeit-Pflegeprogrammes erfordert Büroarbeit, von Kostenübernahmeformularen bis zu den wichtigen ersten und fortlaufenden Assessments und Pflegeplänen. Büroarbeit und Aufzeichnungen spielen in jedem Langzeit-Pflegeprogramm eine wichtige Rolle. Sie spiegeln das Ergebnis einer formalen und durchdachten Beurteilung wider. Wenn sie sorgfältig und mit Bedacht erledigt werden, verschaffen diese Beurteilungen dem Personal die Informationen, die es braucht, um Entscheidungen über Einweisungen, tägliche Pflege und manchmal auch Entlassungen zu treffen. Auf diese Art kann man die Fortschritte in der körperlichen und geistigen Gesundheit von Personen mit der Alzheimer-Krankheit verfolgen, sich Pflegeziele setzen und den Programmerfolg bewerten.

Büroarbeit kann auch bedrückend und endlos erscheinen. Viel schlimmer ist, dass sie effektive Programmleiter in ihren Büros einsperren kann, während sie lieber in der Einrichtung herumgehen, mit Personen arbeiten, dem Personal helfen, Familien begrüßen, an Aktivitäten teilnehmen, Feedback geben, Probleme lösen und vieles mehr tun würden.

Ziel dieses Kapitels ist es, das „notwendige Übel" der Büroarbeit in das „notwendige Gute" zu verwandeln. In diesem Kapitel bieten wir auch eine Best-Friends-Art der Bewertung an, die auf existierenden oder noch zu erstellenden Formularen aufbaut, um ein breiter gefächertes und aussagekräftigeres Bild der dementen Person zu bekommen. Ein Best-Friends-Assessment liefert ein immer aktuelles Bild der Persönlichkeit, Überzeugungen, Werte, Geschichte und Traditionen der Person, nicht nur ihres Gesundheitszustands. Die folgende Geschichte zeigt anhand des Beispiels einer fiktiven Pflegeeinrichtung, wie hoch der Preis für eine schlecht durchgeführte Bewertung ist.

Warum bestehende Pflegeassessments oft fehlschlagen

Maryellen, die Leiterin der Pflegeabteilung, war damit beschäftigt, mit dem Personal Datensätze zu überprüfen. Gott sei Dank nahm das Ganze langsam Form an, dachte sie sich. Die Beitrittsformulare schienen vollständig zu sein, und Notizen zum Pflegeplan wurden regelmäßig eingetragen. „Ich bin stolz auf diese Tabellen", dachte sich Maryellen. „Die Dinge hier im Happy View lau-

fen sehr gut." Als sie ihren morgendlichen Rundgang durch die Korridore machte, verschwand jedoch ihr Lächeln und ihre Stimmung wurde schlechter.

Ein Mitarbeiter hatte sich krank gemeldet und das Meeting des Pflegeteams in dieser Woche fiel aus. „Wann hat das letzte stattgefunden?", fragte sich Maryellen. „Ich glaube, es ist zwei, nein, drei Wochen her, dass wir uns getroffen haben."

Gerade in dem Moment sah sie einen Pfleger, Juan, an einem Tisch sitzen und sich mit einer Bewohnerin beschäftigen. „Es freut mich, dass hier eine Einzelbetreuung stattfindet", dachte sich Maryellen. Dennoch bemerkte sie sofort, dass Juan Frau Tate Bilder zeigte und sie Probleme hatte, diese zu erkennen. „Hat er nicht daran gedacht, ihre Brille zu suchen?", fragte sich Maryellen. Sie sah die Brille am Tisch nebenan liegen und gab sie Juan. Eine andere Mitarbeiterin des Aktivitätspersonals war gerade bei der Gartenarbeit an einem Hochbeet. „Das ist toll", dachte sie sich, „aber warum lässt Louise die drei Bewohner nicht mit den Händen in der Erde arbeiten? Hat sie nicht daran gedacht, dass diese Gruppe Gartenarbeit liebt?" Sie hörte zufällig, wie die Mitarbeiterin zu ihnen sagte: „Super! Jetzt sind wir mit dem Unkrautjäten fertig und können uns um etwas anderes kümmern." In diesem Moment wandten sich zwei Teilnehmerinnen von ihr ab und gingen zurück in die Einrichtung. „Ich wünschte, sie hätte sich den Pflegeplan besser angeschaut", dachte sich Maryellen. „Ich glaube, dass die Gruppe an diesem schönen Tag lieber noch eine halbe Stunde draußen mit Gartenarbeit verbracht hätte, wenn sie die Chance dazu gehabt hätte."

Als sie hinein ging, sah sie eine neue ehrenamtliche Mitarbeiterin, die mit einem Bewohner dasaß. Sie blieb stehen, um der Mitarbeiterin zuzuhören, die gerade sagte: „Also, John, erzählen Sie mir von Ihrer Tochter." John starrte ausdruckslos zurück. Maryellen schaltete sich ein: „Oh, Sie meinen wohl seinen Sohn, Mike. John ist sehr stolz auf ihn." Die Mitarbeiterin lächelte und sagte: „Ah ja, wie geht es Ihrem Sohn Mike?" John lachte und sagte: „Sie sind beide so nett zu mir." Maryellen dachte sich, dass diese Mitarbeiterin zwar gute Arbeit leistete, aber trotzdem wäre es ihr lieber gewesen, wenn sie den richtigen Namen des Sohnes nicht vergessen hätte. Hatte sie denn seine Biographie im Ordner mit den Familiengeschichten nicht gelesen? Ohne Maryellens Hinweis wäre die Unterhaltung im Nu vorüber gewesen. Sie dachte noch etwas länger über die Erfahrungen der letzten paar Minuten nach: „Ich habe viel Arbeit zu erledigen!"

Langzeit-Pflegeprogramme sind im Allgemeinen bei der Erstellung eines soliden Assessment und eines Pflegeplans erfolgreich. Maryellen hat wahrscheinlich in die Akten eingetragen, dass eine Bewohnerin eine Brille braucht, dass Bewohner direkt in die Gartenarbeit einbezogen werden sollen und dass John gern über seinen Sohn redet. Leider gab es keine Nachbearbeitung dazu. Die wöchentlichen Meetings zur Pflegeplanung wurden verschoben oder sogar abgesagt. Entscheidungen wurden an das Personal nicht richtig weitergeleitet, Zustandsänderungen wurden nicht konsequent vermerkt und oftmals wurden die Mitarbeiter nicht an den allgemeinen Zweck ihrer Arbeit erinnert – nämlich Bewohnern und Tagesgästen dabei zu helfen, ihr volles Potenzial auszuschöpfen.

Die Tatsache, dass das Personal im Happy View die harte Arbeit Maryellens nicht umsetzte, war nicht unbedingt offensichtlich. Oberflächlich betrachtet hatte es den Anschein, als ob das Programm gut funktionierte. Es gab Einzelbetreuung und die Bewohner hatten Freude daran, draußen zu sein. Dennoch nehmen Fehler wie der, einer Bewohnerin die Brille nicht aufzusetzen oder auch den Bewohnern keine Zeit zur Gartenarbeit zu geben, den Bewohnern ihre Würde und verhindern, dass sie Erfolgserlebnisse haben. In diesem Fall hätten sorgfältig ausgeführte Pflegepläne dafür gesorgt, dass die Qualität des Programms sich weiter verbessert hätte. Sie hätten eine gute Einrichtung in eine sehr gute verwandelt.

Das Best-Friends-Assessment

Das Best-Friends-Assessment (Kasten 5.1) soll die aktuellen Hilfsmittel zur Dokumentation medizinischer und geistiger Bedürfnisse nicht ersetzen. Best-Friends-Programme benutzen dieses Dokument oder erstellen ein ähnliches, um den Prozess der Pflegeplanung zu bereichern und dem Personal zu helfen, angemessene Erwartungen an die Person zu haben. Es folgen Schlüsselkonzepte, die das Fundament der Best-Friends-Bewertung bilden.

Überprüfen Sie die körperliche und geistige Gesundheit

Best-Friends-Mitarbeiter wissen, dass die meisten Personen mit der Alzheimer-Krankheit gut 70, 80 oder 90 Jahre alt sind. Viele haben altersbedingte Gesundheitsprobleme oder chronische Krankheiten, wie Arthritis, Herzkrankheiten oder Asthma. Dass Personen mit der Alzheimer-Krankheit sich weigern, weiterhin zu Allgemeinärzten, Zahnärzten und Augenärzten zu gehen oder dies nur widerwillig tun, macht die Sache noch schlimmer. Folglich können sie eine Reihe von Gesundheitsproblemen haben, die durch richtiges Assessment festgestellt und im Pflegeplan behandelt werden können.

Psychische Probleme dürfen in der Bewertung nicht übersehen werden. Zum Beispiel wird die Demenz oft von einer Depression begleitet, die behandelt werden kann. Bei einem guten Assessment wird auch überprüft, ob eine Person andere psychische Störungen hatte oder hat, die die Pflege beeinflussen können.

Alle diese Informationen helfen den Mitarbeitern mit Geschick, den häufigen Fehler zu vermeiden, in jedem Problem ihrer Bewohner oder

Tagesgäste eine Verbindung zur Demenz zu sehen. Eine Person mit der Alzheimer-Krankheit ist vielleicht viel verwirrter, wenn sie dehydriert ist oder an einer Grippe leidet. Best-Friends-Mitarbeiter wissen, dass unbehandelte gesundheitliche Beschwerden eine Demenz viel schlimmer machen.

Überprüfen Sie die kognitiven Fähigkeiten

Das Best-Friends-Assessment untersucht auch die kognitive Gesundheit einer Person. Sie fragt: Welchen Einfluss hat die Demenz auf deren Fähigkeit, Probleme zu lösen und auf ihre Antriebskraft? Wie sehr hat ihr Kurz- und Langzeitgedächtnis abgenommen? Welchen Einfluss hatte die Demenz bisher auf die Sprache der Person, das Erkennen von Freunden und Familienangehörigen und die Fähigkeit, Anweisungen zu folgen? Im Allgemeinen leisten Demenzprogramme gute Arbeit im Bereich der Bewertung. Die Programmleiter sollten gegenüber dem Personal noch einmal betonen, dass diese kognitiven Verluste, obwohl für neue Angestellte und Ehrenamtliche nicht immer offensichtlich, real sind. Wenn man diese Informationen nicht vertieft, können viele Probleme auftreten, wie Herumwandern, Weglaufen aus der Einrichtung und schwierige Verhaltensweisen.

Beurteilen Sie, wer die Person ist

Best-Friends-Mitarbeiter führen eine Bewertung durch, die sich die Eigenschaften und die Persönlichkeit einer Person anschaut. Ein Mensch mit der Alzheimer-Krankheit wird beispielsweise irgendwann seine Tätigkeit als Lehrer aufgeben müssen, aber die Qualitäten, die ihn zu einem guten Lehrer gemacht haben – Großherzigkeit und Fürsorglichkeit – könnten die ganze Krankheit hindurch erhalten bleiben. Das zu wissen ermöglicht es dem Personal, die sozialen Fähigkeiten einer Person zu aktivieren und zu bestimmen, wann Persönlichkeitsveränderungen Anlass zur Sorge geben sollten (zum Beispiel der einst gesellige Lehrer, der jetzt mürrisch und unruhig ist).

Dorothy Seman und Jane Stansell vom Alzheimer's Family Care Center in Chicago sind ebenfalls dieser Ansicht und bieten eine aufschlussreiche Liste von Fragen an (Kasten 5.2). Diese Liste kann jedem Programm dabei helfen, ein effektiveres, personzentriertes Assessmentformular zu entwickeln. Das gleiche Material wird auch in einem leicht einsetzbaren Format in Tool 5.8 dargelegt. Seman warnt jedoch davor, diese oder irgendeine andere Liste nur als Anfangs- oder Endpunkt der Bewertung zu benutzen, sondern empfiehlt, sie wiederholt einzusetzen:

Kasten 5.1

Das Best-Friends-Assessment

1. *Kreuzen Sie die zutreffenden Kästchen an, um die kognitiven Fähigkeiten der Person zu bewerten.*

	Schlecht	Befriedigend	Gut	Ausgezeichnet
Gedächtnis	❑	❑	❑	❑
Urteilsvermögen	❑	❑	❑	❑
Sprache	❑	❑	❑	❑
Antrieb	❑	❑	❑	❑
Problemlösung	❑	❑	❑	❑
Ansprechen auf Anweisungen/Bitten	❑	❑	❑	❑
Allgemeine kognitive Fähigkeiten	❑	❑	❑	❑

2. *Kreuzen Sie die zutreffenden Kästchen an, um den allgemeinen Gesundheitszustand der Person zu bewerten.*

	Schlecht	Befriedigend	Gut	Ausgezeichnet
Sehen	❑	❑	❑	❑
Hören	❑	❑	❑	❑
Mobilität	❑	❑	❑	❑
Allgemeiner Gesundheitszustand	❑	❑	❑	❑

3. *Kreuzen Sie die Wörter an, die die Persönlichkeit der Person vor der Krankheit und heute beschreiben.*

Persönlichkeitszüge	Vor der Krankheit	Heute
Zufrieden	______	______
Extrovertiert	______	______
Schicksalsergeben	______	______
Freundlich	______	______
Glücklich	______	______
Introvertiert	______	______
Reserviert	______	______
Ernsthaft	______	______
Misstrauisch	______	______
Scheu	______	______

Geben Sie an, welche Verhaltensweisen sich verändert haben. Können Sie Auslöser (zum Beispiel Menschen, Orte, Tageszeiten) oder Theorien angeben, warum die Veränderung stattgefunden hat?

*Veränderung*____________________ *Grund*____________________

____

*Veränderung*____________________ *Grund*____________________

____

*Veränderung*____________________ *Grund*____________________

____

4. *Nennen Sie die drei schwierigsten Verhaltensweisen der Person.*

Können Sie Auslöser (zum Beispiel Menschen, Orte, Tageszeiten) angeben, die diese Probleme verursachen?

*Problem*____________________ *Auslöser*____________________

____

*Problem*____________________ *Auslöser*____________________

____

*Problem*____________________ *Auslöser*____________________

____

5. *Nennen Sie mindestens drei Dinge, die die Person besonders mag oder auf die sie gut anspricht:*

____

____

6. *Nennen Sie drei Eigenschaften der Person, die andere wissen sollten. (Zu diesen Eigenschaften können Werte, Überzeugungen, Traditionen oder Leistungen gehören.) Wie hätte die Person sich mit ein paar Worten beschrieben, wenn man sie gefragt hätte?*

____

____

____

(Bell/Troxel 2004, 43)

Oft dringen die bedeutungsvollen Aspekte der Lebensgeschichte einer Person zum Zeitpunkt der ersten Bewertung nicht zu den Mitarbeitern oder anderen Personen durch. Manchmal kann sich die Person aufgrund der Demenz nicht an diese essenziellen Aspekte ihres Lebens erinnern. Der Pflegende könnte zu gestresst sein, um sich an sie zu erinnern oder das Gefühl haben, dass die Person schon zu sehr in der Demenz steckt, als dass diese Erfahrungen immer noch Bedeutung hätten. In einem anderen Fall ist sich vielleicht die aktuelle Kontaktperson der Familie nicht bewusst, dass es bestimmte Rituale und Traditionen gibt. Bei einer kontinuierlichen Bewertung kommen diese bedeutungsvollen Aspekte des Lebens einer Person nach und nach zum Vorschein, und durchdachte Pflege kann sie dann in das Leben der Person in der Einrichtung einbeziehen.

Somit ist es Aufgabe des Personals, eine erste Bewertung durchzuführen und kontinuierlich zu dem Bild, das das Programm von der Person hat, beizutragen.

Kasten 5.2

Eine neue Perspektive der Bewertung

- *Was ist das Wesentliche dieser Person? Ihre Grundidentität, ihre Persönlichkeit?*
- *Auf was stützt sich ihr Selbstwert und ihre Selbstachtung?*
- *Welche Werte hat die Person in ihrem Leben oder ihren Beziehungen zu anderen?*
- *Was ist diesem Menschen wichtig? Was sind seine Leidenschaften?*
- *Welche Stärken, Interessen, Fähigkeiten und Vorlieben hat diese Person?*
- *Wie kann man am besten beschreiben, wie sie von anderen gesehen werden will?*
- *Für was ist sie im Familien- und Freundeskreis bekannt?*
- *Auf welche Leistungen ist diese Person besonders stolz?*
- *Welche Rollen und Tätigkeiten geben der Person in ihrem täglichen Leben Trost, Bedeutung, Freude, Würde, Befriedigung und das Gefühl, etwas erreicht zu haben?*

(nach Seman/Stansell 1995)

Bewerten Sie das Pflegeumfeld

Best-Friends-Mitarbeiter verstehen, dass das Umfeld unnötige Behinderungen verursachen kann. Die Beleuchtung kann schlecht sein, lange Gänge können in Sackgassen enden, die Akustik kann die Verständigung erschweren, die Wandgestaltung kann verwirrend sein oder der glänzende PVC-Boden kann Reflexionen verursachen. Alle diese Dinge können zu Unbehagen und zunehmender Verwirrung führen und eine Person daran hindern, ihr volles Potenzial zu erreichen.

Als Teil ihres Ausbildungsprogramms für Mitarbeiter bittet Carly R. Hellen diese, sich fünfzehn Minuten in das Zimmer eines Bewohners oder einen anderen Raum des Programms zu setzen und aufmerksam die Umgebung zu betrachten. Dann teilen sie ihre Gefühle und Gedanken dem Rest der Gruppe mit.

Diese Art von Übung erlaubt es den Mitarbeitern zu beurteilen, ob die Umgebung ihnen bei der Erledigung ihrer Arbeit hilft oder sie behindert. Wie ist der Geräuschpegel, das Licht und die allgemeine Behaglichkeit des Raums? Würde sich das Personal hier wohl fühlen?

Tool 5.6 enthält ein Arbeitsblatt, das auf den Prinzipien eines guten Demenz-Pflegeprogramms beruht. Es ist ein leicht adaptierter Vorschlag von Elizabeth C. Brawley, der Vorsitzenden von Design Concepts, Sausalito, Kalifornien. Programme können dieses Tool verwenden, um eine einfache Bewertung des Umfelds durchzuführen. Es kann sehr hilfreich sein zu wissen, ob die Umgebung eines Programms gute Pflege fördert oder gegen sie arbeitet.

Wie kann eine Mahlzeit Gelegenheit für eine Bewertung bieten? Wenn sich ein Mitarbeiter während des Essens zu einer Person setzt, kann er die folgenden Bereiche bewerten:

Fein- und Grobmotorik
Aufmerksamkeitsspanne
Problemlösungsvermögen
Bilden von Reihenfolgen
Wahrnehmungsvermögen
Sehschärfe
Soziale Umgangsformen

(Carly R. Hellen, Leiterin von Alzheimer's Care, The Wealshire, Lincolnshire, Illinois)

Es ist wichtig, dass man mit den Mitarbeitern Zeit verbringt, um sich die Kunst anzueignen, nach den Stärken zu suchen.

(Karen Wyan, stellvertretende Leiterin, Laurel Heights Home for the Elderly, London, Kentucky)

Betonen Sie die verbleibenden Stärken

Zu oft betonen Tabellen und Pflegepläne die negativen Aspekte von dementen Personen. Die Seiten zeigen lauter Verluste – das, was die Person nicht mehr tun kann. Tabellen und Pflegepläne enthalten ganz sicher wichtige Informationen, aber sie neigen dazu, Verluste zu betonen, anstatt auf verbleibende Stärken hinzuweisen. Best-Friends-Mitarbeiter betonen das Positive. Tool 5.1 zeigt Stärken, die alle dementen Personen besitzen, und Stärken, die sich bei einer guten Pflege entwickeln können. Wenn Stärken entdeckt werden, hilft das jedem:

In der Pflegeabteilung des Olive Branch Senior Care Center in Tallulah, Louisiana, nutzt das Personal das Best-Friends-Konzept, um sich auf die Stärken der Bewohner zu konzentrieren. Die Leiterin, Mary Jane Eiland, merkt an: „Wir entschieden uns, die Verluste nicht einfach hinzunehmen. Das Resultat war positiv. Zum Beispiel essen einige Bewohner, die früher gefüttert werden mussten, jetzt wieder selbst. Die Lebensqualität aller Bewohner hat sich stark verbessert."

Eine Bewohnerin blätterte in verschiedenen Ordnern auf meinem Schreibtisch. Ich fragte sie: „Verlegen Sie meine Unterlagen?" „Nein", antwortete sie, „ich lese." Ich unterbrach meine Beschäftigung und bat sie, eine bestimmte Mitteilung vorzulesen. Sie machte das sehr elegant und erzählte dann von ihrer Zeit als Französisch- und Spanischlehrerin. Das war eine gute Lektion darin, dass man nicht zu wenig von einem Bewohner erwarten sollte!

(Mariegold Brown, Pflegekraft, The Fountainview Center for Alzheimer's Disease, Atlanta, Georgia)

Es richtete uns wirklich auf, weil es sich auf das Positive konzentriert.

(Kay Lloyd, Leiterin der Personalentwicklung, The Fountainview Center for Alzheimer's Disease, Atlanta, Georgia, über das Best-Friends-Modell)

Dieser optimistische Ansatz des Centers nach dem Motto „Alles ist möglich" hat sich bewährt. Das Personal arbeitet hart daran, sich eine positive Einstellung zu erhalten, und die Bewohner profitieren davon.

Legen Sie nicht zu viel Gewicht auf die Stadien

Best-Friends-Mitarbeiter erkennen, dass die Stadien einer Krankheit ihren Platz in einem klinischen Kontext haben, aber in der täglichen Pflege nicht überbetont werden sollten. Wir begannen, ihre Ansichten zu den Stadien von Krankheiten zu überdenken, als ein Angehöriger sie fragte, wann das zornige Stadium anfinge. Dies erinnerte uns an die Gefahren von Stadien – in diesem Fall ein pflegender Angehöriger, der ernsthaft darauf wartet, dass eine Katastrophe hereinbricht, obwohl es möglich ist, dass das nie passiert.

Best-Friends-Mitarbeiter halten sich nicht lange mit den Stadien der Krankheit auf. Das Verhalten von manchen Menschen mit der Alzheimer-Krankheit ist beispielsweise am Anfang der Krankheit sehr schwierig, aber ihre Pflege wird mit der Zeit leichter. Andere beginnen vielleicht mit wenigen Verhaltensproblemen und entwickeln dann schwierige Probleme wie Schlaflosigkeit und Angst.

Wenn das Personal jede Person als Individuum bewertet und ihre Stärken und Herausforderungen betrachtet, bringt das am meisten. Durch diesen Ansatz wird das Kategorisieren von Personen vermieden und das Personal ist gefordert, die Pflege jeder Person aus einer neuen Perspektive zu betrachten.

Leslie Congleton, Programmkoordinatorin, Legacy Health Systems, Trinity Place Alzheimer's Day Respite Program, Portland, Oregon, benutzt das Gedicht „Mein Lieblingsgeräusch" für die Personalausbildung (siehe Kasten 5.3). Sie berichtet, „Es steckt voller Bilder von allen möglichen Geräuschen. Seine Bedeutung und Schönheit wird durch die Tatsache noch verstärkt, dass es von einer Gruppe von zwölf Personen mit einer leichten bis schweren Demenz geschrieben wurde. Es ist ein Beispiel für die Fähigkeit einer dementen Person, etwas beizutragen und ihre Wahrnehmung der Dinge zu kommunizieren, die für sie bedeutsam sind."

Kreative Fähigkeiten überschreiten die Grenzen einer starren Einteilung in Phasen. Wenn sich Leslie zu sehr auf die Krankheitsstadien versteift hätte, dann hätte sie die Gelegenheit für eine kreative und sinnvolle Aktivität verpasst.

Kasten 5.3

Mein Lieblingsgeräusch

Mein Lieblingsgeräusch

Sind fünfzig Euro Wechselgeld,

Der Klang der Wellen,

Der Klang des Soprans von Montserrat Caballé,

Das Lachen meines Enkels,

Koyoten, die den Mond anheulen, wo der Wind frei weht,

Menschen, die beim Tischdecken Lärm machen und uns zum Essen rufen.

Ich kann mir keine Welt ohne Musik vorstellen.

Hör bei jedem Geräusch hin!

Das Summen der Insekten im Sommer,

Der Klang von etwas Essbarem,

Fleisch, das in einer Pfanne brutzelt,

Das sanfte Wehen des Windes in den Birken,

Die singenden Bäume,

Krähen und Meisen,

Das Geräusch des Wassers, wenn es über Felsen fließt.

Kasten 5.4

Beispiel für einen individuellen Pflegeplan

Die Bewohnerin ist ein besonders sensibler Mensch, zu dem wir eine vertrauensvolle Beziehung aufbauen wollen. Ein Weg, dieses Vertrauen aufzubauen, ist, dass wir alle in unserer Herangehensweise konsequent sind. Sie weist deutlich darauf hin, wenn ihr etwas nicht gefällt, was Sie tun. Wenn sie anfängt, diese Hinweise zu geben, sollten Sie gehen und sich eine andere Herangehensweise überlegen. Sie müssen das vielleicht öfters machen. Wenn Sie sie bitten, etwas zu tun, versuchen Sie Folgendes:

Allgemeine Herangehensweise

- *Überlegen Sie sich, wie viel Geduld Sie aufbringen können. Seien Sie sich darüber im Klaren, dass dieser Vorgang lange dauern kann. Wenn Sie nicht in der Lage sind, die nötige Zeit und Geduld zu investieren, tun Sie es zu einem anderen Zeitpunkt oder bitten Sie jemand anderen, es zu erledigen.*
- *Es ist am besten, wenn nur eine Person kommt. Wählen Sie jemanden, dem sie vertraut.*
- *Zeigen Sie immer Respekt und Zuneigung.*
- *Begrüßen Sie sie herzlich.*
- *Reden Sie langsam, lächeln Sie und berühren oder halten Sie vielleicht ihre Hand.*
- *Bleiben Sie auf Augenhöhe und halten Sie Blickkontakt, wenn Sie sie anschauen.*

Der richtige Ton

- *Bewegen Sie sich langsam, sprechen Sie langsam.*
- *Sprechen Sie mit sanfter Stimme.*
- *Sagen Sie ihr, was Sie tun werden, bevor Sie es tun.*
- *Verwenden Sie zur Veranschaulichung Gesten (zum Beispiel können Sie, wenn Sie ihren Pullover wechseln, sagen, „Wir hängen ihn auf" und dabei den Kleiderbügel in der Hand halten oder leicht am Pullover ziehen, damit sie weiß, was Sie wollen). Fragen Sie sie: „Ist das in Ordnung?" Wenn Sie ihr die Bluse aus- und eine frische anziehen, lassen Sie sie so weit wie möglich mithelfen.*

Ihr helfen, sich zu entspannen

- *Machen Sie ihr ein Fußbad.*
- *Versuchen Sie einmal, ihre Beine und Füße zu massieren oder einzucremen, wenn Sie ihr die Socken wechseln.*
- *Klopfen Sie mit dem Fuß auf den Boden, wenn Sie ihr die Schuhe wechseln.*
- *Loben und berühren Sie sie oft, um sie zu ermutigen.*

Die richtige Stimmung schaffen

- *Morgens: Öffnen Sie die Vorhänge und wecken Sie sie vorsichtig auf. Sagen Sie ihr, dass es Zeit zum Aufstehen ist und dass Sie in ein paar Minuten zurück sein werden, um ihr zu helfen.*
- *Abends: Bringen Sie sie in ihr Zimmer und machen Sie das Licht an, wenn Sie hineingehen.*

Der Umgang mit Widerstand

- *Wenn sie beginnt, wütend oder laut zu werden, hören Sie auf. Beruhigen Sie sie (sagen Sie zum Beispiel „Ich werde Ihnen nicht weh tun"). Setzen Sie Mitgefühl ein: „Es muss für Sie frustrierend sein." Senken Sie den Kopf, um auszudrücken „Es tut mir leid."*
- *Wenn sie weiterhin nicht mitmacht und sichtlich wütend wird, gehen Sie und versuchen Sie es später noch einmal.*

Schluss

Beruhigen Sie sie; gehen Sie nicht einfach weg, wenn der Vorgang abgeschlossen ist, sondern gehen Sie mit ihr in ihr Zimmer zurück oder sagen Sie: „Gute Nacht, Schlafen Sie gut", und decken Sie sie behutsam zu.

Entwickelt von den Mitarbeitern des Encore Senior Living Rediscovery™ Program, Portland, Oregon.

Individualisieren Sie die Pflegepläne

Best-Friends-Mitarbeiter individualisieren Pflegepläne sorgsam. Keine zwei Pflegepläne sollten gleich sein. Jeder sollte eine einzigartige, überzeugende Geschichte erzählen. Ein Pflegeplan des Encore Senior Living Rediscovery™ Programms wird in Kasten 5.4 gezeigt. Beachten Sie, dass er detailliert und konkret ist und von echter Fürsorge zeugt. Er enthält allgemeine Informationen genauso wie einen Aktionsplan. Er deckt die persönliche Fürsorge und Aktivitäten ab. Vor allem aber ist er eindeutig auf die indviduellen Bedürfnisse zugeschnitten und verwendet weder Allgemeinplätze noch Schablonendenken.

Erstellen Sie als Pflege-Team häufig Beurteilungen – Personen ändern sich von Tag zu Tag

Best-Friends-Mitarbeiter lernen, die täglichen Höhen und Tiefen von dementen Personen zu erkennen. Die Erfahrung lehrt uns, dass die Verluste bei Demenz nicht der Form einer geraden, fallenden Linie folgen. Tatsächlich verändert sich bei manchen Personen über längere Zeit gar nichts. Sie haben gute und schlechte Tage und gute und schlechte Wochen. Ihre Stimmungen und Fähigkeiten scheinen oft im Laufe des Tages zu variieren. Langzeit-Pflegeprogramme sollten ihre Pflegepläne häufig überprüfen, am besten im Team und in der Form eines wöchentlichen Meetings. Bei kleinen Tagesstättenprogrammen kann es möglich sein, auf jede Person einzugehen. Bei größeren Programmen sollten diese Meetings im Idealfall so oft stattfinden, dass das Personal im Laufe einiger Monate jede Person einmal intensiv bespricht. (In Tool 5.4 finden Sie eine mögliche Tagesordnung für ein wöchentliches Pflegeplanungs-Treffen.)

Die vier Rollen des Assessments:

Zauberer, Detektiv, Zimmerer, Clown

Der Zauberer sieht in schwierigem Verhalten Symptome unbefriedigter Bedürfnisse.

Der Detektiv stellt Hypothesen über die zugrunde liegenden Bedürfnisse, ihre Ursachen und akzeptable Ergebnisse an.

Der Zimmerer arbeitet daran, unnötige Beeinträchtigungen ganz zu eliminieren oder zu reduzieren und angemessene Herangehensweisen und Interventionen auszuwählen.

Der Clown erleichtert die Bürde durch Humor und schafft dabei Freiraum für die Mitarbeiter, damit sie über kreativere Ideen und Lösungen nachdenken können.

(nach Rader 1995)

Das Pflegeplan-Team des Fountainview Center besteht aus dem Pflegeplan-Koordinator, dem Sozialarbeiter, dem Diätassistenten, dem Programmleiter und Familienmitgliedern einzelner Bewohner. Die Gruppe bittet das Pflegepersonal um Anregungen für die Entwicklung von Pflegeplänen und um regelmäßige Berichte. „Dies hat dabei geholfen, eine stärkere Beziehung zwischen Bewohnern, Familien und Pflegern aufzubauen, und es hat uns alle untereinander zu guten Freunden gemacht", sagt Kay Lloyd, Leiterin der Personalentwicklung.

Die Mitarbeiter sollten lernen, wie wichtig das ist, was wir „Welche Farbe zeigt die Ampel heute?" nennen (siehe Tool 5.3). Wie geht es der Person diese Woche? Heute? Sind die geplanten Aktivitäten angemessen und haben sie Aussicht auf Erfolg? Hat jede Person des Programms im Lauf des Tages oder der letzten Stunde körperliche Zuwendung wie eine Umarmung, einen Handschlag oder ein Klopfen auf den Rücken erfahren? Auch wenn die Mitarbeiter nur ganz einfache Dinge für die Bewohner tun, so stehen sie dennoch für eine sehr menschliche Verbindung, die dort aufgebaut wird. „Die Farbe der Ampel zu überprüfen" erlaubt es dem Personal auch, zu beobachten oder zu verstehen, ob es der Person gut geht oder ob sie vielleicht krank ist und Aufmerksamkeit braucht.

Die Mitarbeiter im Helping Hand Day Center-Programm arbeiten hart daran, bei jedem Tagesgast an jedem Tag „stehen zu bleiben, hinzuschauen und hinzuhören". Eine Seniorin in Tagespflege, die fast immer fröhlich war, schien eines Tages ungewöhnlich unruhig und besorgt. Die Mitarbeiter spür-

ten das, fragten nach und erfuhren, dass ihr Mann ins Krankenhaus eingeliefert worden war. Aufgrund ihrer Demenz konnte sie dem Personal nicht mitteilen, was los war, aber ihr Verhalten vermittelte die Botschaft.

Nachdem sie entdeckt hatten, was los war, konnten die Mitarbeiter im Helping Hand Center dieser Frau zusätzliche Aufmerksamkeit schenken und tröstende und unterstützende Worte finden.

> Die Leitung der Tagesstätte des Sunshine Terrace in Logan, Utah, ist der Auffassung, dass Heilung und ein besseres Selbstwertgefühl durch die Wiederentdeckung verbliebener musikalischer Fähigkeiten erreicht werden können. Musik ist der Schlüssel, der die Tür zu neuer Lebensfreude öffnen kann.
>
> (Bonnie Baird Smith, Leiterin)

Beurteilen Sie aggressives Verhalten vorsichtig

Best-Friends-Mitarbeitern ist klar, dass aggressives Verhalten vorkommen kann. Programmleiter sollten das Personal dazu anhalten, sich nicht in Gefahr zu begeben und sich in Situationen, die gefährlich erscheinen, möglichst zurückzuziehen. Es kann manchmal schon reichen, der Person Zeit zu lassen, sich zu beruhigen. Wenn jedoch Aggressivität tatsächlich auftritt, sollte das Personal nicht überreagieren und lieber nach Auslösern und potenziellen Lösungen suchen.

Aggressivität hat viele, sich manchmal überschneidende Ursachen. Sie kann durch die Auswirkungen der Demenz auf die Person verursacht werden, wobei mangelhaftes Urteilsvermögen, Gedächtnisverlust und andere Symptome zu Frustration und Zorn beitragen können. Sie kann auch durch schlecht ausgebildetes oder nicht einfühlsam reagierendes Personal provoziert werden; zum Beispiel können Probleme auftreten, wenn das Personal die Lebensgeschichte der Person nicht kennt. Das Umfeld kann ebenfalls übermäßige Belastungen verursachen; Lärm oder schlechte Beleuchtung könnten Personen erschrecken oder ihnen sogar körperliche Schmerzen bereiten und sie davon überzeugen, dass sie den Ort möglichst schnell verlassen müssen. Ein schlechtes Aktivitätsprogramm kann Langeweile und Unruhe verursachen, so dass Personen sich anders abreagieren. Gutes Assessment diskutiert diese potenziellen Probleme und wie sie mit einem Best-Friends-Ansatz behandelt werden können. Das Assessment kann auch festlegen, wann der vernünftige Gebrauch von Psychopharmaka hilfreich sein kann. (Mehr Tipps zu diesem Thema in Tool 5.9.)

Passen Sie Ihre Erwartungen an die Realität an

Best-Friends-Mitarbeiter suchen den Kompromiss zwischen zu niedrigen und zu hohen Erwartungen an demente Personen. Wenn sie zu wenig von den Personen erwarten, bekommen sie auch nicht mehr von ihnen. Man sollte Personen immer die Möglichkeit geben, einen Satz alleine zu Ende zu bringen, sich selber anzuziehen und beim Saubermachen und bei der Gartenarbeit zu helfen. Wenn das nicht geschieht, nimmt das Personal ihnen vielleicht unbewusst ihre Würde und trägt zu ihrem Verfall bei. Umgekehrt wird das Personal keinen Erfolg haben, wenn es zu viel von den Personen erwartet. Dies kann beim Personal zu Frust und abnehmender Arbeitsmoral führen. Bei dementen Personen verursacht es Frustration, Zorn und schwieriges Verhalten.

Eine Pflegekraft im Fountainview Center bemerkte, dass eine Bewohnerin nicht redete, herumwanderte und am Anfang scheinbar unfähig war, irgendwelche Tätigkeiten des täglichen Lebens selbst durchzuführen. Nach einer sorgfältigen Beurteilung entdeckte die Pflegekraft, dass die Bewohnerin noch immer feinmotorische Fähigkeiten besaß. So konnte sie sich selbst die Zähne putzen, selbst essen und beim Gang auf die Toilette und der Körperpflege mithelfen.

Man übersieht leicht Stärken, die, wenn man sie erst wiederentdeckt und gefördert hat, die Würde der Person heben und ihr tägliches Leben stark verändern.

Lassen Sie Familien und andere Besucher an Informationen teilhaben

Best-Friends-Mitarbeiter verstehen, dass die Ziele eines Programms auch Familienmitgliedern, Besuchern und Ehrenamtlichen vermittelt werden sollten, auch wenn dabei natürlich die Vertraulichkeit berücksichtigt werden muss. Dies kann durch Gespräche mit den Familien oder sogar dadurch geschehen, dass Besucher vorsichtig auf ihr Fehlverhalten hingewiesen werden. Informationen zu teilen ist deshalb so wichtig, weil dadurch Familienmitglieder dazu bewegt werden können, mit dem Personal an gemeinsamen Zielen zu arbeiten. Es kann zum Beispiel abträglich sein, wenn das Personal versucht, einen Bewohner dazu zu ermutigen, spazieren zu gehen oder ein bisschen länger im Freien zu bleiben, und die Familie sagt: „Er kann das nicht mehr" oder „Warum mühen Sie sich so ab?" Die Karteikarte, die im Tool 7.4 vorgestellt wird, ist eine Methode, gemeinsame Hauptziele zu teilen.

Fazit

Gutes Pflegeassessment kann Katastrophen verhindern. Nehmen wir zum Beispiel einfache Zahnschmerzen: Eine demente Person, die an unbemerkten und unbehandelten Schmerzen leidet, könnte anfangen, ihre Wut, Verärgerung und Angst auszudrücken. Sie kann vielleicht nicht gut schlafen. Sie schlägt vielleicht um sich. Diese schwierigen Verhaltensweisen könnten zum unnötigen Gebrauch von Psychopharmaka führen, der ihre Verwirrung vielleicht noch verstärkt. Die Person könnte in einen Teufelskreis geraten: an Schmerzen leiden → zu viele Medikamente bekommen → noch schwerwiegendere Beschwerden bekommen. Eine sorgfältige Bewertung und ein Pflegeplan, der immer auf dem neuesten Stand ist, können verhindern, dass sich solch ein Szenario abspielt, und stattdessen dafür sorgen, dass die Person ihr volles Potenzial ausschöpfen kann.

Carly R. Hellen vom The Wealshire hat Personal mit Geschick so beschrieben: „Gutes Demenz-Pflegepersonal setzt sich während des Essens oder Anziehens auch einmal zu einem Bewohner hin und kann sich ein ganzheitliches Gefühl für die Stärken und Fähigkeiten der Person verschaffen.“ Das ist der Best-Friends-Stil, wie er besser nicht sein könnte.

Gutes und wiederholtes Assessment baut das Selbstvertrauen des Personals auf. Wenn Mitarbeiter verstehen, was eine Person kann – und was sie nicht kann – haben sie im täglichen Umgang mehr Selbstvertrauen und können herausfinden, wie sie die Person antreiben können, ihr Bestes zu geben. Dabei können viele Überraschungen auftreten, auch in Bezug auf das, was die Person vielleicht immer noch kann und, noch wichtiger, wer die Person immer noch ist (siehe Kasten 5.5) Und beim Suchen nach Überraschungen in der Person werden die Mitarbeiter Überraschungen in sich selbst finden. Wie die demente Person können die Best-Friends-Mitarbeiter manchmal mehr leisten als sie es jemals für möglich gehalten hätten.

Kasten 5.5

Überraschungen, auf die man im Bewertungsprozess stoßen kann

- *Musik*
- *In Erinnerungen schwelgen*
- *Kreative Kunst*
- *Generationenübergreifende Erfahrungen*
- *Soziale Umgangsformen*
- *Mobilität*
- *Fähigkeiten von früher*
- *Alte Sprichwörter und Redensarten*
- *Auge-Hand-Koordination*
- *Geistliche und säkulare Rituale*

Ausbildungstools

Tool 5.0 Aufwärmen: Was sehen Sie?

Lockern Sie mit dieser Aufwärmübung die Atmosphäre auf und weisen Sie darauf hin, dass Best-Friends-Mitarbeiter ihre Umgebung erkunden und versuchen herauszufinden, was an ihrem Arbeitsplatz vor sich geht.

Kopieren Sie diesen Fragebogen und verteilen Sie ihn mit einem Stift an die Teilnehmer. Geben Sie 10–15 Minuten Zeit und bitten Sie alle, umher zu gehen und so viele Fragen wie möglich zu beantworten.

Wie viele Leute im Raum …

Haben rote Haare? ____________________

Haben braune Haare? ____________________

Haben schwarze Haare? ____________________

Haben einen Pferdeschwanz? ____________________

Haben Ohrringe? ____________________

Tragen Turnschuhe? ____________________

Sind größer als 1,80 Meter? ____________________

Sind kleiner als 1,50 Meter? ____________________

Haben in den letzten 5 Minuten gelächelt? ____________________

Tragen Schmuck? ____________________

Tragen Hosen? ____________________

Tragen einen Rock? ____________________

Tragen eine Brille? ____________________

Tragen rote Kleidung? ____________________

Tragen eine Armbanduhr? ____________________

Haben in den letzten 5 Minuten die Stirn gerunzelt? ____________________

Variation: Tippen Sie die Fragen ab und lassen Sie Platz für die Namen der Mitarbeiter. Führen Sie die Übung wie eine Schnitzeljagd durch.

Tool 5.1 Programmvorschlag: Das andere Gesicht der Alzheimer-Krankheit

Hängen Sie dies für die Mitarbeiter und Familien ans Schwarze Brett.

Jeder Mensch mit der Alzheimer-Krankheit ist

Eine Person mit unendlichem Wert
Eine Person mit einem Namen
Eine Person mit Geist
Eine Person mit Gefühlen
Eine Person mit eigenem Willen und Persönlichkeit
Eine Person mit einer Lebensgeschichte
Eine Person, die in der gegenständlichen Welt lebt
Eine Person, die im Augenblick lebt

Eine sorgfältige Beurteilung könnte ergeben, dass die Person mit der Alzheimer-Krankheit

Eine Person sein kann, die Liebe und Zuwendung verteilt und empfängt
Eine Person sein kann, die in Erinnerungen schwelgen und auf Geschichten anderer antworten kann
Eine Person sein kann, die mitfühlend und besorgt ist
Eine Person sein kann, die verbale und nonverbale Kommunikation mag
Eine Person sein kann, die überraschend flexibel sein kann
Eine Person sein kann, die einen Sinn für Humor hat
Eine Person sein kann, die produktiv ist
Eine Person sein kann, deren soziale Umgangsformen intakt sind
Eine Person sein kann, die sich Fähigkeiten und Geschick erhält
Eine Person sein kann, die auf Kinder und Haustiere reagiert
Eine Person sein kann, die bei Musik und anderen kreativen Tätigkeiten aufblüht
Eine Person sein kann, die körperlich gesund ist
Eine Person sein kann, die eine ausgezeichnete Auge-Hand-Koordination hat
Eine Person sein kann, die mit allen fünf Sinnen wahrnimmt
Eine Person sein kann, die auf neue Informationen reagiert

(nach Bell/Troxel 1999a)

Tool 5.2 Programmvorschlag: Das Personal ermutigen, das Best-Friends-Assessment zu lernen

Diese Aktivität beteiligt alle Mitarbeiter an einer praktischen Pflegeplanung, wodurch ihnen geholfen wird, die Fähigkeiten zur Urteilsbildung aufzubauen. Diese Übung kann auch das ganze Jahr über wiederholt werden, um die Bedeutung des Assessment zu vertiefen und echte Pflegepläne auf den neuesten Stand zu bringen.

Fertigen Sie Kopien des Best-Friends-Assessmentformulars an. Lassen Sie die Mitarbeiter kleine Gruppen bilden und mit diesem Formular eine Person ihrer Wahl beurteilen. Wenn die Gruppe merkt, dass sie eine bestimmte Frage nicht beantworten kann, bitten Sie sie darüber zu reden, wohin sie gehen könnten oder wie sie vielleicht die Information bekommen könnten.

Bringen Sie die Gruppen nach 15–30 Minuten wieder zusammen, und bitten Sie einen aus jeder Gruppe, die Ergebnisse der Arbeit zu verkünden. Bitten Sie den ganzen Kurs nach dem Kurzvortrag um Kommentare und zusätzliche Vorschläge. Erinnern Sie das Personal auch daran, wie wichtig Vertraulichkeit ist.

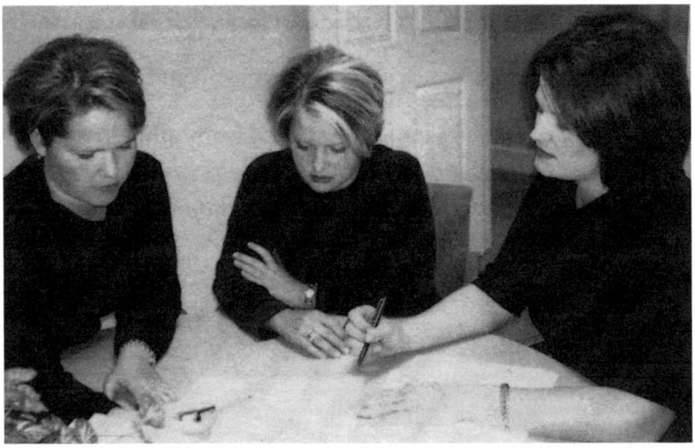

Die Mitarbeiter des Helping Hand Day Center, Lexington, Kentucky (von links) Tonya Tincher, Laurie Simpson und Gwen Hutchinson überprüfen ihre Best-Friends-Assessmentformulare.

Tool 5.3 Programmvorschlag: Welche Farbe zeigt die Ampel heute?

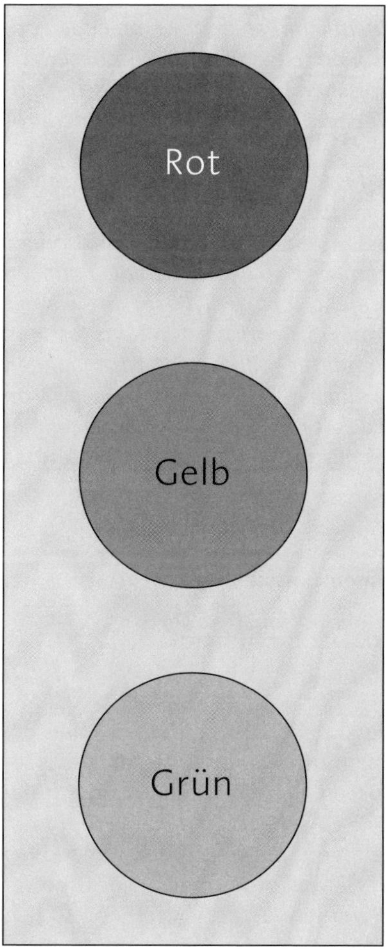

Plötzliche Verhaltensänderungen
Herumwandern
Mahlzeiten verweigern
Aufschreien, scheinbar durch Schmerzen verursacht
Mit den Füßen schlurfen
Plötzliches vermehrtes Auftreten von Inkontinenz
Schlaflosigkeit

Weniger oder mehr Energie
Lieblingsbeschäftigungen nicht ausüben
Persönlichkeitsveränderungen
Änderungen des Essensverhaltens
Änderungen der Toilettengewohnheiten
Zunahme von Angstgefühlen
Trauriger oder schmerzgeplagter Gesichtsausdruck
Änderungen im Schlafrhythmus

Lachen
Lächeln
Teilnahme an Aktivitäten
Gesunder Appetit
Ansprechen auf die Aufmerksamkeit/Umarmungen/Berührungen des Personals
Genug Schlaf

Sprechen Sie anhand dieser Vorlage über die Notwendigkeit, jeden Tag „stehen zu bleiben, hinzuschauen und hinzuhören". Eine Ampel ist eine gute Metapher für diesen Prozess, weil sie für das Konzept steht, dass durch das Verhalten Botschaften übermittelt werden. Rot zeigt Verhaltensweisen an, die Anlass zu großer Sorge geben und um die man sich sofort kümmern muss. Gelb zeigt Verhaltensweisen an, die beobachtet werden müssen; sie können nur vorübergehend sein, könnten aber bestehen bleiben, wenn ein Gesundheitsproblem oder ein Problem im Umfeld anhält. Grün steht für Verhaltensweisen, die aussagen „Alles ist in Ordnung".

Tool 5.4 Programmvorschlag: Vorschlag für die Tagesordnung einer Personal-Besprechung

Jedes Best-Friends-Programm sollte eine wöchentliche Personal-Besprechung abhalten, an dem auch die entscheidenden Personen teilnehmen, die für die Pflege einer Person verantwortlich sind. Zu einem typischen Team in einer größeren Einrichtung könnten Mitarbeiter der Bereiche Pflege, Ernährung/Diät, Rahmenprogramm und Sozialarbeit gehören.

Wöchentliche, einstündige Treffen stärken das Personal als solches und schaffen ein Zusammengehörigkeitsgefühl. Es ist unerlässlich, die direkt mit der Pflege befassten Mitarbeiter einzuladen. Oftmals wissen sie am besten, was funktioniert und was nicht und was im Leben der Personen vor sich geht. Auch die Familien sollten eingeladen werden, wenn es um ihre Angehörigen geht.

Wenn sich das Langzeit-Pflegeprogramm auf wöchentliche Meetings festlegt, ist es wichtig, dass man diese Termine auch einhält; es sollten alle Anstrengungen unternommen werden, diesem Meeting die höchste Priorität zu geben. Man könnte es zu einem Pflichttermin machen. Die Zeit reicht nie, um alles zu erledigen, aber Best-Friends-Programme tappen nicht in die Falle, Personal-Meetings andauernd zu verschieben oder abzusagen.

Vorschlag für die Tagesordnung und die Themen: Einstündiges Meeting

5 Minuten	Begrüßung und Anknüpfen an das letzte Treffen
10 Minuten	Ankündigungen
20 Minuten	Überblick über ausgewählte Personen. Ein Mitarbeiter sollte die Leitung übernehmen und die Diagnose sowie den Gesundheitszustand der Person zusammenfassen. Er sollte seine Meinung darüber zum Ausdruck bringen, wie es der Person in dem Programm oder der Einrichtung geht, und dann um Anregungen und Ideen bitten. Spezielle Probleme oder Herausforderungen, die aufgetreten sind, sollten angesprochen werden.
10 Minuten	Kurzer Überblick über andere Bewohner
10 Minuten	Kurzer Überblick über vergangene Schulungen oder Pläne für zukünftige Kurse; nutzen Sie diese Zeit zur Vertiefung und zur Belohnung
5 Minuten	Lassen Sie das Meeting positiv ausklingen. Die Mitarbeiter sollten sich gegenseitig Komplimente für besondere Erfolge in der vergangene Woche machen. Geschichten von Beispielen für besonderes Geschick in der Praxis sollten ebenfalls in der Runde erzählt werden. Schließen Sie die Sitzung

Tool 5.5 Programmvorschlag: Es ist wichtig, zu wissen …

Verwenden Sie dieses Zitat an Ihrer Best-Friends-Pinnwand, in einem Rundbrief oder einer Gruppendiskussion mit dem Personal, um darauf hinzuweisen, dass die Person wichtiger ist als die Diagnose.

Es ist wichtig, zu wissen,
welche *Person*
die Krankheit hat,
nicht welche *Krankheit*
die Person hat.

(Sir William Osler, 1849–1919)

Tool 5.6 Programmvorschlag: Umgebungs-Checkliste

Verwenden Sie diese Checkliste, um die Gestaltung Ihres Demenz-Pflegeprogramms zu bewerten und als Ausgangspunkt, wenn Sie Neuerungen in Betracht ziehen.

Das sollten Sie tun:

- ❑ Richten Sie Programme möglichst im Erdgeschoss ein.
- ❑ Sorgen Sie für gute Lichtverhältnisse.
- ❑ Reduzieren Sie grelle Reflexionen, besonders am Boden.
- ❑ Verwenden Sie kontrastreiche Farben, die sich voneinander abheben.
- ❑ Nehmen Sie für Etiketten und Schilder eine große Schrift.
- ❑ Sorgen Sie in beliebten Bereichen, wie den Räumen für künstlerische Aktivitäten, für eine gute Sicht nach vorne.
- ❑ Schaffen Sie angemessen großen, gut zu erreichenden Stauraum.
- ❑ Schmücken Sie die Räume mit Objekten, die berührt und untersucht werden können.
- ❑ Verändern Sie die Plätze von Möbeln nicht.
- ❑ Verwenden Sie quadratische Tische mit festen Beinen anstatt zusammenklappbarer Tische.
- ❑ Bieten Sie den Bewohnern sichere, komfortable Sitzgelegenheiten.
- ❑ Verwenden Sie beim Essen und bei Aktivitäten Lehnstühle.
- ❑ Verwenden Sie kippsichere Schaukelstühle.
- ❑ Sorgen Sie für leicht zugängliche Toiletten.
- ❑ Richten Sie Festhaltegriffe anstatt Handtuchhaltern ein.
- ❑ Stellen Sie eine kleine Arbeitsküche mit Mikrowelle und Kühlschrank zur Verfügung.
- ❑ Sorgen Sie für sichere und leicht zugängliche Außenanlagen.
- ❑ Schaffen Sie Außenbereiche, die vom Personal leicht eingesehen werden können.
- ❑ Schaffen Sie Ziele für Spaziergänge in den Außenanlagen.
- ❑ Sorgen Sie für einen Bereich im Freien, der vor Regen geschützt ist.
- ❑ Sorgen Sie für Stühle und Bänke mit bequemen Kissen und Rücken-/Armlehnen.
- ❑ Versehen Sie Wege im Freien mit einem Geländer.

Das sollten Sie nicht tun:

- ❏ Richten Sie den Eingang nicht an einer schwer einsehbaren Stelle ein, wo die Programmteilnehmer sich versammeln und leicht hinausschlüpfen können.
- ❏ Schaffen Sie keine Wege ohne Ziel.
- ❏ Verwenden Sie keine abstrakte Kunst.
- ❏ Gestalten Sie die Türen nicht so, dass sie Aufmerksamkeit auf sich ziehen.
- ❏ Lassen Sie Gänge nicht mit einer Tür ins Freie enden, es sei denn, sie führt in einen sicheren Außenbereich.
- ❏ Verwenden Sie keine unterschiedlichen Bodenbeläge, um den Boden in verschiedene Bereiche aufzuteilen.

(Mit freundlicher Genehmigung von Elizabeth C. Brawley, Vorsitzende von Design Concepts Unlimited, Sausalito, Kalifornien.)

Tool 5.7 Lernspiele: Das Bewertungsspiel

Der Zweck dieser Übung ist es, dem Personal dabei zu helfen, praktische Erfahrungen im Besprechen und Zusammenstellen einer Beurteilung zu sammeln (siehe auch Tool 3.8).

Schneiden Sie vor der Übung Karton in Puzzleteile und erstellen Sie einen Rahmen, in den man die Teile hineinlegen kann. Schreiben Sie die unten aufgeführten Sätze auf ein Blatt Papier. Schneiden Sie jeden Satz aus und kleben Sie einen auf jedes Puzzleteil. Teilen Sie den Kurs in Gruppen auf und geben Sie jeder Gruppe ein oder mehrere Teile. Bitten Sie die Gruppen, über den Satz und darüber, wie er sich auf die Bewertung auswirkt, zu diskutieren. Bitten Sie am Ende der Diskussion einen Freiwilligen, vor den Kurs zu treten und das Teil in den Rahmen zu setzen.

Überprüfen Sie den allgemeinen Gesundheitszustand.
Jeder hat verbleibende Stärken.
Wer ist die Person, und was kann sie noch tun?
Haben Sie realistische Erwartungen.
Individualisieren Sie die Pflegepläne.
Alle Mitarbeiter leisten ihren Beitrag zur Bewertung.
Beurteilen Sie das Pflegeumfeld.
Verlassen Sie sich nicht zu sehr auf Stadien.

Betonen Sie, dass ...
wir andauernd Dinge beurteilen.
alle Mitarbeiter an der Bewertung teilhaben können.
die Mitarbeiter, die die meiste Zeit mit der Person verbringen, oft die besten Ideen für die Bewertung haben.
je vollständiger die Bewertung ist, desto mehr Ideen entstehen, die die Mitarbeiter für eine hochqualitative Pflege nutzen können.

(Mit freundlicher Genehmigung von Susan D. Berry, Personaltrainerin und Beraterin für Alzheimer, Warsaw, Indiana.)

Tool 5.8 Programmvorschlag: Mein wahres Ich

Beantworten Sie die folgenden Fragen zu einem Tagesgast oder Bewohner. Diskutieren Sie nachher in einer Gruppe darüber.

Was ist die Seele dieser Person (das heißt, ihre Grundidentität, Persönlichkeit)? ______________________________

____

Auf was basiert ihr Selbstwert? ______________________________

____

Was schätzt diese Person in ihrem Leben und ihren Beziehungen zu anderen?

____

Was ist dieser Person wichtig? Was sind ihre Leidenschaften? ______________

____

Was sind die Stärken, Interessen, Fähigkeiten und Vorlieben dieser Person? __

____

Wie kann man das Bild am besten beschreiben, das andere Menschen von ihr haben sollen? ______________________________

____

Für was ist sie unter guten Freunden und in der Familie bekannt? __________

____

Auf welche Fähigkeit ist diese Person besonders stolz (zum Beispiel gut kochen können)? ______________________________

____

Welche Rollen und Aktivitäten bringen Beruhigung, Bedeutung, Freude, Würde, Befriedigung und ein Gefühl der Erfüllung in das tägliche Leben dieser Person? ______________________________

____

(Serman/Stansell 1995, 12)

Tool 5.9 Programmvorschlag: Der Umgang mit Aggressivität

Verwenden Sie diesen Handzettel zur Diskussion.

Wenn die Person zu Aggressivität neigt, sollten Sie Folgendes tun:

Suchen Sie nach Auslösern (zum Beispiel, muss auf die Toilette, hat Schmerzen, will nicht gedrängelt werden).

Notieren Sie die Tageszeit und die Vorfälle, und suchen Sie nach Mustern.

Halten Sie die Person durch leichte Übungen körperlich aktiv.

Verbringen Sie Zeit im Freien.

Suchen Sie nach Lieblingsbeschäftigungen, Ritualen und Traditionen und binden Sie sie in den Pflegeplan mit ein.

Setzten Sie positive verbale und nonverbale Kommunikation ein.

Fragen Sie das Personal, ob bestimmte Mitarbeiter besonders erfolgreich mit der Person sind.

Reden Sie bei Personal-Meetings oder Sitzungen zur Pflegeplanung häufiger über die Person.

Bewerten Sie die Häufigkeit persönlicher Pflegeaufgaben: Sind sie unbedingt notwendig? Wie oft sollten sie ausgeführt werden?

Das sollten Sie nicht tun:

Stempeln Sie die Person nicht sofort als aggressiv ab – suchen Sie nach Lösungen.

Geben Sie ihr nicht zu viele Medikamente.

Zwingen Sie die Person nicht gegen ihren Willen zu Pflegemaßnahmen oder anderen Handlungen; versuchen Sie nicht, mit ihr zu argumentieren oder gar zu streiten.

Überreagieren Sie nicht.

Wenn die Person aggressiv ist:

Fragen Sie die Person, was los ist, so dass Sie Informationen über den Grund des Verhaltens sammeln können; manchmal kann die Person es Ihnen sagen.

Bitten Sie die Person aufzuhören und achten Sie auf ihre Reaktion; das kann die Angelegenheit verbessern.

Raten Sie den Angestellten und Ehrenamtlichen, sich nicht in Gefahr zu begeben.

Geben Sie der Person Raum und so viel Kontrolle über ihre Situation wie möglich.

Verwenden Sie Psychopharmaka wohlüberlegt.

Führen Sie mit der Familie ehrliche Gespräche über das Verhalten.

Tool 5.10: Geschickter werden

Der Sinn dieser Übung ist es, mit einer Prise Humor zu zeigen, wie man etwas auf die falsche Art machen kann. Das ist aktives Lernen, bei dem wirklich etwas hängen bleibt, besonders wenn die Mitarbeiter sich freiwillig melden, um an den Rollenspielen teilzunehmen.

Die folgenden Aussagen geben Stereotype und Unwahrheiten über Demenz wieder. Diese Beispiele für „kein Geschick" können auf verschiedene Weise verwendet werden, um die Haltungen des Personals zu erkunden und die Lektionen dieses Kapitels zu vertiefen. Ziehen Sie die Beispiele aus einem Hut, um sie in der Gruppe zu diskutieren, oder lassen Sie sie in Rollenspiele einfließen. Bitten Sie das Personal, die Fehler zu kommentieren. Führen Sie dann ein Rollenspiel oder eine Diskussion zur richtigen Art durch. Wir besprechen die Kunst des Rollenspiels im Tool 2.11. Nutzen Sie Ihre Kreativität, um diese Beispiele für „kein Geschick" in „Geschick" zu verwandeln und dabei Spaß zu haben.

Alles, was man für ein Assessment braucht, sind die medizinischen Informationen.

Die Person könnte es besser, wenn sie sich nur mehr anstrengen würde.

Eine Person sollte überhaupt nicht stimuliert werden – das ist einfach zu viel Stress.

Zu versuchen, Verluste mit Brillen und Hörgeräten auszugleichen, ist einfach zu anstrengend. Warum der Aufwand, wenn die Person Alzheimer hat?

Beschreiben Sie mir das Verhalten, und ich sage Ihnen, in welchem Stadium sich die Person befindet.

Je weniger Familie und Personal über die Diagnose reden, desto besser.

Wann erreicht Mutter das zornige Stadium?

Auch wenn sie darum bitten, lasse ich die Bewohner nicht beim Saubermachen oder beim Fegen des Bodens helfen. Sie können es nicht sonderlich gut.

Sie hat mir gesagt, sie sei in Oklahoma geboren worden, aber ich wusste es besser. Ich habe es ihr erklärt, damit sie es das nächste Mal weiß.

Ich bin mir sicher, dass sie alle Gospels mögen. Deswegen spiele ich diese Musik jeden Tag.

Sie ist in Japan aufgewachsen, aber ich bezweifle, dass sie sich an irgendetwas über ihre Herkunft oder ihre Wurzeln jetzt noch erinnert. Wir können sie einfach wie alle anderen behandeln.

6 Freundschaft

Was Personen mit der Alzheimer-Krankheit am meisten brauchen, ist ein guter Freund. Dieses Konzept beruht nicht einfach auf Altruismus. Wenn man Elemente der Freundschaft in der Alzheimer-Pflege einsetzt, bringt dies die sozialen Umgangsformen der dementen Personen zum Vorschein. Dadurch wird eine fröhlichere Pflegeatmosphäre oder -umgebung geschaffen, die ihnen mehr Behaglichkeit, Zufriedenheit und Sicherheit gibt. Das Ergebnis sind weniger schwierige Verhaltensweisen und optimale Lebensqualität für die Person. Dadurch wird die Arbeit der Mitarbeiter leichter und befriedigender.

Bei einer von uns gehaltenen Schulung meldete sich eine Reihe von Mitarbeitern, um nach bestimmten Problembereichen zu fragen (zum Beispiel Herumwandern, Schlagen nach anderen, gescheiterte Aktivitäten). Bei jeder Frage antworteten wir: „Was glauben Sie? Wie könnten Sie diesem Bewohner ein guter Freund sein? Was würde ein guter Freund in dieser Situation machen?"

Zunächst traf diese Strategie auf Widerstand. Die Mitarbeiter wollten klare Antworten. Wir wiederholten die Frage: „Was würde ein guter Freund in dieser Situation machen?" Die Mitarbeiter fingen an, darüber zu diskutieren und hatten dann einige ausgezeichnete Ideen:

Vielleicht könnte ich inne halten und darüber nachdenken, warum er das tut.
Ich könnte später noch einmal kommen und es versuchen. Ich habe auch manchmal schlechte Tage.
Ein Freund wäre geduldiger.
Ich könnte besser zuhören.
Ich glaube, ich habe sie zu sehr gedrängt. Deswegen ist sie zornig geworden.
Mir wäre auch langweilig, wenn ich nur hier säße. Ich würde auch gehen wollen.

Fast alle anwesenden Mitarbeiter nahmen an der Diskussion teil, trotz ihrer unterschiedlichen Ausbildungen, Arbeitsfelder, sozialen und wirtschaftlichen Verhältnisse, kulturellen und ethnischen Hintergründe und Sprechfertigkeiten. Freundschaft war etwas, das jeder verstehen konnte. Es wurde von ihnen nicht verlangt, sich an die Neurobiologie der Demenz zu erinnern. Die Übung forderte sie auf, sich vorzustellen, dass sie mit jemand befreundet seien. Ihre Antworten fanden wir wirklich gut.

Das Serenity Nursing Home, ein Wohnheim in Johannesburg, Südafrika, hat das Best-Friends-Modell auf innovative Art verwirklicht. Jeder Mitarbeiter suchte sich mindestens einen Bewohner heraus, der sein guter Freund werden sollte. Sie sollten mindestens eine Stunde pro Woche mit diesem Bewohner verbringen.

Die Mitarbeiter begannen, eine Beziehung zu ihren Besten Freunden aufzubauen. Sie erledigten ihre reguläre Arbeit gut, aber sie hatten ein besonderes Auge auf ihren Bewohner; einige besuchten ihren guten Freund sogar nach der Arbeit. Die Mitarbeiter machten sich die Mühe, mehr über den Hintergrund ihres Freundes herauszufinden, und sie tauschten Geschichten untereinander aus. Sie lernten dadurch eine Menge; wenn sich die Pflege schon verbessert, wenn die Mitarbeiter nur eine Lebensgeschichte kennen, dann wird sie sicherlich noch besser werden, wenn sie noch mehr Lebensgeschichten kennen. Wenn die Pflege durch die besondere Aufmerksamkeit, die sie ihrem guten Freund geschenkt haben, leichter würde, würde sich dann etwas Ähnliches auch bei anderen Bewohnern auszahlen?

Der Leiter des Serenity, Michael Livni, ließ die Arbeitskräfte mit dem niedrigsten Lohn und der geringsten Erfahrung zuerst aus den Bewohnern auswählen – eine Reinigungskraft konnte zuerst wählen und sich theoretisch den lebendigsten, lustigsten, interessantesten Bewohner aussuchen. Da er der höchstrangige Angestellte war, bekam Michael Livni die Person, die keiner gewählt hatte. Mit dieser Vorgehensweise wurden zwei Dinge erreicht: Sie gab erstens den Mitarbeitern der untersten Ebene die Möglichkeit, auf Bewohner zu treffen, die vielleicht ihr Leben bereichern, und zweitens demonstrierte der Leiter, wie wichtig es ist, jedem Bewohner die beste Pflege zu geben, indem er Zeit mit dem schwierigsten Bewohner verbrachte.

Jeder Weg ist für mich schwer, wenn kein Freund da ist, der mich aufmuntert.

(Elizabeth Shane)

Jemandem ein Freund zu sein, ist genau das, worum es bei der Altenpflege geht.

(Kelli Martin, Altenpflegerin, West Park Long Term Care Center, Cody, Wyoming)

Livni sagte, dass das Best-Friends-Modell die Pflegekultur im Serenity Nursing Home verändert hat. Die Moral des Personals und seine Verweildauer haben sich verbessert, und die Arbeitskräfte erzählen ihren Freunden und Familien, dass es sich im Serenity gut arbeiten und leben lässt. Wir haben eine Reihe von Schlüsselkonzepten von Freundschaft formuliert, die nun folgen.

Freunde kennen die Geschichte und Persönlichkeit des anderen

Best-Friends-Mitarbeiter kennen ihre Bewohner oder Tagesgäste genauso gut wie ihre privaten Freunde. Sie können etwas über die wichtigsten Informationen zum Leben einer Person, etwas über ihre Familie und etwas über ihre Persönlichkeit sagen. Sie wissen über die Leistungen, ausgeübten Berufe und Werte der Person bescheid.

Im Omahanui Private Hospital in New Plymouth, Neuseeland, hat eine Verlegung des Schwesternzimmers und eine Änderung der Dienstpläne dem Personal und den Bewohnern geholfen, sich besser kennen zu lernen:

Das Schwesternzimmer wurde in eine Ecke des Foyers versetzt, damit die Mitarbeiter sich zu jeder Zeit unter die Patienten mischen konnten. Jedem Pfleger wurde eine kleine Gruppe von vier bis fünf Patienten zugewiesen, so dass die gleiche Pflegekraft mit der gleichen Gruppe von Menschen vom Zeitpunkt der Einweisung bis zu deren Tod arbeitet. Wenn diese Pflegekraft frei hat, wird sie jede Woche von der gleichen Pflegekraft abgelöst, wodurch sich die Anzahl an Mitarbeitern, die mit einem Patienten zu tun haben, reduziert und sich die Möglichkeit ergibt, dass sich ein vertrauensvolles und freundschaftliches Verhältnis zwischen dem Bewohner, seiner Pflegekraft und den Angehörigen entwickelt.

> Ich finde es toll, wie das Best-Friends-Modell an die Mitarbeiter herantritt und sie dazu ermutigt, sich mit den Bewohnern anzufreunden. Ich sehe so oft, dass das Personal die Bewohner wie Objekte behandelt und nicht wie Menschen.
>
> (Rachel L. Everett, Studentin, Madonna University, Livonia, Michigan)
>
> Sagen Sie ihnen, dass sie sich um meinen guten Freund kümmern sollen.
>
> (Oberschwester der Nachtschicht, Serenity Nursing Home, Johannesburg, Südafrika, in ihrem Krankenhausbett, nachdem sie bei einem Autounfall ungefähr 640 Kilometer von der Einrichtung entfernt schwer verletzt wurde.)

Wenn das Personal und die Bewohner sich kennen lernen, wird die Pflege einfacher. Im Fall des Omahanui Hospital wurden die Unruhe und die schwierigen Verhaltensweisen der Patienten reduziert. Die Mitarbeiter fühlten sich auch viel mehr dafür verantwortlich, wie es ihren Patienten ging. Das Personal regelmäßig der gleichen Person zuzuordnen, hat gut funktioniert. Es folgt ein weiteres Beispiel:

In den Karrington Cottages, einer betreuten Wohngemeinschaft des Unternehmens Sunrise Senior Living in Rochester, Minnesota, leben fünf bis sieben Bewohner in einer Wohnung und teilen sich eine Küche, ein Wohnzimmer und ein Esszimmer. An allen Pflichten im Haushalt sind Pfleger beteiligt, die nach Bedarf auch bei der persönlichen Pflege helfen. Die Pflegekräfte und Bewohner lernen sich auf besondere Weise kennen, wenn sie zusammen leben, arbeiten und spielen. „Dass Freundschaft hier eine große Rolle spielt, sieht man gleich", bemerkt Linda O'Connor, verantwortliche Leiterin.

Viele Demenz-Pflegeprogramme haben das Konzept der Pflege nur durch eine Bezugsperson übernommen, vielleicht weil es die Situation zu Hause und in der Familie widerspiegelt und die Bewohner und das Personal dazu ermutigt, sich intensiv kennen zu lernen.

Freunde unternehmen etwas zusammen

Best-Friends-Mitarbeiter unternehmen etwas mit den Personen, die sie pflegen. Zu diesen Unternehmungen gehört alles, von strukturierten Gruppenaktivitäten bis zu Aktivitäten zu zweit, die vielleicht nur ein paar Sekunden dauern (siehe zum Beispiel Tool 9.5). Wie bei den meisten Freundschaften müssen die Unternehmungen nicht im Voraus streng geplant werden. Niemand ruft zum Beispiel einen Freund an und sagt: „Lass uns ein Programm für eine Filmnacht am Samstag erstellen."

Eine Bewohnerin des Laurel Heights Altenheim bleibt nie beim Thema, reagiert jedoch auf die Worte „beste Freunde", auf eine Umarmung und auf Lob, dass sie eine gute Mutter, Hausfrau und ehrenamtliche Mitarbeiterin in der Kirchengemeinde ist. Sie erklärte der Mitarbeiterin Dorothy Bailey: „Ich mag das Gefühl, einen Freund zu haben. Wir können viele Dinge zusammen tun. Ja, ich brauche häufig einen Freund bei mir. Wir können einen Spaziergang machen oder zusammen in die Kirche gehen."

Eine einfache Berührung oder ein Augenblick Aufmerksamkeit von einem vorbeigehenden Mitarbeiter bereichert schon den Tag dieser Bewohnerin.

Best-Friends-Programme ermutigen die Mitarbeiter dazu, ihre eigenen Hobbys, Interessen sowie ihre Begeisterung in die Arbeit einzubringen. Dies kann besonders fruchtbar sein, wenn ein Mitarbeiter ein gemeinsames Interesse oder einen gemeinsamen Hintergrund mit einem Bewohner entdeckt (zum Beispiel, dass beide in Bayern aufgewachsen sind und eine gemeinsame Begeisterung für die Berge haben).

Dana E. Newquist, der Leiter des Alzheimer's Four Seasons, besitzt einen Feuerwehr-Oldtimer der Marke Seagraves aus den 1940er Jahren. Er fährt gerne mit dem knallroten Automobil zur Einrichtung, damit die Bewohner sich daran freuen und gelegentlich mitfahren können. Newquist sagt, dass er genauso viel und sogar noch mehr Freude hat wie die Bewohner, wenn er sich von der Nostalgie des alten Feuerwehrautos anstecken lässt. Er steuert es sogar jedes Jahr bei der Parade zum vierten Juli, dem amerikanischen Unabhängigkeitstag, und oft dürfen Bewohner der Einrichtung mitfahren.

Freunde sprechen miteinander

Best-Friends-Mitarbeiter schätzen die Kommunikation mit Personen, die sie pflegen, und bedienen sich dabei sowohl verbaler als auch nonverbaler Kommunikation. Sie lernen, geschickt zu sprechen und zuzuhören. Am wichtigsten ist dabei, dass die Mitarbeiter die dementen Personen dazu ermutigen zu kommunizieren, wenn sie es können; denn auch wenn die

Sprache beeinträchtigt ist, haben die Menschen oft ein starkes Verlangen sich mitzuteilen, sich mit einer anderen Person in Verbindung zu setzten.

Laura Stewart, eine Angestellte in der Buchhaltung des Laurel Heights Altenheims, ist die Vertrauensperson für eine Bewohnerin. Sie sagte uns, „Mein Tag ist unvollständig, wenn meine Freundin und ich uns nicht treffen. Ich kann einfach nicht an ihrer Tür vorbeigehen, ohne hineinzugehen und nachzusehen, wie es ihr geht und ob sie gut geschlafen hat oder etwas braucht. Ihre Vertrauensperson zu sein ist der Teil meines Tages, den ich am meisten mag."

Ich konnte mir nicht nur einen guten Freund suchen, ich habe mir zwei ausgesucht. Ich freue mich jeden Tag darauf, sie zu besuchen. Ich glaube, wir lernen uns wirklich kennen, und zwar auf eine Art, wie wir es nie für möglich gehalten hätten. Ich freue mich genauso darauf wie sie.

(Carol Gregory, Verwaltung, Laurel Heights Altenheim, London, Kentucky)

Unseren liebsten Freunden müssen wir nicht erklären, warum wir Angst vor Gewittern haben, sie wissen es einfach.

(Herman Melville)

Warum gibt man nicht allen Mitarbeitern, auch denen, die nicht unmittelbar mit der Pflege der Bewohner zu tun haben, die Gelegenheit, von einem Best-Friends-Programm zu profitieren?

Eine Mitarbeiterin des Serenity Nursing Home hat von ihrem jüngsten Urlaub in Übersee nur eine einzige Postkarte nach Hause geschickt – an ihren guten Freund.

Die Geste mit der Postkarte hat dem Bewohner wahrscheinlich die Welt bedeutet. Kommunikation kann auch weit weg von zu Hause stattfinden.

Freunde bauen das Selbstwertgefühl auf

Best-Friends-Mitarbeiter wissen, dass Demenz das Selbstwertgefühl zerstören kann. Ein geschickter Mitarbeiter verteilt Komplimente und bietet oft Zuspruch. Sogar die einfache Frage nach einer Meinung, wie zum Beispiel: „Gefällt Ihnen heute meine Kleidung? Passt die Bluse zu meinem Rock?", kann positive Gefühle erzeugen. Der Bewohner spürt, dass Sie seine Meinung schätzen.

Ein Bewohner des Toca das Horttensias hat in seiner Jugend in Spanien gelebt. Da die Mitarbeiter wussten, dass er auf seine spanischen Wurzeln sehr stolz war, legten sie immer spanische Musik auf und bereiteten ein traditionelles spanisches Gericht zu, wenn er traurig aussah. Diese Bemühungen munterten ihn immer auf, und er erzählte dann Geschichten aus seiner glücklichen Kindheit in Spanien.

Der Duft des Essens und die spanischen Melodien weckten glückliche Erinnerungen in dem Bewohner.

Freunde lachen oft zusammen

Best-Friends-Mitarbeiter verstehen, dass das Leben seine komischen Momente hat. Ein warmherziger Mitarbeiter scheut sich nicht zu lachen, wenn lustige Situationen entstehen, jemand einen Witz oder eine amüsante Geschichte erzählt oder ein Wortspiel macht. Es wäre ganz klar falsch, *über* die Person zu lachen, aber es ist in Ordnung, *mit* ihr zu lachen.

> *Das Personal im Evergreen Center I teilt die Ansicht, dass „die Aufrechterhaltung einer begeisterten, freundlichen und humorvollen Stimmung uns allen viele großartige Momente beschert. Bei uns gibt es viel Spaß und ‚Farbe', und wir lachen viel zusammen. Lachen ist unsere Erholung", sagt Cheryl T. Weidemeyer, Programmleiterin.*

Lachen ist wirklich die beste Medizin.

> Was heißt es, einer dementen Person ein Bester Freund zu sein?
>
> So viel wie möglich über die Person zu wissen.
> Etwas für sie tun und gemeinsam etwas unternehmen.
> An der Beziehung arbeiten und sich um die Person zu kümmern.
> Dadurch verbessert sich vielleicht das Selbstwertgefühl der Person und Ihr eigenes Selbstwertgefühl.
> Werden Sie zu ihrem Unterstützer.
> Vielleicht haben Sie beide Spaß dabei.
>
> (Micheal Livni, Leiter, Serenity Nursing Home, Johannesburg, Südafrika)

Freunde sind gleichwertig

Best-Friends-Mitarbeiter handeln mit Autorität, aber sie reden nie herablassend mit einer Person. Mariegold Brown, eine Pflegerin im Fountainview Center, erzählte uns, dass sie und eine Bewohnerin gerne lesen:

> *Die Bewohnerin liest mir aus Zeitschriften vor und gibt am Ende immer ihren Kommentar ab, der manchmal sehr komisch ist. Wir reden auch über unterschiedliche Themen, und ich freue mich immer über ihren wachen Geist ... Sie hilft mir auch bei der Rechtschreibung.*

Brown hatte eine freundschaftliche Beziehung zu der Bewohnerin, die auf Geben und Nehmen beruhte. Indem sie die Bewohnerin um ihre Hilfe bei der Rechtschreibung bittet, schafft die Mitarbeiterin ein Umfeld der Gleichwertigkeit, das das Selbstwertgefühl der Person stärkt.

Freunde arbeiten an der Beziehung

Best-Friends-Mitarbeiter sind nicht zu gefühlvoll. Sie tragen ihre Gefühle nicht vor sich her. Jede Freundschaft erfordert Arbeit, und die Mitarbeiter scheuen nicht davor zurück, behutsam zu aktiver Beteiligung anzutreiben und diese zu fördern.

Vier Jahre lang war eine Seniorin des Helping Hand Day Centers eine sehr kontaktfreudige und fröhliche Person gewesen, die gerne tanzte, Puzzles machte und Armbänder aus verschiedenen Perlen herstellte. Sie verlor allmählich ihre verbalen und feinmotorischen Fähigkeiten und war wegen dieser Verluste frustriert und sogar zornig. Die Angestellten und ehrenamtlichen Mitarbeiter haben gelernt, flexibel zu sein, um sich ihrem veränderlichen Zustand anzupassen und zu verstehen, wann ihr Frust auf sie gerichtet ist.

Das Best-Friends-Personal nimmt diese Person weiterhin auf und lässt sie ein Teil der Tagesstätte sein. Es ist für das Personal schwierig, ihre Verluste mitanzusehen, aber während sie abbaut, wächst die Liebe und Fürsorge des Personals.

Freunde zeigen Liebe und Zuneigung

Best-Friends-Mitarbeiter zeigen oft ihre Liebe und Zuneigung. Sie geben Bewohnern oft die Hand und umarmen sie. Falten entstehen in ihren Gesichtern öfter durch Lächeln als durch Stirnrunzeln. Weniger extrovertierte Mitarbeiter können durch ein paar nette Worte wie „Frau Johnson, Sie sind mir eine große Hilfe“ oder „Ich verbringe wirklich gern Zeit mit Ihnen. Wir sind doch Freunde, oder?“ eine ähnliche Reaktion hervorrufen. In Brasilien sind freundschaftliche Umarmungen und Küsse Teil der Kultur:

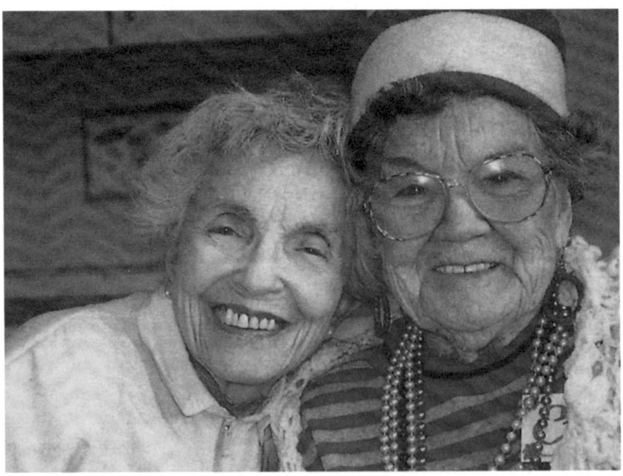

Abbildung 6.1: Freundschaft
Die ehrenamtliche Mitarbeiterin Lorraine Lollis (links) und ihre beste Freundin, Eva Powell, lachen viel und umarmen sich oft an ihren gemeinsamen Tagen im Helping Hand Day Center.

Nancy wurde im Süden Brasiliens geboren, wo viele Menschen portugiesischer, polnischer, deutscher, spanischer und italienischer Herkunft leben. Sie hatte eine enge Beziehung zu ihrer Familie und ihren Freunden, und Umarmungen und Küsse gehörten selbstverständlich dazu. Im Toca das Horttensias begegnete das Personal ihren aggressiven Phasen oder Verwirrungszuständen ebenfalls mit Umarmungen und Küssen.

Diese Zeichen der Liebe und Zuneigung halfen Nancy, sich wieder sicher zu fühlen.

Freunde können gesellschaftliche Barrieren überwinden

In Tagesstätten und Einrichtungen der Langzeitpflege schließen Personen oft Freundschaften untereinander. Mitarbeiter aus vielen Programmen haben uns von der Entstehung unerwarteter Freundschaften berichtet. Zum Beispiel scherzt ein früherer Kassierer jetzt mit einem früheren Bankdirektor, und sie verstehen sich bestens.

Die Mitglieder der Selbsthilfegruppe für Alzheimer im Frühstadium in Santa Barbara, Kalifornien, kommen aus allen Gesellschaftsschichten. Die Gruppe wird unterstützt von der Ortsgruppe der Alzheimer Gesellschaft und dem Friendship Adult Day Care Center. Am Anfang gingen die meisten Gruppenmitglieder nicht in die Tagesstätte, aber viele wurden dann später doch zu Kandidaten für das Friendship Center. Drei Mitglieder der Selbsthilfegruppe

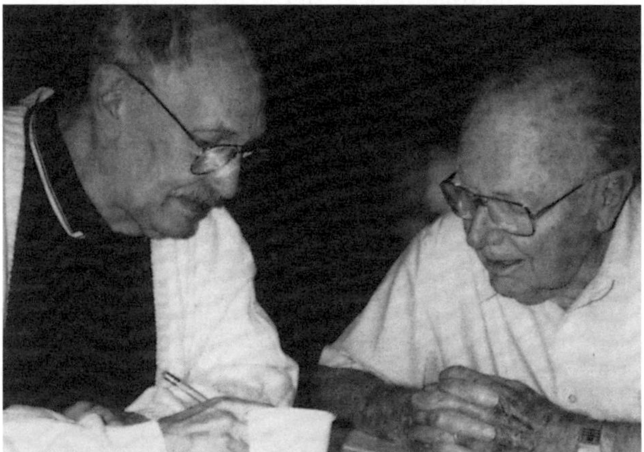

Abbildung 6.2: Freundschaft
George Smith (links) und Charles Tate sind gute Freunde im Helping Hand Day Center, Lexington, Kentucky.

willigten schließlich ein mitzumachen, wenn sie an den gleichen Tagen dort sein konnten. Sie helfen sich meist gegenseitig, unternehmen etwas und genießen es, zusammen zu sein.

Freunde sind Experten darin, sich um einen zu kümmern, denn darum geht es bei einer Freundschaft.

(Gayle Pennington, Programmleiterin, Riverside Adult Day Program, Wilmington, Delaware)

Eine Mitarbeiterin und eine Bewohnerin im The Fountains sind sehr gute Freunde geworden. Sie verstehen die Persönlichkeit und Stimmungen des anderen. Auch wenn die Bewohnerin die Mitarbeiterin nicht mit dem Namen ansprechen kann, sucht sie nach ihr und legt oft mit einem breiten Lächeln den Arm um die Taille. Sie machen sich gegenseitig Komplimente: „Sie sehen heute gut aus." „Sie sehen auch gut aus!" Zwischen ihnen gibt es eine Freundschaft, eine Bindung, eine Beziehung, die eng, spielerisch und liebevoll ist.

(Diane Will, The Fountains Continuum of Care Inc., Tucson, Arizona)

Dieses interessante Beispiel zeigt, dass eine Selbsthilfegruppe für Menschen im Frühstadium das Potenzial hat, stabile Freundschaften unter ihren Mitgliedern zu fördern, und dass so eine Gruppe einen wichtigen Übergang zur Pflege in einer Tagesstätte darstellen kann.

Das Personal des West Park Long Term Care Center hat entdeckt, dass das Best-Friends-Modell sich nicht nur auf die Beziehungen zwischen dem Personal und den Bewohnern bezieht. Viele Bewohner helfen anderen Bewohnern mit Demenz und werden deren Freunde.

Personen freunden sich oft untereinander an und helfen sich manchmal sogar den ganzen Tag über.

Fazit

Eine ehrenamtliche Mitarbeiterin des Helping Hand Day Center dachte über den Tod einer Programmteilnehmerin nach, deren Freundin sie gewesen war. Jane Owen hatte mehr als vier Jahre lang einen Vormittag pro Woche mit diesem Tagesgast verbracht. „Ich kannte sie besser als die meisten meiner anderen Freunde und Angehörigen. Ich hatte ein Gespür für ihre Stimmungen und Persönlichkeit und sie auch für meine. Wir hatten so viel Zeit miteinander verbracht. Sie war für mich eine ebenso gute Freundin, wie ich es für sie war."

Ein anderer ehrenamtlicher Mitarbeiter des Helping Hand Day Center hat uns mit seinen Gedanken über die Freundschaft inspiriert. Als T. J. Todd über seine Freundschaft mit einer Seniorin in Tagespflege nachdachte, sagte er, dass sie eine warme und besondere Beziehung entwickelt hätten. Als sie starb, sagte T. J.: „Ich vermisse sie sehr. Wir waren Freunde ... die besten Freunde."

Sowohl Jane als auch T. J. sagten, dass sie sich durch ihre Zeit im Helping Hand Day Center unermesslich bereichert fühlten. Beide glaubten, sie hätten genauso viel bekommen, wie sie gegeben hätten. Wir waren auch von einer Geschichte von Deanna R. Pham beeindruckt, der Leiterin des Fountainview Center for Alzheimer's Disease:

Deanna war immer der Meinung, dass sie beim Aufbau einer Beziehung zu den 120 Bewohnern des Centers gute Arbeit leistete. Auch wenn es eine anspruchsvolle Aufgabe war, versuchte sie, die Bedürfnisse jeder Person in der Einrichtung zu berücksichtigen. Als der Leiter der Personalausbildungsabteilung das Best-Friends-Modell vorstellte, wurde Deanna jedoch klar, dass viele ruhige Bewohner oder solche, die in ihren Zimmern blieben, nicht so viel Aufmerksamkeit bekamen wie die kontaktfreudigen, aktiven Bewohner. Sie erkannte, dass sie darauf warteten, dass die Mitarbeiter „den ersten Schritt machen", und fasste den Entschluss, dass sie, zusätzlich zu ihren täglichen Aufgaben, sich jede Woche einen Bewohner heraussuchen würde. Sie würde sich mit diesen Bewohnern beschäftigen, im Hof spazierengehen und über ihre Vergangenheit, ihre Träume und auch ihre Kümmernisse reden. „Jede Woche habe ich das Gefühl, einen ‚Freund' mehr und einen ‚Bewohner' weniger hier zu haben."

Wir alle sind Reisende in der Wildnis dieser Welt. Und das Beste, was wir auf unseren Reisen finden können, ist ein ehrlicher Freund.

(Robert Louis Stevenson)

Freunde helfen uns durch harte Zeiten.

Robert Louis Stevenson schreibt: „Ein Freund ist ein Geschenk, das man sich selbst macht." Ein Best-Friends-Programm schafft eine Pflegegemeinschaft, die alle Beteiligten bereichert. Deanna erkannte, dass ihre verantwortungsvolle Position es für sie zur Herausforderung machen würde, im Verlauf einer typischen Arbeitswoche jedem ein guter Freund zu sein. Dennoch ist ihre kreative und lebensbejahende Lösung etwas, das eine große Wirkung zeigen wird. Die Veränderung der Pflegekultur eines Langzeit-Pflegeprogramms passiert in kleinen Schritten. Stellen Sie sich vor, dass jede Pflegekraft in einer großen Einrichtung die gleiche Initiative wie Deanna ergreifen und sich jede Woche einen neuen Bewohner heraussuchen würde. Eine Welle von Veränderungen würde hereinbrechen, von einer Einrichtung zu einem Zuhause, von einem Arbeitsplatz zu einer Gemeinschaft, und von einer Gruppe von Fremden zu einer Gruppe von Freunden.

Ausbildungstools

Tool 6.0 Aufwärmen: Gute Freunde in Ihrem Leben

Diese Übung lässt das Personal über die Verbindung zwischen Freundschaft und Arbeit nachdenken. Sie hat sich inzwischen in verschiedenen Workshops in den Vereinigten Staaten bewährt und ist dadurch bekannt geworden.

Verwenden Sie ein Flipchart oder eine Tafel, um die Antworten der Gruppe festzuhalten. Bitten Sie die Gruppe, sich eine oder zwei Minuten Zeit zu nehmen, ihre Augen zu schließen und an einen engen persönlichen Freund zu denken. Sagen Sie ihnen, dass Sie sie bitten werden, den Vornamen des Freundes laut zu sagen. Bitten Sie sie dann, eine gute Eigenschaft des Freundes oder etwas anderes zu nennen, wodurch die Beziehung zu einer Freundschaft wird (zum Beispiel Peter – er ist ein guter Zuhörer, Maria – sie hält in guten und schlechten Zeiten zu mir, Margit – wir lachen zusammen und gehen gemeinsam einkaufen).

Während die Namen vorgelesen und die Charakterzüge zugeordnet werden, schreiben Sie sie auf das Flipchart oder die Tafel, wobei der Vorname auf die linke Seite kommt und die Eigenschaften auf die rechte Seite; zum Beispiel:

Peter	Zuhörer
Maria	Loyalität
Margit	Lachen/Einkaufen/Dinge unternehmen

Versuchen Sie, jeden zur Teilnahme zu bewegen. Gehen Sie die Liste der Eigenschaften durch. Machen Sie den Gruppenmitgliedern Komplimente zu ihren großartigen Freunden.

Fragen Sie die Teilnehmer, ob diese Qualitäten auch für das Personal gut wären. Fragen Sie, ob sie glauben, dass die Person besser auf uns reagieren würde, wenn wir die gleiche Beziehung (basierend auf zum Beispiel Humor, Vertrauen, Unterstützung, Zuhören, Geduld) zu ihnen aufbauen würden.

Tool 6.1 Programmvorschlag: Bestandteile von Freundschaft

Verwenden Sie diese Liste bei der Schulung des Personals, oder heften Sie Teile davon regelmäßig an die Best-Friends-Pinnwand oder drucken Sie sie in einem Rundbrief ab.

- **Freunde kennen die Geschichte und Persönlichkeit des anderen**
  Ein guter Freund in der Alzheimer-Pflege –
  wird zum Gedächtnis der Person,
  zeigt Feingefühl für die Traditionen der Person,
  kennt die Persönlichkeit, Stimmungen und die Problemlösungsstrategien der Person.

- **Freunde unternehmen etwas zusammen**
  Ein guter Freund in der Alzheimer-Pflege –
  beteiligt die Person an den täglichen Aktivitäten und Erledigungen,
  leitet Aktivitäten ein,
  verknüpft Aktivitäten mit den früheren Fähigkeiten und Interessen der Person,
  ermuntert die Person, die einfacheren Dinge des Lebens zu genießen,
  erinnert sich daran, besondere Anlässe zu feiern.

- **Freunde sprechen miteinander**
  Ein guter Freund in der Alzheimer-Pflege –
  hört genau zu,
  spricht geschickt,
  stellt geschickte Fragen,
  setzt beim Sprechen Körpersprache ein,
  ermutigt vorsichtig zur Teilnahme an Gesprächen.

- **Freunde bauen das Selbstwertgefühl auf**
  Ein guter Freund in der Alzheimer-Pflege –
  macht oft Komplimente,
  fragt vorsichtig nach Rat oder Meinungen,
  bietet immer seine Unterstützung an,
  spricht seinen Glückwunsch aus.

- **Freunde lachen oft zusammen**
  Ein guter Freund in der Alzheimer-Pflege –
  erzählt Witze und lustige Geschichten,
  bedient sich spontanen Humors,
  lacht oft über sich selbst,
  mag den Humor des anderen.

- **Freunde sind gleichwertig**
  Ein guter Freund in der Alzheimer-Pflege –
  spricht nicht herablassend mit der Person; er zeigt Respekt;
  arbeitet immer daran, die Würde der Person, „ihr Gesicht" zu wahren,
  nimmt nicht die Rolle eines Aufpassers ein,
  erkennt, dass Lernen keine Einbahnstraße ist.

- **Freunde arbeiten an der Beziehung**
  Ein guter Freund in der Alzheimer-Pflege –
  ist nicht zu gefühlvoll,
  erledigt mehr als fünfzig Prozent der Arbeit,
  baut eine vertrauensvolle Beziehung auf,
  ist kreativ.

- **Freunde zeigen Liebe und Zuneigung**
  Ein guter Freund in der Alzheimer-Pflege –
  zeigt als erster Zuneigung und macht dies häufig,
  verwendet körperliche Berührungen, wie die Hand halten und Umarmungen.

- **Freunde können soziale Barrieren überwinden**
  Ein guter Freund in der Alzheimer-Pflege –
  sucht nach Überraschungen,
  versteht, dass wir manchmal vieles gemeinsam haben,
  erkennt, dass Einstellungen und Prinzipien von früher manchmal unwichtiger werden oder verschwinden,
  mag ungewöhnliche Freundschaften.

Tool 6.2 Programmvorschlag: Gute Freunde als ehrenamtliche Mitarbeiter

Das Helping Hand Adult Day Center-Programm der Ortsgruppe der Alzheimer Gesellschaft von Lexington/Bluegrass (Kentucky) ist für seinen innovativen Einsatz von Ehrenamtlichen gelobt worden. Zu den Ehrenamtlichen gehören Studenten ebenso wie Senioren. Viele arbeiten seit mehr als zehn Jahren jede Woche in der Einrichtung. Das Programm sieht den Grund seines Erfolges in seinem Best-Friends-Konzept. Die Ehrenamtlichen werden immer dem gleichen Bewohner zugeteilt. Dies ermöglicht ihnen, eine langfristige Beziehung zu ihrem besten Freund aufzubauen, wodurch ihre Tätigkeit für sie sinnvoll und befriedigend wird.

Die Einrichtung gibt die folgenden Tipps für Erfolg in einem Programm, das Ehrenamtliche miteinbeziehen will:

- Nehmen Sie sich Zeit, um die Bedürfnisse Ihrer Einrichtung zu definieren. Haben Sie sich verpflichtet, Ehrenamtliche in Ihrem Programm einzusetzen? Gibt es jemanden, der das Programm koordiniert und die Durchführung überwacht?
- Ziehen Sie einige der folgenden Aufgaben für Ehrenamtlichen in Erwägung: für einen bestimmten Gast mehrere Stunden pro Woche ein guter Freund sein, Klavier spielen, Programme planen oder leiten, eine Übung leiten, Mentor eines Studenten sein oder ein Kunstprojekt durchführen.
- Schreiben Sie Tätigkeitsprofile (eine Seite oder weniger) für jede ehrenamtliche Stelle.
- Werben Sie eine Gruppe von Ehrenamtlichen an, die zusammen einen Kurs beginnen und ein Zusammengehörigkeitsgefühl aufbauen können.
- Planen Sie ein gründliches Orientierungs- und Ausbildungsprogramm. Bieten Sie weiterhin monatliche Schulungen an, und planen Sie Zeit ein, in der sich die Teilnehmer kennen lernen können. Ermutigen Sie die Ehrenamtlichen, Fortbildungen und Tagungen vorort zu besuchen.
- Ermutigen Sie die Ehrenamtlichen dazu, die Lebensgeschichte ihres Freundes genau kennen zu lernen und sie oft einzusetzen.
- Teilen Sie die Ehrenamtlichen so ein, dass sie jede Woche mit der gleichen Person oder den gleichen Personen arbeiten (versuchen Sie mehr als eine Person zuzuweisen, weil sie vielleicht nicht immer teilnehmen kann, je nach körperlicher oder geistiger Verfassung). Dadurch wird die ehrenamtliche Tätigkeit sinnvoll; denken Sie daran, dass viele Programme scheitern, weil die Ehrenamtlichen zwar bereit sind zu helfen, sich aber nicht gefordert fühlen oder keine sinnvollen Aufgaben bekommen.

- Führen Sie häufig Programmevaluationen durch, indem Sie die Ehrenamtlichen um regelmäßiges Feedback bitten.
- Führen Sie einen Rundbrief für die Ehrenamtlichen ein, auch wenn er sehr einfach gehalten wird. Nutzen Sie ihn für Neuigkeiten des Programms. Stellen Sie auch die Hintergründe und Leistungen der Ehrenamtlichen heraus.
- Bedanken Sie sich oft bei den Ehrenamtlichen. Sagen Sie dabei genau, für was Sie sich bedanken. Zum Beispiel: „Sie haben genau das Richtige zu Ihrem Freund gesagt, als er zusammen mit dem Solisten sang.“

Tool 6.3 Programmvorschlag: Vorschläge für eine Best-Friends-Pinnwand

Viele Best-Friends-Programme erstellen ein eigenes Schwarzes Brett mit monatlichen oder wöchentlichen Neuigkeiten, unabhängig vom Aktivitätsplan. Wir empfehlen dies, weil es das Personal und die Ehrenamtlichen an die Ziele des Programms erinnert, Erfolge beschreibt und von allen in der Einrichtung genutzt werden kann.

Eine Best-Friends-Pinnwand misst jedem Mitarbeiter, Ehrenamtlichen und Bewohner/Tagesgast die gleiche Bedeutung zu und schafft Gemeinschaftssinn.

Dinge, die Sie für Ihre Best-Friends-Pinnwand verwenden können:

- Bilder von Bewohnern, Mitarbeitern und Ehrenamtlichen
- Redewendungen und Sinnsprüche über Freundschaft
- Zeichnungen, Collagen und Gedichte
- Geburtstage (auch hier sollten Sie die Mitarbeiter und Ehrenamtlichen nicht vergessen!)
- „Haben Sie gewusst ...?“: Informationen oder Fakten über Bewohner, Mitarbeiter und Ehrenamtliche (zum Beispiel aktuelle Ereignisse, wie die Geburt von Enkeln oder Urenkeln, Hochzeiten, neue Haustiere in der Familie; frühere Erfolge, Auszeichnungen, Fähigkeiten von früher, Berufe und Talente)
- Höhepunkte von Unternehmungen (zum Beispiel Bilder oder Beschreibungen, wie beste Freunde spazieren gehen, ein Eis essen, in der Sonne sitzen, etwas für ein Kinderkrankenhaus basteln, einen anderen Bewohner besuchen, Karten spielen, einfach die Gesellschaft des anderen genießen)

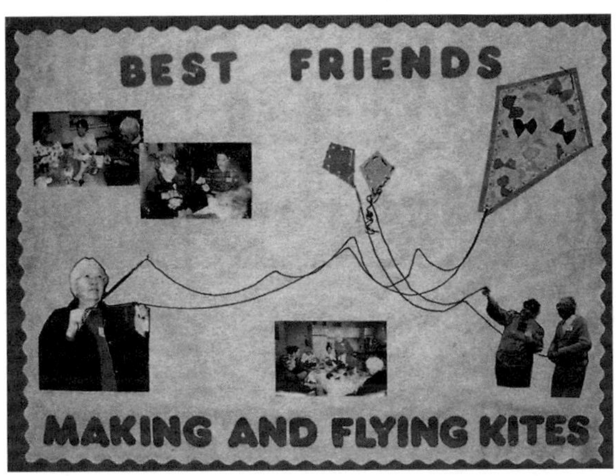

Das Foto zeigt die Best-Friends-Pinnwand des Helping Hand Day Center in Lexington, Kentucky.

Variation: Lynn Ritter, Leiterin der Weiterbildung des Dementia Specific Training Institute der Ortsgruppe Northwest Ohio der Alzheimer Gesellschaft, hat eine Art Schaubild entwickelt, das die Elemente der Freundschaft im Best-Friends-Modell beschreibt. Es wird für die Personalausbildung und zur Vertiefung der Lektionen verwendet, die bei der Vermittlung des Best-Friends-Modells gelernt werden (siehe unten).

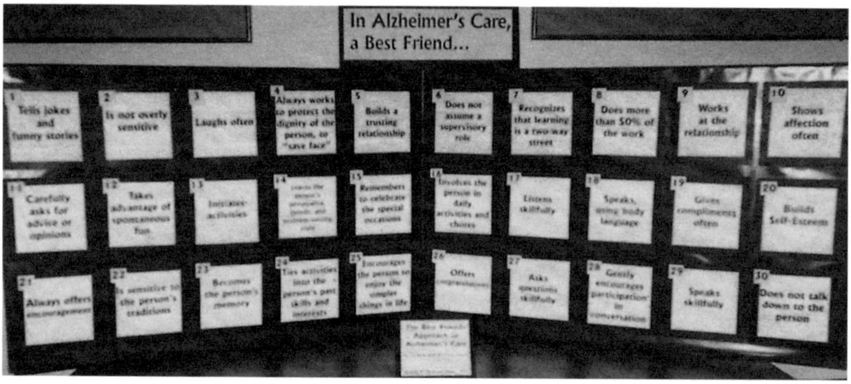

Tool 6.4 Lernspiele: Freundschaft ist kulturübergreifend

Verwenden Sie dieses Spiel als Quiz oder Wissenstest, oder bitten Sie das Personal, das Wort Freund in so viele Sprachen wie möglich zu übersetzen. Zum Beispiel:

Freund	Deutsch
Friend	Englisch
Amigo/Amiga	Spanisch
Ami/Amie	Französisch
Amico/Amica	Italienisch
Tomodachi	Japanisch
Khauer	Hebräisch
Prieten/Prietena	Rumänisch
Amicus/Amica	Latein
Kamarad	Tschechisch

Fügen Sie einige eigene Beispiele hinzu:

____________	____________
____________	____________
____________	____________
____________	____________
____________	____________
____________	____________
____________	____________
____________	____________
____________	____________
____________	____________

Tool 6.5 Programmvorschlag: Zitate zum Thema Freundschaft

Informieren Sie die Familien und das Personal darüber, dass Sie Sprüche zur Freundschaft sammeln. Eine gute Quelle sind Glückwunschkarten – viele beziehen sich auf die Freundschaft.

Der einzige Weg, einen Freund zu bekommen, ist einer zu sein.
Ralph Waldo Emerson

Es ist gut, wenn man reich ist, und gut, wenn man stark ist, aber es ist besser, von viele Freunden geliebt zu werden.
Euripides

Zwei Menschen können nicht lange befreundet sein, wenn sie sich nicht kleine Ausrutscher verzeihen können.
Jean de la Bruyere

Dein Freund ist derjenige, der alles über Dich weiß und Dich trotzdem liebt.
Elbert Hubbard

Unter dem Magnetismus der Freundschaft wird der bescheidene Mensch kühn, der schüchterne selbstbewusst, der faule aktiv, und der ungestüme vorsichtig und friedlich.
William Makepeace Thackeray

Eine Freundschaft, die von Herzen kommt, kann nicht durch Schwierigkeiten eingefroren werden, so wie das Wasser, das aus dem Geist fließt, im Winter nicht gefrieren kann.
James Fenimore Cooper

Ein Freund ist ein Mensch, zu dem ich ehrlich sein kann. Vor ihm kann ich laut denken.
Ralph Waldo Emerson

Tool 6.6 Lernspiele: Ein guter Freund sein

Was heißt es, ein guter Freund einer Person zu sein, die Bewohner einer Einrichtung oder Gast einer Tagesstätte ist? Diese Übung wird den Mitarbeitern helfen, ihre eigenen Schlüsse zu ziehen.

Teilen Sie den Kurs in kleine Gruppen, bitten Sie dann jede Gruppe, sich einen Bewohner oder Tagesgast auszusuchen und über die folgenden Fragen nachzudenken:

- Was macht Ihnen beiden Spaß? [spazierengehen, Hände halten, Leute beobachten, über Sport oder Angeln reden, Vögel füttern]
- Haben Sie Gemeinsamkeiten in der Lebensgeschichte? [im gleichen Monat geboren, Katzen mögen, gerne im Freien sein, Schokolade mögen]
- Was bringt die Person zum Lachen? [ein Witz oder Wortspiel, Ihr Lächeln, ein Kompliment, Kekse]
- Schwelgen Sie manchmal gemeinsam in Erinnerungen? [reden über Hochzeiten, darüber, wie es ist, ein Flugzeug zu steuern, alte Autos, Wehrdienst]
- Haben Sie irgendwelche Fähigkeiten an der Person entdeckt, die Sie überrascht haben? [Stricken, ein Oberteil weben, Kochen, Malerei, Klavierspielen] Haben Sie ihr irgendwelche ihrer Fähigkeiten mitgeteilt?
- Welche Art, Zuneigung zu zeigen, mag die Person? [Umarmungen, über den Rücken streichen, die Hand nehmen]
- Zeigt die Person Ihnen manchmal ihre Zuneigung? Wenn ja, wie?
- Können Sie persönliche Gedanken und Gefühle miteinander teilen? [Erfolge, Gefühle, Probleme, für die man eine Lösung braucht]
- Sprechen Sie manchmal über persönliche Werte – Was ist das Wichtigste im Leben für Sie beide? [Freunde, Familie, beruflicher Erfolg]

Variation: Bitten Sie jeden Mitarbeiter, an einen bestimmten Bewohner zu denken und für diesen Bewohner zu antworten. Diskutieren Sie über den Vorgang und die Ergebnisse in der Gruppe.

Variation: Bitten Sie die Kursteilnehmer, diese Übung mit einer Person zu machen, mit der sie wirklich gerne zusammen sind. Machen Sie die Übung dann mit einem schwierigen Bewohner oder Tagesgast.

Tool 6.7 Programmvorschlag: Best-Friends-Gedächtnisstützen

Verwenden Sie diese Zusammenfassung von Best-Friends-Idealen bei der Personalausbildung oder -orientierung. Sie kann auch als Grundlage einer internen Schulung dienen.

Begegnen Sie Ihren Bewohnern, wie Sie einem guten Freund begegnen würden, und zeigen Sie ihnen, dass sie respektiert und geschätzt werden.

Nutzen Sie die Prinzipien der Freundschaft, um auf neue Ideen zu kommen, wie Sie die tagtägliche Pflege natürlicher und positiver gestalten können. Ihre Bewohner werden auf die positiven Gefühle reagieren, die Sie ihnen entgegenbringen.

Versuchen Sie, schwierige oder herausfordernde Verhaltensweisen zu verhindern, anstatt sich um sie zu kümmern, wenn sie auftreten.

Beginnen Sie jede Schicht damit, dass Sie eine neue Beziehung mit Ihrem Freund eingehen, auf der Grundlage, dass Sie das Meiste aus der gemeinsamen Zeit herausholen.

Ermutigen Sie Ihre Arbeitskollegen, den Stress und die Belastung der Pflege gegen die Befriedigung einzutauschen, die die Anwendung des Best-Friends-Modells in der Pflege mit sich bringt.

Machen Sie es sich zum Ziel, dass jeder Bewohner drei Umarmungen pro Schicht bekommt.

Mit freundlicher Genehmigung des Fountainview Center for Alzheimer's Disease, Atlanta, Georgia

Tool 6.8 Lernspiele: Freundschaftsquiz

Verwenden Sie dieses Quiz zur Personalausbildung.

Wählen Sie aus dieser Liste mit Bestandteilen der Freundschaft das Element aus, das Ihrer Meinung nach am besten zur Beschreibung passt, und schreiben Sie es in die Lücke. (Manche Stichworte werden mehr als ein Mal verwendet.)

Bestandteile der Freundschaft

- Freunde kennen die Geschichte und Persönlichkeit des anderen.
- Freunde unternehmen etwas zusammen.
- Freunde sprechen miteinander.
- Freunde bauen das Selbstwertgefühl auf.
- Freunde lachen oft zusammen.
- Freunde sind gleichwertig.
- Freunde arbeiten an der Beziehung.

1. Macht mehr als 50 Prozent der Arbeit ____________________

   ____
2. Bindet Personen in tägliche Aktivitäten und Arbeiten ein ____________________

   ____
3. Macht oft Komplimente ____________________

   ____
4. Wird zum Gedächtnis der Person ____________________

   ____
5. Macht spontan Späße mit der Person ____________________

   ____
6. Ermutigt die Person behutsam, an Gesprächen teilzunehmen ____________________

   ____
7. Redet nicht herablassend mit der Person ____________________

   ____
8. Arbeitet daran, die Würde der Person zu bewahren ____________________

   ____
9. Redet langsam und mit einfachen Begriffen mit der Person und hört aufmerksam zu ____________________

   ____
10. Baut ein vertrauensvolles Verhältnis auf und zeigt oft Zuneigung ____________________

    ____

(Mit freundlicher Genehmigung des Fountainview Center for Alzheimer's Disease, Atlanta; auf der Grundlage von Materialien in Bell/Troxel 1997)

Tool 6.9 Programmvorschlag: Freundschaftswoche

Eine Woche im Monat findet im Laurel Heights Home for the Elderly die Freundschaftswoche statt. Weiter unten sehen Sie ein Beispielblatt aus einem Rundbrief im Januar 1998, der vom Personal verteilt wurde. Das Personal hat Zitate aus verschiedenen Quellen gesammelt, darunter auch von Familien, die immer nach neuem Material Ausschau halten. Führen Sie in Ihrem Best-Friends-Programm eine eigene Woche der Freundschaft ein.

Unter Freunden
Es gibt besondere Menschen, die, sobald sie in Ihr Leben getreten sind, es reichhaltiger, erfüllter und wunderbarer machen, als Sie es sich jemals vorgestellt hätten.

12. Januar: Freundschaften sind nicht perfekt, und dennoch sind sie kostbar. Für mich war es eine große Erleichterung, keine vollständige Perfektion zu erwarten.

13. Januar: Wir besitzen etwas sehr Kostbares. Ich werde jedes Mal daran erinnert, wenn ich nicht bei Dir und mit etwas beschäftigt bin; Du kommst mir in den Sinn, bringst mich zum Lächeln. – *Gary LaFollette*

14. Januar: Der Freund, den man durch Umstände bekommt, auf die man keinen Einfluss hat, ist Gottes Geschenk. – *F. Robertson*

15. Januar: Ein Freund ist jemand, dem man sein ganzes Herz ausschütten kann, Spreu und Weizen zusammen, wissend, dass behutsame Hände den Inhalt nehmen und durchsieben werden und dabei das behalten, was behaltenswert ist, und den Rest mit einem Hauch von Güte wegblasen. – *George Eliot*

16. Januar: Freunde sind wichtig, wenn es darum geht, die Bürden und Sorgen jedes Tages zu teilen. Zu oft scheint die Gesellschaft, in der wir leben, nach dem Motto „Ich kann alleine damit umgehen" Einsamkeit statt Freundschaft zu fördern. – *Sheri Curry*

17. Januar: Ich hauchte ein Lied in die Luft, es fiel zu Boden, ich weiß nicht wohin … und das Lied, vom Anfang bis zum Ende, fand ich wieder im Herzen eines Freundes.

18. Januar: Ich danke meinem Gott jedesmal, wenn ich an Euch denke. – Philipper 1,3

19. Januar: Schneeflocken sind so zart, aber schau, was sie leisten können, wenn sie sich verbinden. – *Vesta M. Kelly*

Tool 6.10 Programmvorschlag: Was ist ein Freund?

Verwenden Sie diese alphabetische Liste für Ihre Best-Friends-Pinnwand, Ihren Rundbrief oder für die Personalausbildung.

Ein Freund ...

Akzeptiert und liebt Sie so wie Sie sind.

Beruhigt Sie, wenn Sie Angst haben.

Charakterisiert Sie zutreffend.

Denkt oft an Sie.

Erklärt Gefühle ehrlich und freundlich.

Freut sich, wenn es Ihnen gut geht.

Glaubt an Sie.

Hilft dabei, Sie zu fördern.

Inspiriert Sie und wird durch Sie inspiriert.

Jubelt mit Ihnen, wenn Sie eine große Leistung vollbracht haben.

Kümmert sich um Sie.

Lacht mit Ihnen.

Muntert Sie auf.

Nimmt Ihre Fehler nicht übel.

Öffnet Ihnen sein Herz.

Packt mit an, wenn Sie Hilfe brauchen.

Quasselt gerne mit Ihnen.

Ruft Sie an, nur um „Hallo" zu sagen.

Schätzt Sie und hört Ihnen wirklich zu.

Tröstet Sie.

Urteilt niemals.

Versteht Sie.

Weiß, was Sie mögen.

e**X**perimentiert gerne mit Ihnen zusammen.

t**Y**rannisiert Sie nie.

Zeigt Ihnen, dass er Sie mag.

(Überarbeitet von Jim Dickman aus einer anonymen Quelle. Mit Beiträgen von Julie Johnson und Marcia Nielsen, Oregon Trails Ortsverband der Alzheimer Gesellschaft, Portland, Oregon.)

Tool 6.11: Geschickter werden

Der Sinn dieser Übung ist es, mit einer Prise Humor zu zeigen, wie man etwas auf die falsche Art machen kann. Das ist aktives Lernen, bei dem wirklich etwas hängen bleibt, besonders wenn die Mitarbeiter sich freiwillig melden, um an den Rollenspielen teilzunehmen.

Die folgenden Aussagen geben Stereotype und Unwahrheiten über Demenz wieder. Diese Beispiele für „kein Geschick“ können auf verschiedene Weise verwendet werden, um die Haltungen des Personals zu erkunden und die Lektionen dieses Kapitels zu vertiefen. Ziehen Sie die Beispiele aus einem Hut, um sie in der Gruppe zu diskutieren, oder lassen Sie sie in Rollenspiele einfließen. Bitten Sie das Personal, die Fehler zu kommentieren. Führen Sie dann ein Rollenspiel oder eine Diskussion zur richtigen Art durch. Wir besprechen die Kunst des Rollenspiels im Tool 2.11. Nutzen Sie Ihre Kreativität, um diese Beispiele für „kein Geschick“ in „Geschick“ zu verwandeln und dabei Spaß zu haben.

Ich will, dass die Bewohner wissen, dass ich hier ein ständiger Mitarbeiter bin. So wissen sie, dass ich das Sagen habe.

Es gibt hier niemanden, der einen vollständigen Satz sagen kann. Es ist unmöglich, mit jemandem befreundet zu sein, der nicht reden kann.

Ich glaube nicht, dass sie mich mag, also werde ich mich nicht mehr für sie ins Zeug legen.

Ich wäre gern der Freund dieses Bewohners, aber ich glaube, die Einrichtung würde das nicht gut heißen.

Es fühlt sich falsch an, jemandem Komplimente zu machen, die man nicht ernst meint, warum soll man sie also machen?

Ich habe keine Zeit zu lachen und Witze zu machen, wenn die Liste der Dinge, die ich erledigen muss, so lang ist.

Ich halte es nicht für professionell, Leute zu umarmen oder Hände zu halten.

Es hat für mich nur Sinn, mit den Bewohnern befreundet zu sein, die lustig und „pflegeleicht“ sind.

Ich habe versucht, für Frau Weber als Freund da zu sein, aber es hat nicht funktioniert, warum soll ich es also noch einmal versuchen?

7 Die Lebensgeschichte

Freunde wissen viel übereinander. Normalerweise kennen sie die Persönlichkeit des anderen, seine Familiengeschichte, Werte, Traditionen, ausgeübten Berufe, seine Hobbys und Interessen, politischen Ansichten und religiösen Überzeugungen – seine Lebensgeschichte. Dieses Wissen und das Teilhaben an der Geschichte erlauben es Freunden, sich zusammen wohl zu fühlen, die Kommunikation zu verbessern und ein hohes Niveau an Vertrautheit zu erreichen. Darum geht es bei Freundschaft.

Alzheimer-Pflegepersonal mit Geschick kennt die Lebensgeschichte der Personen, für die es sorgt, ebenso gut wie die seiner eigenen Freunde. Aber nicht alle Programme zeigen Geschick, nicht alle Programme sind etwas Besonderes. Wenn wir eine auf Alzheimer spezialisierte Pflegestation oder Einrichtung besuchen, verwenden wir einen einfachen Test, um zu sehen, ob sie wirklich so „spezialisiert" ist. Wir bitten das Personal, uns etwas über die Bewohner zu erzählen. Wenn das Personal ein facettenreiches Bild malen kann, besteht Grund zu der Annahme, dass es ein gutes Programm ist. Umgekehrt ist es unwahrscheinlich, dass die Pflege hochqualitativ ist, wenn das Personal nur wenig über die Bewohner weiß, wie in dem folgenden Beispiel.

> Lebensgeschichten können dem Pflegenden helfen, für die Person zum sicheren Anker zu werden, in der manchmal stürmischen See der Suche nach Anerkennung.
>
> (Diane Will, Direktorin, The Fountains Continuum of Care, Inc., Tucson, Arizona)

> Zu wissen, dass jemand fünf Stück Zucker in seine Haferflocken haben will, kann der Schlüssel zu einem friedlichen Frühstück oder zu einem Frühstück überhaupt sein. Wer den Namen eines Partners oder eines Haustiers kennt, kann Panik in eine entspannte Stimmung verwandeln oder sogar in Erinnerungen schwelgen.
>
> (Karen Wyan, Assistentin der Heimleitung, Laurel Heights Home for the Elderly, London, Kentucky)

Die Tagesstätte „Dünn und dürftig" hatte einen lustigen Nachmittag geplant. Der Leiter der Aktivitätsabteilung, Michael, hatte gelesen, dass die meisten älteren Leute gerne tanzen, und hatte am Wochenende auf einem Flohmarkt ein paar Big-Band-Kassetten gefunden. „Ich weiß, dass das eine tolle neue Aktivität sein wird. Ich hoffe, dass wir dadurch diese schwierigen Spätnachmittage zumindest ein paar Mal die Woche auffüllen können", sagte er zum Programmleiter.

Nach dem Mittagessen und einer kurzen Pause ordneten Michael und die anderen Mitarbeiter die Stühle kreisförmig an und riefen zum Tanz. Die Aktivität schien sehr gut anzufangen; mehrere Mitarbeiter tanzten mit Tagesgästen, und einige Tagesgäste tanzten sogar miteinander. Dann fiel Michael auf, dass Louise immer noch auf ihrem Stuhl saß. Er ging zu ihr, lächelte, nahm ihre Hände und sagte, „Kommen Sie, Louise, schließen wir uns der Gruppe an. Tanzen Sie mit mir!" Louise runzelte die Stirn. Sie konnte nicht viel sagen, aber Michael war überzeugt, sie in die richtige Stimmung fürs Tanzen versetzen zu können. „Kommen Sie, ich bin mir sicher, dass Sie eine wunderbare Tänzerin sind."

Als er behutsam zu ziehen begann, drückte sie ihn weg. Ein Ehrenamtlicher unterstützte ihn: „Louise, Sie wollen doch nicht, dass Michael denkt, Sie mögen ihn nicht." Michael versuchte es noch einmal. Louise stand auf, und Michael dachte, er habe Erfolg gehabt. Er freute sich schon darauf, dem Administrator mitzuteilen, dass die Teilnahmequote an der Aktivität 100 Prozent betrug. Während er sich im Geiste selbst gratulierte, zog Louise ihre Hand aus der von Michael, ballte sie zur Faust und schlug Michael direkt ins Gesicht. Chaos brach aus. Während ein Mitarbeiter Louise in einen anderen Raum brachte, gab Michael zu, dass er eher peinlich berührt sei als verletzt. Leider eilte der Heimleiter herbei und schrie: „Rufen Sie die Familie an! Sagen Sie ihr, dass das Programm keine aggressiven Leute gebrauchen kann! Wir werfen sie raus!"

Gerade als sich diese schreckliche Szene abspielte, kam Louises Schwester in der Einrichtung an. Das Personal erzählte ihr, was passiert war. Ganz rot vor Erregung sagte ihre Schwester: „Wissen Sie denn nicht Bescheid? Louise und ich sind mit einer Religion groß geworden, die Tanzen als Sünde betrachtet!"

> Während unserer Ausbildung halten wir die Lebensgeschichte jedes Bewohners hoch in Ehren. Schließlich haben wir die großartige Möglichkeit, den Menschen zu Erfolg zu verhelfen, indem wir an ihre Leistungen erinnern und uns an vergangene Tage erinnern, um zu lachen, zu lieben und die Last ihrer Krankheit zu erleichtern. Zusammen haben wir entdeckt, dass die Bewohner, auch wenn sie in ihren Erfahrungen und ihrer Persönlichkeit einzigartig waren, uns nicht unähnlich waren. Auch ihr Leben war voll von Freuden und Sorgen, Zukunftsplänen, Leistungen und Kummer. Wir haben uns über die Geschichten bestimmter Bewohner unterhalten – Meg, die Weltreisende; Jack, der immer hart arbeitete und die Natur liebte; Rachel, die ihre eigenen kranken Angehörigen pflegte – Rollen, die so tief in ihnen verwurzelt sind und immer noch ein guter Teil dessen sind, was sie heute ausmacht.
>
> (Briana Melom, Leiterin der Angehörigenberatung, Alzheimer's Disease Center, Mayo Clinic, Rochester, Minnesota)

Wenn das Best-Friends-Personal die Bewohner oder Tagesgäste gut kennt, wird die Pflege viel einfacher, die Aktivitäten werden erfüllender, die Kommunikation wird verbessert und Probleme werden verhindert, bevor sie auftreten. Wenn das Personal der Tagesstätte „Dünn und dürftig" eine umfassende, schriftliche Lebensgeschichte von Louise zusammengetragen hätte und dafür gesorgt hätte, dass die Angestellten und Ehrenamtlichen sie kennen, dann wäre der ärgerliche Zwischenfall nie passiert. Ein Mitarbeiter mit Geschick hätte den Vorfall wahrscheinlich ganz vermieden, indem er Louises Körpersprache genau beobachtet und ihre ausgedrückten Gefühle ernst genommen hätte.

Die erste Reaktion des Leiters der Tagesstätte war, Louise als aggressiv hinzustellen. Er hätte aber „stehen bleiben, hinschauen und zuhören“ sollen und darüber nachdenken, was die Ursache einer solchen Reaktion sein könnte. Nachforschungen hätten vielleicht Louises Vergangenheit ans Licht gebracht und es dem Leiter ermöglicht, ihre Antwort als verständlich, ja sogar gerechtfertigt anzusehen. Louise konnte ihre Überzeugungen nicht mehr verbal ausdrücken, aber tief in ihrem Inneren wusste sie, dass Tanzen falsch war. Sie hat ihre Ansichten deutlich gemacht.

Führungspersonal wird dazu ermutigt, die aktuellen Formulare zur Entwicklung des sozialen Netzes zu überprüfen: Wie vollständig sind sie? Wurden sie vor oder erst bei der Anmeldung ausgefüllt? Sind sie für das Personal zugänglich? Beziehen sich die Mitarbeiter auf sie? Die Lebensgeschichte kann für das Formular zur Entwicklung des sozialen Netzes von unschätzbarem Nutzen sein, aber sie muss umfassend sein, um auch solche Informationen aufzunehmen, wie sie in der Geschichte von Louise ans Tageslicht kamen. Es ist ebenfalls wichtig, dass die Informationen über biographische Daten hinausgehen, um eine Vorstellung von den Einstellungen, Überzeugungen, Werten und Traditionen der Person zu bekommen (siehe Tool 7.9). Zum Beispiel können während einer ersten Einschätzung folgende Fragen gestellt werden: Welche Einstellungen hatte sie zum Geld? Gehörte er einer Glaubensgemeinschaft an? Wo verbrachte sie gerne Silvester? Pflegt er noch andere Traditionen, die bedeutsam sind?

Die schriftliche Lebensgeschichte der Person gibt dem Personal ein uneingeschränktes Hilfsmittel für Pflege von hoher Qualität. Diane Will vom The Fountains sagte: „Es ist wichtig, die Lebensgeschichte zu kennen, damit Sie der Person einen Teil ihrer Erinnerung zurückgeben können. Wenn Sie Personen helfen, sich zu erinnern, geben Sie ihnen ihr Leben zurück.“ Die Elemente der Lebensgeschichte werden in Kasten 7.1 dargestellt. Sie helfen bei der Zusammenstellung der Lebensgeschichten in Ihrer Einrichtung oder Ihrem Programm.

Es folgen Schlüsselkonzepte, die jedem Programm dabei helfen können, Lebensgeschichten effektiver zusammenzutragen und zu verwenden, um hochwertige Demenz-Pflege anzubieten.

> Ich schätze mich glücklich, in meiner Arbeit viele besondere Momente mit Freunden erlebt zu haben, die an der Alzheimer-Krankheit leiden. Jede Person ist einzigartig und lehrt mich, jeden Augenblick des Lebens und die gemeinsame Zeit zu schätzen.
>
> (Carole A. Bromgard, Leiterin, Brighton Gardens Community special care unit, Lakewood, Colorado)
>
> Die Lebensgeschichte ist sehr nützlich und erweitert die „übliche Routine“ der Erhebung der Mindestinformationen. Sie gibt dem Personal wichtige Informationen für den täglichen Gebrauch, um dementen Personen zu helfen, möglichst viele Verbindungen in ihrem Gehirn zu erhalten.
>
> (Karen Wyan, Assistentin der Heimleitung, Laurel Heights Home for the Elderly, London, Kentucky)

Kasten 7.1

Die Elemente der Lebensgeschichte

Kindheit
Geburtstag und -ort
Eltern und Großeltern
Brüder und Schwestern
Frühe Erziehung
Haustiere

Jugend
Name der Schule
Lieblingsfächer
Freunde und Interessen
Hobbys und Sport
Erste Arbeitsstelle

Junges Erwachsenenalter
Universität und Arbeit
Ehe(n)/Beziehung(en)
Familie
Vereine und/oder Engagement in der Gemeinschaft
Die erste eigene Wohnung
Wehrdienst

Mittleres Erwachsenenalter
Enkelkinder
Hobbys
Die Rolle in der Arbeit/Familie
Vereine und Organisationen
Engagement in der Gemeinschaft

Späteres Erwachsenenalter
Lebenswerk und Leistungen
Hobbys
Reisen
Familie

Andere wichtige Elemente
Ethnischer Hintergrund
Religiöser Hintergrund
Auszeichnungen
Besondere Fähigkeiten

(nach Bell/Troxel 2004)

Durch einen Vermerk auf einer Karteikarte erfuhr eine Pflegerin, dass ein Bewohner wie sie ungarischer Abstammung war. Die beiden singen Volkslieder zusammen und unterhalten dabei sich und andere Bewohner.

(Kari Staron, Hennis Care Center of Bolivar, Bolivar, Ohio)

Jede Einrichtung sollte vor der Anmeldung die Lebensgeschichte einer Person erhalten

Best-Friends-Mitarbeiter verstehen, dass Einrichtungen genauso viele Informationen über die Lebensgeschichte der Person brauchen wie über ihren gesundheitlichen Zustand. Beides ist für Pflege von hoher Qualität unerlässlich. Für eine neue Bewohnerin kann kein Essensplan erstellt werden, wenn man nicht weiß, dass sie Diabetes hat. Eine Person kann nicht angemeldet werden, ohne dass man ihren Bedarf an Medikamenten kennt. Auf ähnliche Weise versteht das Personal eines Best-Friends-Programms, dass es ohne eine vollständige Lebensgeschichte wenig Hilfsmittel hat, mit denen es der Person helfen kann, sich sicher zu fühlen, und durch die es mit schwierigen Verhaltensweisen umgehen kann.

Das Helping Hand Day Center nimmt niemanden endgültig auf, bis die vollständige Lebensgeschichte vorliegt. Die Programmleiterin Gwen Hutchinson sagt: „Bevor wir diese Verfahrensweise hatten, rannten wir den Familien wegen der Informationen immer hinterher. Jetzt treffen wir uns mit ihnen oder reden mit ihnen am Telefon, um die Lebensgeschichte zusammen zu schreiben, bevor die Person aufgenommen wird." Durch diese Methode erhält das Programm wichtige Informationen, aber es zeigt der Familie auch, dass das Personal den Wunsch verspürt, ihren Angehörigen gut kennen zu lernen, was genauso wichtig ist.

Die Lebensgeschichte sollte den Angestellten und ehrenamtlichen Mitarbeitern zugänglich gemacht werden

Best-Friends-Mitarbeiter arbeiten hart daran, dass wichtige Informationen zur Lebensgeschichte nicht irgendwo verstauben. Programmleiter sollten mit Nachdruck und Innovationsgeist neue Strategien entwickeln, mit denen sie die Angestellten und Ehrenamtlichen dazu bewegen, die Lebensgeschichten der Gäste zu lernen.

Das Personal des Wellington Parc of Owensboro lässt sich vor und bei der Einweisung der Bewohner in die Einrichtung eine detaillierte Lebensgeschichte geben. Teile der Lebensgeschichten der neuen Bewohner werden in ein Formular eingetragen, das sich Anmeldungsmitteilung nennt. Vor der Einweisung wird die Mitteilung vom Personal überprüft. Die vollständige Lebensgeschichte wird der medizinischen Akte des Bewohners beigefügt, allerdings wird zuvor eine Kopie für das sogenannte „Buch der Lebensgeschichten" angefertigt, einen Ordner, der die Biographien der Bewohner enthält. „Wir hoffen, dass der Übergang vom Leben zuhause zum Leben in der Ein-

Olivia Fischers Liebe zu Tieren war tief in ihr verwurzelt. Sie hatte ein Faible für streunende Tiere und machte sie zu ihren Haustieren, wenn es ihr möglich war. Sie gab auch oft den vernachlässigten Katzen, die sich vor ihrer Türe zum Essen versammelten, etwas gekochtes Huhn.

Als ich sie zum ersten Mal traf, wohnte sie in einem kleinen, ländlichen Altersheim. Da ihr Heim nicht mehr in der Lage war, ihre Ansprüche zu erfüllen, kümmerte ich mich um die Anmeldung in der Einrichtung für betreutes Wohnen, in der ich arbeitete. Als ich zu ihr ging, um eine erste Bewertung vor der Anmeldung durchzuführen, wachte Olivia gerade aus einem Traum auf. Sie sei gerade geritten, sagte sie mir, und sei kurz bevor ich sie geweckt hätte vom Pferd gefallen.

„Oh mein Gott, was für ein Traum!" rief sie, als sie ihre Benommenheit abgeschüttelt hatte. Ihr Gesicht und ihre Hände waren von harter Arbeit gezeichnet, aber sie lächelte. Später sprudelte es nur so aus ihr heraus, als sie mir von den Pferden erzählte.

Als sie dem Ende ihres Lebens näher kam, wurde Olivia die erste Bewohnerin eines neuen Pflegeheims, das in einem Wald am Rande von Rochester lag. Das Personal bemerkte bald eine streunende

Katze, die immer zur Hintertür kam. Die Pflegekräfte begannen, für die kleine Katze Teller mit Essen nach draußen zu stellen, hielten sich aber damit zurück, mehr für sie zu tun. Olivias Lebensgeschichte und ihre lebenslange Liebe zu Tieren war es schließlich, die das Personal dazu brachte, die Katze als Haustier aufzunehmen. Während der letzten Tage in Olivias Leben schlief sie immer auf ihrem Bett. Dies schien für eine über 90-jährige Frau, die immer noch von Pferden träumte, ein angemessener Abschluss eines von Mitgefühl geprägten Lebens. Bis zum heutigen Tag lebt die Katze in dem Pflegeheim. Ihr Name lautet Olivia.

(Briana Melom, Leiterin der Angehörigenberatung, Alzheimer's Disease Center, Mayo Clinic, Rochester, Minnesota)

richtung reibungsloser wird, wenn das Personal Teile der Lebensgeschichte schon kennt", erklärt Holly Cecil, die Leiterin der Einrichtung.

Im Wellington Parc-Programm wird das Buch in einem Aufenthaltsraum des Personals aufbewahrt, der für die Öffentlichkeit nicht zugänglich ist. Ein eingeschränkter Zugang wahrt die Vertraulichkeit, ermöglicht es dem Personal, die Geschichten in der Freizeit durchzusehen und Informationen schnell nachzuschlagen.

Bei ihrer Arbeit in der Fortbildung ermutigt Dee Carlson verantwortliche Mitarbeiter dazu, Karteikarten zu verwenden, die eine kurze Zusammenfassung über jeden Bewohner enthalten und für alle Mitarbeiter leicht zugänglich sind (siehe Tool 7.4). Auch durch diese Karten können Lebensgeschichten in die Hände der Mitarbeiter gelangen, die sie brauchen, anstatt nur in den Akten zu verstauben. Informationen zu Personen werden durch Punkte hervorgehoben und können bei Studenten und Ehrenamtlichen oder neuen Mitarbeitern, die vielleicht noch keine Gelegenheit hatten, die längeren Lebensgeschichten zu lesen und zu überprüfen, wahre Wunder bewirken.

Jedes Programm zur Demenz-Pflege sollte von jedem Angestellten oder ehrenamtlichen Mitarbeiter eine schriftliche Lebensgeschichte in den Akten haben

Best-Friends-Mitarbeiter lassen gerne ihre Bewohner an einigen Aspekten ihres Lebens teilhaben, wie familiäre oder kulturelle Traditionen, besondere Rezepte, Hobbys, lustige Geschichten, Familienbilder und vieles mehr. Ein gutes Programm fördert diese Teilhabe, indem es die Mitarbeiter befragt und dann diese freiwilligen Informationen an die Gemeinschaft weitergibt.

Das Selbstwertgefühl der Mitarbeiter kann dadurch gesteigert werden, dass man ihre Leistungen hervorhebt und jedem Mitarbeiter seinen „Moment im Rampenlicht" gönnt. Wie in Kapitel 9 gezeigt wird, können die Mitarbeiter eine oder mehrere Aktivitäten während des Jahres leiten. Vielleicht malt der Küchenchef gerne oder der Gärtner sammelt Erinnerungsstücke aus dem Zweiten Weltkrieg. Der Heimleiter hat vielleicht eine Vorliebe für Tango und der Buchhalter spielt Schlagzeug. Diese Interessen bringen Aufregung und Abwechslung in ein Wohnheim oder eine Tagesstätte.

Im Hotel Pawnee, das zur Urban Group gehört, erstellt jeder Mitarbeiter ein Buch der Erinnerungen zu seinem Leben. Unerwartete Freundschaften entstehen über Abteilungsgrenzen hinaus, wenn die Mitarbeiter voneinander ihre Lebensgeschichten erfahren und daran Freude haben. Menschen, die in einer Gemeinschaft leben, entwickeln Bindungen. Dies passiert im Hotel Pawnee und in anderen Programmen, die das Personal ermutigen, sich als Menschen kennen zu lernen und nicht nur als Angestellte.

> Ein Bewohner des Wellington Parc of Owensboro war in seinem früheren Beruf für die Unterzeichnung der Gehaltsschecks verantwortlich gewesen. An den Wochenenden schien er nach einer Beschäftigung zu suchen. Weil er in der Buchhaltung tätig gewesen war, wollte er hinter dem Schreibtisch der Schwestern sitzen. Die Krankenschwester erlaubte es ihm und gab ihm Kugelschreiber und Bleistift. Der Bewohner fragte nach Zahlen, als ob er einen Scheck ausstellen wollte. Das ging so weiter, bis ihm einfiel, dass er ja keine Kopie für die Akten gemacht hatte. Das Personal gab ihm etwas Durchschlagpapier, so dass er die Kopien erstellen konnte.

Benutzen Sie die Lebensgeschichte, um die Person zu begrüßen und das Wiedererkennen zu verbessern

Best-Friends-Mitarbeiter begrüßen die Person, indem sie die Lebensgeschichte einsetzen. Wenn ein Mitarbeiter sagt: „Hallo Frau Meier, wie geht es Ihrem Sohn Peter?“, entsteht sofort eine Verbindung. Es sagt dem Bewohner: „Dieser Mitarbeiter muss mich kennen.“

Das Alzheimer's Four Seasons ist ein kleines Wohnheim, in dem sich Bewohner und Mitarbeiter gut kennen lernen. Dana E. Newquist, der Besitzer und Leiter, verwendet immer Informationen aus dem Familienleben oder der Vergangenheit der Person bei seiner täglichen Begrüßung, zum Beispiel: „Hallo, Herr Wartella. Wann zeigen Sie mir endlich diesen Golfschlag, für den Sie berühmt sind?“

Kleine Dinge wie diese bewirken in der Demenz-Pflege viel.

Verwenden Sie die Lebensgeschichte, um den Bewohnern die Menschen um sie herum vorzustellen und, wenn nötig, immer wieder vorzustellen

Best-Friends-Mitarbeiter bedienen sich häufig der Technik des Vorstellens. Dadurch, dass sie die Bewohner einander vorstellen (oftmals wiederholt), indem sie Informationen aus den Lebensgeschichten der Personen verwenden, entsteht eine soziale Atmosphäre, die auf alle Anwesenden beruhigend wirkt. Das Vorstellen gibt den Personen auch einen dezenten Hinweis darauf, wo sie sich befinden und wer die Menschen um sie herum sind. Schließlich gibt es dem Personal noch die Gelegenheit, die Personen an eine besondere Leistung oder eine angenehme Erinnerung aus ihrer Vergangenheit zu erinnern. Ein Beispiel könnte vielleicht sein: „Herr Wiesner, kennen Sie Herrn Schmidt? Herr Schmidt kommt auch aus A. ... und hat dort lange Zeit die Jugend-Fusballmannschaft trainiert." Dadurch wird sofort eine Verbindung zwischen den Bewohnern aufgebaut und das Selbstwertgefühl gestärkt, indem auf eine vergangene Leistung hingewiesen wird.

Das Personal des Helping Hand Day Center stellt Personen einander vor, die zum Mittagessen am gleichen Tisch sitzen. „Theodore, das ist John. Schauen Sie – hier sitzen zwei LKW-Fahrer nebeneinander! Ich möchte Ihnen beiden Henrietta vorstellen, die beste Krankenschwester in Lexington."

Das Vorstellen hilft dabei, eine Mahlzeit in eine bedeutungsvollere Aktivität zu verwandeln. Die Gäste haben das Gefühl, dass sie bei einer Veranstaltung oder auf einer Party sind, anstatt bei einem gewöhnlichen Essen. Etwas Besonderes findet statt, und alle schätzen es. (In Tool 8.8 finden Sie noch mehr Informationen darüber, wie man Mahlzeiten optimal für Aktivitäten nutzt.)

Wenn man das Leben einer Person durch das Aufzählen von Leistungen in Erinnerung ruft, hilft das den Mitarbeitern zu erkennen, dass vor dem Beginn der Demenz ein erfülltes Leben gelebt wurde. Es kann nur zu leicht passieren, dass man sich auf den augenblicklichen Zustand der Invalidität einer Person konzentriert. Wenn die Mitarbeiter erfahren, dass ein gebrechlicher, nicht sehr geselliger Bewohner früher Preise im Abfahrtslauf gewonnen oder den alljährlichen Wohltätigkeitsbasar der Kirche geleitet hat, kann es ihnen helfen, an die Bedeutung einer würdevollen Pflege zu denken.

Benützen Sie die Lebensgeschichte, um in Erinnerungen an das Leben der Person zu schwelgen

Best-Friends-Mitarbeiter durchforsten die Lebensgeschichten nach Material, das sie gebrauchen können, um mit Personen in Erinnerungen zu schwelgen. Wenn man über Erfahrungen aus dem Leben einer Person (zum Beispiel „Ihre Eltern haben wirklich den Hamburger Feuersturm im Zweiten Weltkrieg überlebt?") reden kann, gibt es viele Wege, sich auszutauschen, und Bewohner und Mitarbeiter können sich gleichermaßen daran erfreuen. Wenn wenig Informationen zur Verfügung stehen, kann man trotzdem in Erinnerungen schwelgen. Zum Beispiel kann die einfache Kenntnis davon, dass eine Person in Schweden aufgewachsen ist, den Weg für ein Gespräch über schwedisches Essen, Wetter, den Schulweg auf Skiern, Rentiere und andere Themen ebnen. Abbildung 7.1 zeigt einen Ehrenamtlichen und einen Bewohner, wie sie im Laurel Heights Altenheim gemeinsam das Buch der Lebensgeschichte des älteren Mannes betrachten.

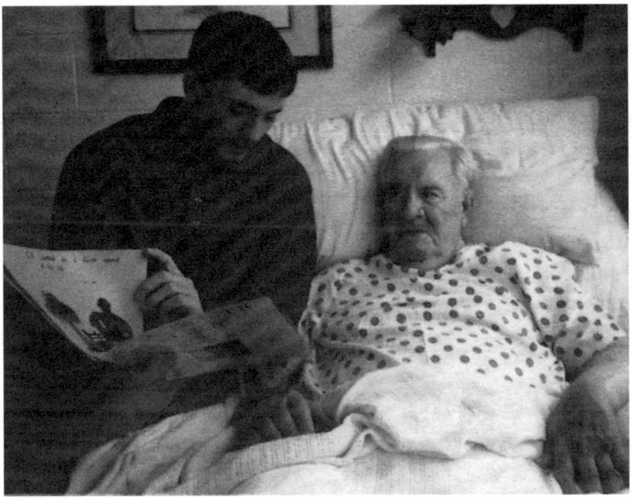

Abbildung 7.1: Dustin House, ein Ehrenamtlicher, und der Bewohner E.A. Gilpin erinnern sich im Laurel Heights Home for the Elderly mit Hilfe des Buchs der Lebensgeschichte, das Dustin für ihn im Rahmen eines Studentenprojekts gemacht hat.

Sammelalben oder Erinnerungsschachteln, die speziell für jeden Bewohner angefertigt werden, können dem Personal helfen, sich an die Lebensgeschichte der Person zu erinnern und die Erinnerung stimulieren. Dee Rucker hat zu diesem Zweck ein Buch über die Lebensgeschichte von Hazel Kennamer zusammengestellt. Dee war Studentin des Beschäftigungstherapie-Studiengangs der Eastern Kentucky University und Hazels beste Freundin (siehe Abbildung 7.2). Dieses Buch über die Lebensgeschichte ist besonders effektiv, weil es Fotos beinhaltet und eine einfache Sprache verwendet.

Es gibt viele Wege, Erinnerungen in einer Person auszulösen, wie in dem folgenden Beispiel:

> *Hannah Herward, Leiterin des Eden Pines in Lynchburg, Virginia, hat eine „Lebenserfahrungs"-Patchworkdecke gemacht, bei der jedes Quadrat für die symbolische Lebensgeschichte eines Bewohners steht. Sie befragte die Bewohner und es entstand ein wunderschöner Quilt (siehe Abbildung 7.3), der als Vermächtnis für zukünftige Generationen dient. „Ich habe oft über all die Dinge gesprochen, die die Hände jedes einzelnen gemacht haben, um den Erinnerungen auf die Sprünge zu helfen – wie Holzarbeiten, Nähen und Beten. Das hat jeder Person geholfen, sich zu entscheiden, was ihr Quadrat auf der Steppdecke darstellen soll."*

Dieses Projekt war nicht nur ein innovativer und interessanter Weg, an die Lebensgeschichten der Bewohner zu erinnern; es kann auch ein Teil der lebendigen Geschichte der Region werden.

Verwenden Sie die Lebensgeschichte auch, um Personen in der Einzelpflege zu beruhigen

Best-Friends-Mitarbeiter sind für Personen da, wenn sie traurig oder ängstlich sind, oder einfach einen schlechten Tag haben. Die Lebensgeschichte kann während dieser Zeiten bei der Arbeit mit einer Person als Hilfsmittel dienen, mit dem die Ursache eines Problem gefunden oder eine angemessene Ablenkung erreicht werden kann.

Carole A. Bromgard, die Leiterin der Brighton Gardens Community Pflegestation in Lakewood, Colorado, schreibt: „Als eine Bewohnerin Angst bekam, begannen wir, uns ihr Fotoalbum anzusehen und über ihre wundervolle Geschichte zu reden – ihr Mann, die Eisenbahn und alle ihre lustigen Reisen. Bald darauf verschwand die Panik. Mit ihr zusammen als Freundin ihre Bilder anzuschauen schien sie immer zu beruhigen."

Carole nutzte die Erinnerung, um glücklichere Zeiten heraufzubeschwören. Stellen Sie sich vor, wie schwierig die Aufgabe wäre, die Bewohnerin aufzuheitern, wenn ein Mitarbeiter wenig über ihre persönliche Geschichte und ihren Hintergrund wüsste. Dieser Mitarbeiter könnte die Angelegenheit tatsächlich verschlimmern.

Ein Wissen um die Lebensgeschichte kann viel von der Angst und den Sorgen wegnehmen, die einige Angestellte und Ehrenamtliche verspüren, wenn sie alleine Zeit mit der Person verbringen. Wenn die Angestellten und Ehrenamtlichen eine gewisse Kenntnis von der Vergangenheit wie auch den Vorlieben und Abneigungen der Person haben, wird es viel einfacher, Zeit mit ihr zu verbringen.

Verwenden Sie die Lebensgeschichte, um die Kommunikation durch Hinweise und Anhaltspunkte zu verbessern

Best-Friends-Mitarbeiter nutzen ihre Kenntnis von der Lebensgeschichte der Person, um die Lücken aufzufüllen, wenn die Kommunikation abbricht. Ein Gast einer Tagesstätte, der darauf wartet, abgeholt zu werden, könnte zum Beispiel sagen: „Ich warte auf, auf diesen Menschen, auf meinen …" Ein Best-Friends-Mitarbeiter kann die Lücke füllen, indem er den Verwandten beim Namen nennt oder der Person andere Informationen gibt, mit denen sie ihren Gedanken zu Ende bringen könnte. Personen sollten immer die Chance erhalten, den Satz zu Ende zu bringen; ein hilfreicher Hinweis oder Anhaltspunkt kann das ermöglichen.

Studenten entwickelten in einem Projekt ein Hilfsmittel, das alle Mitarbeiter verwenden können, um regelmäßig Hinweise und Anhaltspunkte zu geben:

Hazels Geschichte

von Dee Ann Rucker

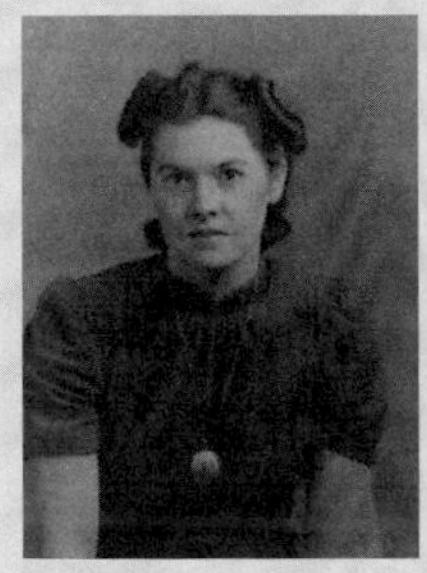

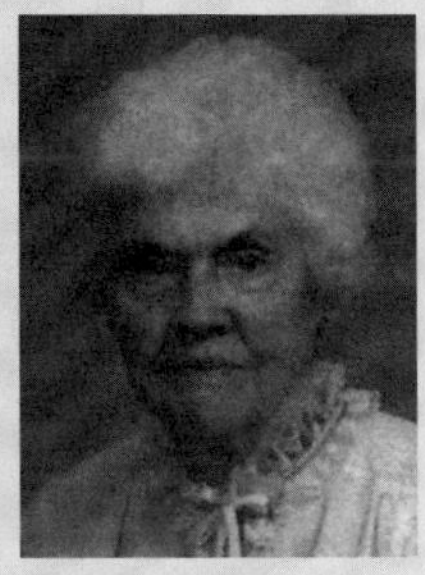

Hazel ist das älteste von fünf Kindern der Familie Turner [fragen Sie sie etwas über die Verantwortung Erstgeborener]. Sie wurde am 29.11.1911 in Evarts, Kentucky, geboren. Evarts ist eine kleine Stadt im Harlan County an den Ausläufern der Appalachen im Südosten Kentuckys, die vom Kohlebergbau geprägt ist. Harlan County war viele Jahre lang als „Bloody Harlan" bekannt, wegen der vielen Fehden zwischen den Gewerkschaften der Bergleute.

Hazel lebte mit ihrer Mutter Desdemona („Dezzie") [fragen Sie sie nach Spitznamen], ihrem Vater, James Howard (J. H.) und ihren vier jüngeren Geschwistern in Evarts. Die Familie Turner gehörte zur Congregational Church [starke Verbindungen zu dieser Glaubensgemeinschaft; liebt Kirchenlieder].

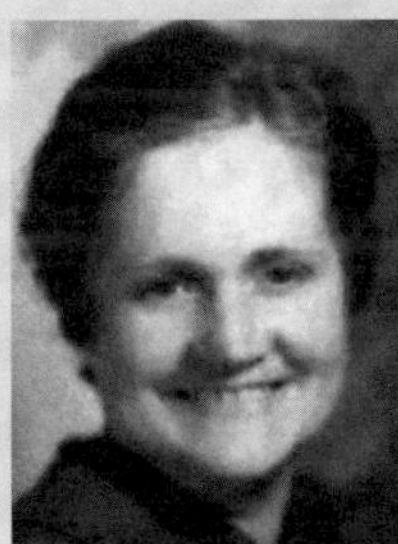

Das ist meine wunderschöne Mutter

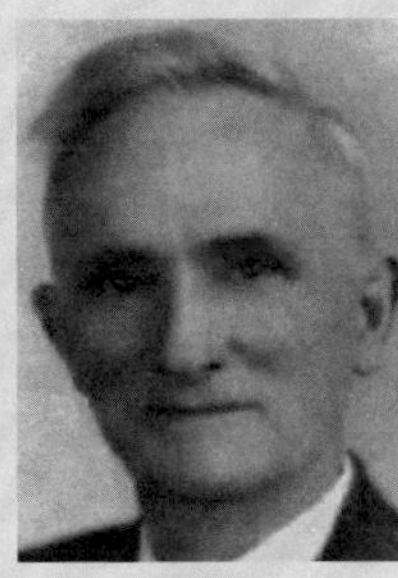

Papa – ein warmherziger und ehrlicher Mann

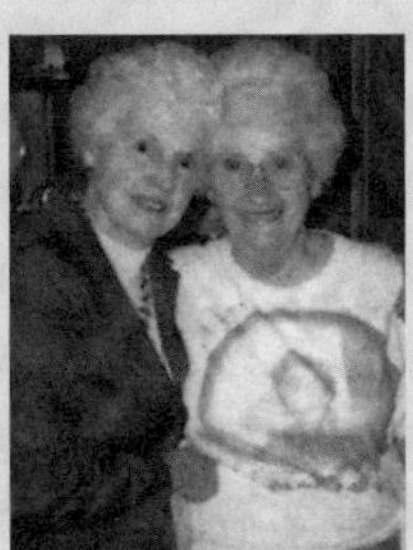

Hazel und Berenice, 1991

J. H. war Kaufmann in Evarts und bediente seine Kunden, hauptsächlich Bergleute, immer sehr zuvorkommend. Hazels Großvater väterlicherseits kam erst vor einer Generation von der anderen Seite der Appalachen aus Virginia nach Kentucky. Hazel hat zwei jüngere Brüder und zwei jüngere Schwestern. Nach Hazel kamen Eugene, dann Berenice, Orin und Frances.

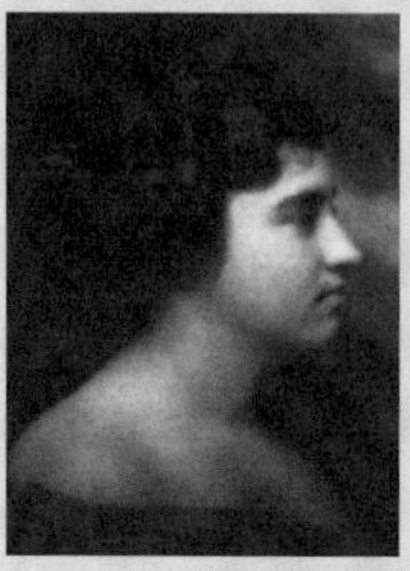

Tante Fannie liebte es, wenn wir Kinder sie besuchten.

Hazel erinnert sich daran, dass sie und Eugene immer darum gekämpft haben, wer das Sagen haben sollte [zeigt Eigenschaften der Persönlichkeit – starker Wille, Führungspersönlichkeit]. Hazel war der Ansicht, dass sie das Recht dazu hätte, weil sie die Älteste war, aber Eugene beanspruchte diese Rolle ebenso, weil er der älteste Junge war. Sie liebten es, sich gegenseitig auszutricksen und Berenice, Orin und Frances dazu zu bewegen, sich auf eine Seite zu schlagen. Einmal spielten die Kinder ein Spiel, bei dem einer von ihnen mit verbundenen Augen durch den Garten geführt wurde, und Hazel führte Eugene direkt in einen frischen Kuhfladen.

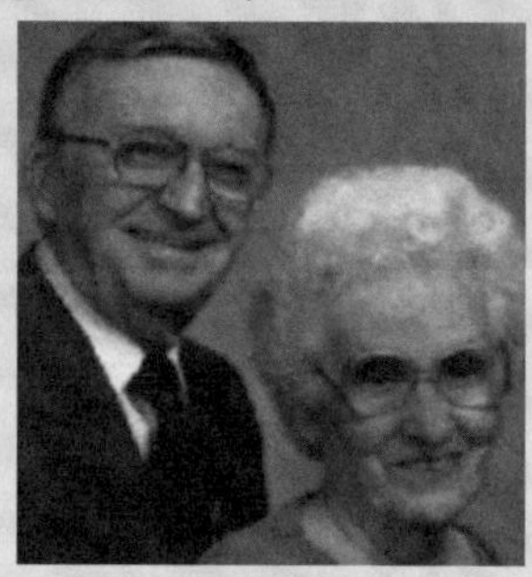

Niece und ich sind uns sehr nahe. Billy war wie ein Bruder.

[Erzählt gern Geschichten aus der Kindheit.]

Abbildung 7.2: Ausgewählte Seiten aus Hazel Kennamers Buch der Erinnerung und ihrer Lebensgeschichte. Fotos und Erinnerungen aus Hazels Leben, zusammengestellt von Mynga Futrell, Hazels Tochter. (Mit freundlicher Genehmigung von Mynga Futrell.)

Die South Laurel High School Family Life Skills Care Class in London, Kentucky, hat sich in einem Altenwohnheim am Ort engagiert und Broschüren über die Lebensgeschichte für jeden der 60 Bewohner des Laurel Heights Home for the Elderly erstellt. Darin werden wichtige Ereignisse im Leben beschrieben, ergänzt durch Bilder und Basteleien. Die Bewohner freuten sich. Sie zeigten die Broschüren dem Personal, der Familie und Freunden. Der Bewohner Milton Kidd erklärte im Rundbrief „Geschick für beste Freunde" (siehe Tool 2.5): „Sehen Sie, hier ist die Lebensgeschichte, die der Student für mich geschrieben hat. Ich muss sie meiner besten Freundin zeigen. Sie wird an all diesen Informationen über mich sehr interessiert sein."

Dieses kreative Projekt hat nicht nur die Kommunikation zwischen dem Personal und den Bewohnern verbessert, sondern hat auch die Einrichtung und die High School in der ganzen Stadt bekannt gemacht. Kapitel 8 befasst sich mit dieser und anderen Techniken zur Verbesserung der Kommunikation.

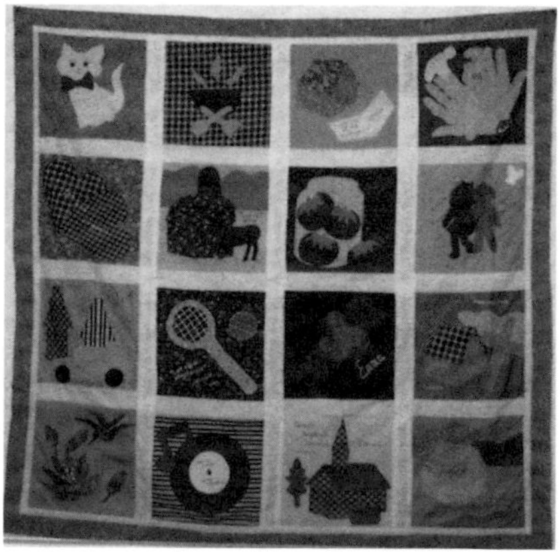

*Abbildung 7.3:
Die Patchworkdecke über die Lebenserfahrung der Einrichtung „Eden Pines" im Ganzen und einige Einzelquadrate. (Fotos mit freundlicher Genehmigung von Hannah Herward, Eden Pines, Lynchburg, Virginia.)*

a) Dieses Quadrat wurde von einer 82-jährigen Afro-Amerikanerin genäht, die den Großteil ihres Lebens damit verbracht hat, für andere zu sorgen. Sie nähte fast alle ihre Kleider selbst und auch die ihrer Verwandten. Sie erinnert sich gern daran, wie sie für ihre Schwester ein rotes Kleid genäht hat; der Reissverschluss musste perfekt eingepasst werden: „Ich habe den Reissverschluss so oft wieder herausgenommen, dass ich dachte, die Naht würde nicht mehr halten." Es war für sie wichtig, dass sie beim Nähen ihr Bestes gab.

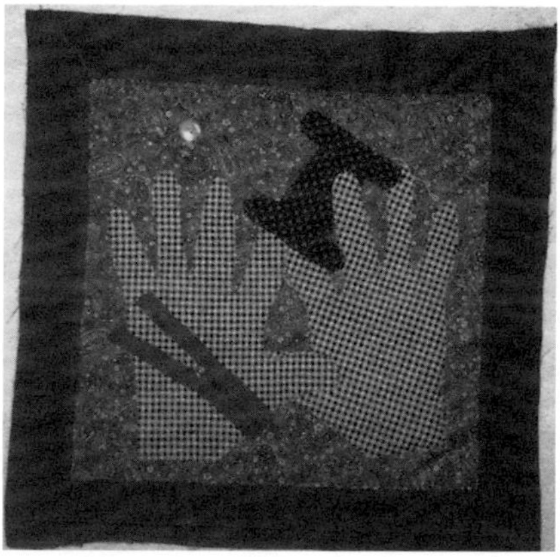

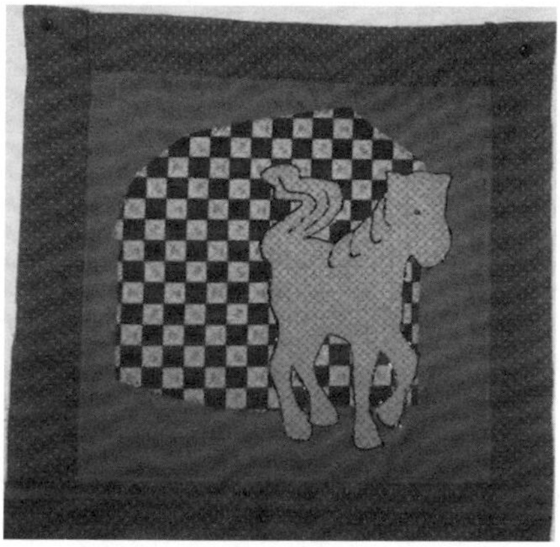

b) Dieses Quadrat wurde von Norris Covington angefertigt, einem 84jährigen Mann, der den Großteil seines Lebens auf seiner Farm in Appomattox, Virginia, verbracht hatte. Er baute dort Tabak und Mais an und zog fünf Kinder groß. Herr Covington erinnert sich an sein Pferd, Stonewall Jackson. Er ritt jeden Tag eine Stunde lang auf Stonewall, egal, wie das Wetter war. „Ich liebte dieses Pferd. Es war mein bester Freund. Es hatte eine besondere Vorliebe für den Wald!" Norris spricht auch gern über seine Abenteuer als Koch auf einem Schleppdampfer im Golf von Mexiko und über die Schönheit des Landes und der Leute in Mexiko.

Verwenden Sie die Lebensgeschichte, um Aktivitäten zu verbessern

Wenn Best-Friends-Mitarbeiter die Hobbys oder Interessen einer Person kennen (zum Beispiel Briefmarken sammeln, Pferde, Patchworkdecken nähen, Artikel schreiben, schnitzen), können sie diese Aktivitäten in die Programmgestaltung für Gruppen und Einzelpersonen einfließen lassen. In einigen Fällen könnte ein Mitarbeiter mit ähnlichen Interessen eine besondere Verbindung zu einem Bewohner aufbauen. Dadurch werden Einzelaktivitäten möglich, was in der Demenz-Pflege höchst wünschenswert ist. In anderen Fällen kann der Bewohner vielleicht noch immer etwas vorzeigen und erklären. Eine Bewohnerin, die eine sehr gute Weberin war, könnte der Gruppe beispielsweise stolz ihre Arbeit zeigen.

Eine Bewohnerin des Encore Senior Living Rediscovery Program, eine pensionierte Lehrerin, wirkte unruhig und besorgt. In ihrer Lebensgeschichte stand, dass sie früher für Lehrpläne und Kinderbücher zuständig gewesen war. Dieser Hinweis ermöglichte es ihr, ihre nervöse Energie auf produktive Art zu nutzen. „Ihre störenden Verhaltensweisen sind jetzt dank des Verständnisses für ihre Lebensgeschichte beseitigt worden", bemerkt Delores M. Moyer, Vizepräsidentin.

Die Verwendung ihrer Lebensgeschichte gab dieser Bewohnerin das Gefühl, dass sie in ihrem neuen Zuhause eine Rolle zu erfüllen oder eine Aufgabe zu erledigen hat – als ob sie weiterhin als Lehrerin arbeiten würde.

Verwenden Sie die Lebensgeschichte, um auf Leistungen hinzuweisen

Best-Friends-Mitarbeiter rufen den Bewohner und Gästen ihre früheren Erfolge in Erinnerung. Wenn sie den richtigen Hinweis erhalten, erinnern sich Personen häufig an Auszeichnungen und besondere Ehrungen. Die Mitarbeiter sollten dafür sorgen, dass sie in der Lebensgeschichte aufgeführt werden. Dabei sollte alles genannt werden, von Preisen aus der frühen Kindheit bis hin zu späteren Auszeichnungen oder anderen Dingen, auf die man stolz sein kann (zum Beispiel vier Kinder großziehen, aus denen etwas geworden ist, ehrenamtliche Tätigkeiten in der Gemeinde oder einfach nur das ganze Leben lang hart gearbeitet haben).

Ein Gast der Tagesstätte des Wellington Parc of Owensboro hat früher als Stallbursche im Churchill Downs Racetrack, dem Austragungsort des Kentucky Derby, gearbeitet. Er erinnerte sich sehr gerne an seine Zeit auf der berühmten Rennbahn. Speziell für ihn plante das Personal eine besondere Party mit der Melodie des Kentucky Derby, Derby-Hüten und typischen, aber alkoholfreien Pfefferminz-Drinks.

Es ist wichtig, die Lebensgeschichte jedes Menschen zu respektieren, um sein Selbstwertgefühl zu stärken und bedeutsame Momente für die Person zu finden.

Verwenden Sie die Lebensgeschichte, um schwierige Verhaltensweisen zu vermeiden

Best-Friends-Mitarbeiter setzen die Lebensgeschichte geschickt ein, um schwierige Verhaltensweisen zu verhindern. Zum Beispiel findet man in der Lebensgeschichte Hinweise auf Themen oder Situationen, die man vermeiden sollte. Es kann herauskommen, dass eine Person als Kind von einem Hund gebissen wurde und deswegen Angst vor Tieren hat.

Die Lebensgeschichte kann auch eine Quelle für Tipps sein, wie man Ängste vertreibt. Eine Person, die Tiere liebt, lässt sich von einem Hund trösten, wenn sie traurig ist. Im folgenden Fall brachte die Lebensgeschichte einen ungewöhnlichen Schlafrhythmus ans Tageslicht:

Eine Krankenschwester im Fountainview Center entdeckte, dass eine Bewohnerin früher immer um halb vier Uhr morgens aufgestanden war, um pünktlich um halb sechs in der Arbeit zu sein. Als sie ihre Gewohnheit fortführte, störte das die Mitarbeiter zunächst. Nachdem sie davon durch die Lebensgeschichte erfahren hatten, konnten sie es allerdings besser akzeptieren und gaben den frustrierenden Kampf auf, ihren Schlafrhythmus ändern zu wollen.

Wirklich gute Einrichtungen für Demenz-Pflege können mit den Gewohnheiten und Eigenarten der Menschen arbeiten. Wenn eine Person früher immer bis Mittag geschlafen hat, sollte das Programm einen Weg finden, sie ausschlafen zu lassen und auch die Familie zur Unterstützung dieser Entscheidung bewegen.

Wenn man die Lebensgeschichte gut kennt, kann dadurch sichergestellt werden, dass die Worte, die zur Ablenkung oder für eine positive Botschaft verwendet werden, so sehr der Wahrheit entsprechen wie möglich. Eine Bewohnerin des Fountains fragte, wo ihr Mann sei, und eine Mitarbeiterin sagte aufs Geratewohl: „Er ist draußen beim Fischen." Die Bewohnerin wusste, dass ihr Mann nicht beim Fischen war; er hatte nämlich Angst vor Wasser und noch nie in seinem Leben gefischt. Dieses scheinbar harmlose Ablenkungsmanöver ging nach hinten los und erzeugte bei der Bewohnerin Angst und Stress. Wenn die Mitarbeiterin die Lebensgeschichte der Bewohnerin gekannt hätte, wäre sie vielleicht in der Lage gewesen, eine passendere Antwort zu geben, wie zum Beispiel: „Er ist an der Universität und bereitet seine Vorlesung vor."

Es kann gefährlich sein, die Lebensgeschichte eines Bewohners nicht zu kennen. Eine gleichgültig dahingesagte Antwort wie „Er ist beim Fischen" könnte eine äußerst negative Reaktion hervorrufen.

Verwenden Sie die Lebensgeschichte, um Rituale von früher einzubinden

Best-Friends-Mitarbeiter fördern die Beibehaltung von Ritualen, die von der Person vor ihrer Krankheit praktiziert wurden. Es liegt in der Natur von Ritualen, dass sie dem Individuum Struktur, Ordnung und Beruhigung geben. Eine Person, die jeden Tag einen Spaziergang gemacht hat, kann dadurch beruhigt werden, dass sie dieses Ritual in ihrem neuen Heim oder ihrer neuen Tagesstätte beibehält. Personen können auch durch religiöse Traditionen beruhigt werden, wie in dem folgenden Beispiel von Dorothy Seman:

Josephine, die katholisch war, litt unter fortgeschrittener Demenz. Sie hatte eine sehr kurze Aufmerksamkeitsspanne. Sie saß oft mit geschlossenen Augen da und machte mit ihrer Stimme Geräusche, die schwer zu verstehen waren. Währenddessen machte sie kleine Kreisbewegungen mit den Händen. Das Personal war verdutzt, bis sich einer zu sagen traute: „Wenn ich es nicht besser wüsste, würde ich sagen, dass sie den Rosenkranz betet." Als Josephine das nächste Mal diese Handbewegungen machte, legte ihr ein Mitarbeiter einen Rosenkranz in die Hände. Josephine begann, die Perlen zu ertasten. Mit Tränen in den Augen strahlte sie den Mitarbeiter an und führte das Kruzifix an ihre Lippen, um es zu küssen. Josephines Tochter bestätigte später die Frömmigkeit ihrer Mutter, aber sie hatte gedacht, dass die Krankheit ihrer Mutter zu weit fortgeschritten sei, als dass diese ihre Traditionen beibehalten könnte. Tatsächlich aber schien sie das Anknüpfen an diese Tradition zu beruhigen.

Alltagsrituale – religiös oder weltlich – sind wichtig. Für einige Menschen ist der Kaffee am Morgen oder der Tee am Nachmittag unentbehrlich.

Verwenden Sie die Lebensgeschichte, um das Pflegenetzwerk durch ehrenamtliche Mitarbeiter zu erweitern

Best-Friends-Mitarbeiter wissen, dass umfassende Lebensgeschichten eine Goldmine für potenzielle Ehrenamtliche sein können. Wenn man die Lebensgeschichte verwendet, kann eine Liste mit potenziellen Organisationen oder Ehrenamtlichen erstellt werden, die einem Demenzprogramm helfen können. Zum Beispiel kann man die örtliche Feuerwehr fragen, ob sie mit dem Dalmatinerhund, der ihr als Maskottchen dient, einen pensionierten Feuerwehrmann besuchen kommt; ein Organist kann gebeten werden, für Gemeindemitglieder und andere Bewohner zu spielen, die nicht mehr zum Gottesdienst gehen können, oder man kann einen renommierten Club bitten, Spenden für die Einrichtung zu sammeln, wenn ein Bewohner dort Mitglied war.

Ein Gast des Helping Hand Day Center war im Frauenchor der Gemeinde aktiv gewesen. Als diese Tatsache aus ihrer Lebensgeschichte zum Vorschein gekommen war, setzte sich das Personal mit dem Chor in Verbindung und fand so Ehrenamtliche, die mit ihr im Center Zeit verbringen konnten.

Die Lebensgeschichte kann der Ausgangspunkt für einen erfolgreichen Vorstoß sein, um für ein Demenzprogramm mehr Ehrenamtliche zu gewinnen.

Fazit

William M. Small, der Leiter und Besitzer des Fountainview Center, hat uns einen überzeugenden Brief darüber geschrieben, wie das Best-Friends-Modell die Wahrnehmung der Lebensgeschichte durch die Einrichtung verändert hat:

Zu Zeiten unseres alten Pflegemodells las der Sozialarbeiter die Lebensgeschichte eines Bewohners während der Erstellung des allerersten Pflegeplans kurz durch und heftete sie dann in der Akte ab. Damals gab es die nächste Diskussion über die Lebensgeschichte eines Bewohners oft erst, wenn jemand dessen Todesanzeige aus der Zeitung mitbrachte. Oftmals beteiligten sich an dieser Diskussion die Mitarbeiter, die unmittelbar für die Pflege des Bewohners zuständig waren, und sie fanden im Nachhinein lauter interessante Dinge, die sie über den Bewohner nie erfahren hatten. Diese Diskussionen enthüllten eine persönliche Dimension des Bewohners, die die Mitarbeiter nie kennen lernen durften.

Diese Darstellung steht in einem starken Kontrast zu dem, wie wir unsere Bewohner heute sehen und wie wir mit ihnen in Verbindung stehen. Wir benützen das Best-Friends-Modell für die Lebensgeschichte aller Bewohner und grenzen so unser Pflegekonzept von anderen ab. Es erinnert uns auch daran, dass wir unsere Bewohner, unsere besten Freunde, kennen lernen wollen, solange sie unter uns sind, und nicht erst durch Nachrufe, nachdem sie von uns gegangen sind.

Die letzte Aussage findet bei vielen Programmleitern in der Langzeitpflege Anklang. Einrichtungen, die das Best-Friends-Modell und damit die große Bedeutung der Lebensgeschichte übernommen haben, werden feststellen, dass Nachrufe dazu dienen, an das Leben der Person und ihre Leistungen zu erinnern. Man sollte ihr nicht erst dann das erste Mal begegnen.

Kasten 7.2 enthält solch einen Nachruf, den von Charley Collins, der in Santa Barbara sehr bekannt und ein Gast des Friendship Adult Day Center war. Wir zollen Charley mit diesem Nachruf Tribut und wollen gleichzeitig zeigen, wie viele Details er enthält. Das Friendship Adult Day Center war denn auch nicht überrascht, wie viele Facetten sein Leben hatte. Wir glauben, dass jedes Demenzprogramm, das die Lebensgeschichte berücksichtigt, die gleiche Erfahrung machen wird.

Kasten 7.2

Nachruf auf Charles Collins

Charles Collins war ein Tagesgast des Friendship Adult Day Care Center, Santa Barbara, Kalifornien. Das Personal kannte ihn gut und zeigte sogar die alten Filme, in denen er mitgespielt hat. Erreicht Ihr Programm diese Informationsdichte oder würden Sie von diesen Dingen erst nach dem Tod des Bewohners oder Gastes erfahren?

Collins, Charles, 95, seit über 30 Jahren Einwohner der Gemeinde Montecito, Santa Barbara, ist am 26. Juni 1999 im Saint Francis Medical Center an den Folgen einer Lungenentzündung verstorben.

Er war ein fröhlicher, netter und sanftmütiger Mann, dessen Lächeln jeden Raum und jedes Leben, in den/das er eintrat, erhellte.

Charley wurde am 7. Januar 1904 geboren, wie er gerne erzählte, „in einer Art Hütte in der Nähe von Manitou im Gebiet von Oklahoma, noch bevor es zum Staat wurde". Er war der fünfte Sohn von Mark und Elizabeth Collins.

Sein Vater hatte ein Stück Land erworben, auf dem er Baumwolle anbaute. Charley mochte das Leben auf der Farm und scherzte oft, dass er sich über verregnete Tage freue, an denen er kein Unkraut jäten musste.

Er wollte auf die Landwirtschaftsschule gehen und Farmer werden. Aber auf Wunsch seiner Mutter ging er auf die Wirtschaftsschule. Danach zog er im Alter von 16 Jahren nach Oklahoma City und fing bei Antoine Clausen, einem der ersten Makler in Oklahoma City, als Buchhalter an. Charley arbeitete tagsüber fleißig, widmete aber seine Nächte dem Singen und Tanzen, indem er mit einer kleinen Band auftrat, in der er Saxophon spielte und Steppen lernte. Dies machte er schließlich zu seinem Beruf. Er arbeitete an seinem Akzent und verfeinerte seine Tanztechnik.

Er arbeitete sich schließlich bis nach New York hoch, wo er im „The Palace" auftrat, das höchste Ziel jedes Varieté-Künstlers. Er trat bei der gleichen Veranstaltung auf wie der junge Bob Hope. Später bekam er die jugendliche Hauptrolle in „Ripples", einer Broadway-Show mit Fred Stone. Dort lernte er auch die Schauspielerin Dorothy kennen, Freds Tochter.

Charley trat einige Jahre in London auf, wo er und Dorothy 1932 heirateten. Über die Jahre arbeiteten sie sowohl getrennt als auch zusammen. Sie traten in einer Neubearbeitung von „The Red Mill" auf, einem Musical, das in den späten 40ern sehr lange am Broadway lief. Zu Charleys Karriere gehörte die Hauptrolle in der Musical-Komödie „Dancing Pirate" von 1936, in der er seine Fähigkeiten als Tänzer zeigte. Seinen letzten professionellen Auftritt hatte er in den 80ern im Fernsehen, als Gaststar in einem Teil von „The Master Series".

Charley und seine Frau haben bis Mitte der 1960er Jahre in Musicals, Komödien und Revuen mitgewirkt. Sie setzten sich 1969 in Santa Barbara, Kalifornien, zur Ruhe, wo Dorothy 1974 starb.

Charley, der vom ersten Moment an von Santa Barbara begeistert war, erfuhr von dem verstorbenen Walter Thompkins, dass die Unregelmäßigkeiten der Straßen von Santa Barbara den Fehlern eines frühen Landvermessers zugeschrieben wurden. Er verfasste das folgende Gedicht mit dem Namen „Haley's Jig:"

Carrillo, Cabrillo,
Castillo, and Haley
Conferred at Ortega
and Soledad daily.
Santa Barbara surveying
held much of their thought
And Haley sold a deal that
the other three bought.

They told him
to take his good chain
and his compass
And lay out the streets
to avoid any rumpus,
But Haley just wanted
to go for the ride
And his short chain
was lengthened with
stretchy rawhide.

When the sun was real hot
on the rawhide
t'would beat
And the next block was
short by a number of feet
But early at morn,
with dew on the rock
The rawhide would stretch
and lengthen the block.

So if streets
don't quite jibe
Then haul in your jib
And tack when you should
Or you'll fracture a rib!

Charley mischte sich oft und lautstark in die Kommunalpolitik ein und war ein Mitglied des Channel City Club. Er stand lange mit Ronald Reagan in Briefkontakt, mit dem er in der Screen Actor's Guild war.

Er sagte oft, dass er ein langes und wunderbares Leben gehabt habe.

In den letzten 26 Jahren hat er glücklich mit seiner geliebten und treuen Catherine Good Garvin zusammengelebt, die er nun hinterlässt. Charley wollte nicht, dass für ihn ein offizieller Trauergottesdienst stattfindet, aber Freunde, die seiner gedenken wollen, werden gebeten, für das Friendship Center, Eucalyptus Lane 89, wo er viele angenehme Stunden verbracht hat, zu spenden.

Die Beerdigung wird von Welch-Ryce-Haider Funeral Chapels organisiert.

(Artikel mit freundlicher Genehmigung von Catherine Good Garvin.)

Ausbildungstools

Tool 7.0 Aufwärmen: Sich kennen lernen

Diese lustige Übung hilft dem Personal, mehr über die Lebensgeschichte der Kollegen (und später der Bewohner oder Tagesgäste) zu erfahren, und unterstützt den Aufbau von Beziehungen in der Einrichtung.

Verteilen Sie Karteikarten mit Fragen an alle Mitarbeiter im Raum und bitten Sie sie, eine oder mehrere der folgenden Fragen zu beantworten. (Verwenden Sie diese Vorschläge oder erstellen Sie nach Bedarf Ihre eigenen. In der Stadt beispielsweise besitzen viele Mitarbeiter vielleicht gar kein Auto oder fahren nicht damit zur Arbeit.)

Sagen Sie dem Kurs, dass Sie von den Karten vorlesen und jeder raten muss, um wen es in der Geschichte geht. Deshalb sollten sie nichts aufschreiben, was sie nicht vor der Gruppe sagen wollen.

Sammeln Sie die Karten ein, und halten Sie die Mitarbeiter an, ihre Karten nicht dem Nachbarn zu zeigen. Wählen Sie zufällig eine oder mehrere Karten aus, und beginnen Sie, einige Antworten vorzulesen. Bitten Sie die Gruppe zu raten, von wem sie sind. Geben Sie jedem „Gewinner" einen kleinen Preis, wie etwa ein Bonbon.

Fragen für die Karteikarten

- Wenn Sie mit einem Prominenten zu Abend essen könnten, wer wäre das (es gelten sowohl schon verstorbene als auch noch lebende Personen)?
- Was für ein Auto haben Sie? Was für ein Auto hätten Sie gerne?
- Mögen Sie Katzen oder Hunde, oder weder noch?
- Welche Musik oder Musikgruppe hören Sie am liebsten?
- Mit wem würden Sie am liebsten in einem Fahrstuhl stecken bleiben oder auf einer einsamen Insel sein?
- Was ist Ihr Lieblingsessen?
- Wohin würden Sie gerne in Urlaub fahren?

Variation: Bitten Sie die Mitarbeiter, eine Karte mit Stichpunkten oder einen anderen schnellen und einfachen Überblick über sich zu erstellen. Sie können dies entweder für sich machen oder mit anderen Mitarbeitern zusammen.

Tool 7.1 Lernspiele: Der beste Freund in Ihrem Leben

Dieses Spiel macht Spaß und hilft den Kursteilnehmern, über ihre Lebensgeschichte nachzudenken. Es ähnelt dem Tool 6.0, aber in diesem Tool wird nach biographischen Angaben gefragt, statt nach persönlichen Qualitäten. Benutzen Sie ein Flipchart oder eine Tafel, um die Antworten der Gruppe festzuhalten.

Bitten Sie die Kursteilnehmer, die Augen zu schließen, sich eine Minute Zeit zu nehmen und an einen sehr guten oder den besten Freund zu denken. Sagen Sie den Teilnehmern, dass Sie sie bitten werden, seinen Vornamen und zwei oder drei Informationen zu ihm zu nennen (zum Beispiel Geburtsort, Hobbys, Religion, Interessen, Beruf).

Wenn die Namen und Fakten vorgelesen werden, schreiben Sie sie an die Tafel, wobei der Vorname links und die Fakten rechts stehen sollten. Dies könnte beispielsweise so aussehen:

Josko	Zimmerer, Trompetenspieler, Fußballspieler
Rosa	kauft gern ein, macht gerne Patchworkdecken, geboren in Walla Walla, drei Söhne
Dana	Mitglied der Southern Baptist-Glaubensgemeinschaft, reist gern, Sammler von Antiquitäten

Versuchen Sie, jeden zur Teilnhame zu bewegen. Überprüfen Sie die Liste mit den Fakten. Weisen Sie darauf hin, wie viel wir über unsere Freunde wissen.

Wir sollten uns bemühen, genauso viel über die Lebensgeschichten der Personen, die wir pflegen zu wissen, wie über unsere Freunde. Diskutieren Sie darüber, wie sich die Pflege verbessert, wenn man die Bewohner oder Tagesgäste gut kennt.

Variation: Verteilen Sie Karteikarten und bitten Sie die Gruppe, drei Dinge über sich selbst aufzuschreiben, die sie gerne mitteilen möchten. Bitten Sie die Teilnehmer, Ihnen die Karten zu geben, wenn sie mit dem Schreiben fertig sind. Lesen Sie die Informationen auf den Karten vor, oder führen Sie ein Ratespiel über die Punkte auf den Karten durch. Diskutieren Sie, wie lustig es sein kann, mehr über die anderen zu erfahren.

Tool 7.2 Programmvorschlag: Das Personal ermutigen, die Lebensgeschichte zu lernen

Mehrere Programme haben Methoden entwickelt, wie man das Personal dazu ermutigt, die Lebensgeschichten von Bewohnern oder Tagesgästen in einer Einrichtung zu lernen.

Die Person oder die Familie präsentiert dem Personal die Lebensgeschichte in der ersten Woche nach dem Einzug.
Laurel Heights Home for the Elderly

Die Lebensgeschichte steht den Mitarbeitern im ihrem Aufenthaltsraum zur Verfügung, so dass sie sich in der Freizeit damit beschäftigen können.
Wellington Parc of Owensboro

Erstellen Sie ein Buch mit der Lebensgeschichte für jede Person. Beispiele dafür sind das Buch „Das ist Ihr Leben" (*Omahanui Private Hospital*), die „Broschüre zur Lebensgeschichte" (*Laurel Heights Home for the Elderly*) und das „Buch der Lebensgeschichte" *(Porterville Senior Day Care).*

Feiern Sie besondere Anlässe wie Geburtstage unter dem Motto „Das ist Ihr Leben".
Helping Hand Day Center

Ein Mitarbeiter nimmt sich eine Lebensgeschichte pro Woche vor und präsentiert eine zehnminütige Zusammenfassung beim Personalmeeting.
Laurel Heights Home for the Elderly

Stellen Sie Personen bei jeder Gruppenaktivität mit einer Information aus ihrer Lebensgeschichte vor.
Helping Hand Day Center

Wenn es ein Tagesmotto gibt, können Sie einige Gegenstände aus der Lebensgeschichte einer Person präsentieren (zum Beispiel eine Uniform von der Heilsarmee, die einer Teilnehmerin gehört, wenn das Thema Uniformen aller Art ist).
Helping Hand Day Center

Ein Patchworkdecken-Projekt zum Thema Lebenserfahrung, bei dem die Quadrate das Leben der einzelnen Bewohner darstellen.
Eden Pines

Tool 7.3 Programmvorschlag
Verschiedene Arten, die Lebensgeschichte zu verwenden

Die Lebensgeschichte kann jeden Tag in Ihr Programm einfließen. Hier sind einige Vorschläge:

- Die Person grüßen und das Erkennen verbessern
- Die Person anderen vorstellen
- In Erinnerungen schwelgen
- In der Einzelpflege Personen beruhigen
- Die Kommunikation durch Hinweise und Anhaltspunkte verbessern
- Angemessene Aktivitäten entwerfen
- Auf Leistungen hinweisen
- Helfen, schwierige Verhaltensweisen zu vermeiden
- Vertraute Alltagsrituale mit einbeziehen
- Durch Ehrenamtliche das Pflegenetzwerk und die personellen Ressourcen erweitern

Tool 7.4 Programmvorschlag: Karten mit Stichpunkten

Für jeden Bewohner sollten nach der Aufnahme Karten angefertigt werden, die regelmäßig auf den neuesten Stand gebracht werden. Dies können Karteikarten oder auch größere Blätter sein, die von dem Mitarbeiter, der für den jeweiligen Bewohner verantwortlich ist, ausgefüllt werden und zehn bis fünfzehn besondere Dinge über ihn (zum Beispiel Vorlieben, Abneigungen, Werte, Gewohnheiten, interessante Neuigkeiten) festhalten. Es ist ebenfalls gut, der Karte ein Bild des Bewohners beizufügen, um sie persönlicher zu machen. Die folgende Liste soll als Beispiel dienen:

Name des Bewohners: Peter Schmidt
Zuständige Pflegekraft: Jana Mirko
Aufnahmedatum: 2.11.99

- Trinkt gerne vor dem Anziehen seinen Kaffee; wenig Milch, ein Stück Zucker.
- Hatte einen Sohn, der bei einem Autounfall starb – eine Quelle großer Traurigkeit.
- Mag gerne Witze und kann auch selbst ein paar erzählen.
- War Rektor einer großen Grundschule; redet gern über das Unterrichten.
- Geht oft auf und ab, wenn er verstimmt oder verärgert ist.
- Tut alles für einen Snickers-Riegel.
- Liebt Fußballspiele.
- Seine Tochter Lisa möchte gern etwas aus dem Tagesablauf ihres Vaters erfahren und Bilder von ihm haben, wie er etwas unternimmt.
- Mag keine weißen Bohnen, Paprikaschoten und Spinat.
- Hat schon lange Probleme mit Schmerzen im rechten Bein; gut mit Aspirin zu behandeln. Der Arzt sagt, er solle jeden Tag einen Spaziergang machen.
- Ist beim Waschen sehr schamhaft; immer ein Handtuch um ihn legen.

Die Karteikarten sollten an einem Ort aufbewahrt werden, der allen Mitarbeitern zugänglich ist. Jeden Monat sollte jemand überprüfen, ob die neuesten Informationen auf der Karte eingetragen sind.

Variation von Dee Carlson: Bitten Sie jeden Mitarbeiter, eine Karte zu sich selbst zu erstellen und mit dem Rest der Gruppe zu diskutieren. Ziehen Sie diese Aktivität für die Personalausbildung in Betracht; sie ist eine gute Übung, um Teamgeist zu entwickeln.

Variation des Helping Hand Day Center: Bereiten Sie für neue Mitarbeiter oder Ehrenamtliche „Spickzettel" vor, die sie verwenden können, wenn sie mit dem Gast allein sind. Die Karten sollten mindesten sechs Dinge enthalten, die eine Person tagsüber gern tut. Händigen Sie die Karten auf Nachfrage aus oder schreiben Sie den bevorzugten Namen der Person auf eine Seite der Karte und stecken Sie diese an die Pinnwand im Büro.

(Nach Dee Carlson, Leiterin von ACCET, Inc., Lexington, Kentucky.)

Tool 7.5 Programmvorschlag: Lebensgeschichte schnell und einfach

Hier sind neun weitere Vorschläge, wie die Lebensgeschichte täglich in Ihrem Programm verwendet werden kann:

Erstellen Sie für jede Person ein Poster mit der Lebensgeschichte, auf dessen Rückseite wichtige Informationen für spontane Ideen, was man unternehmen könnte, oder für eine individuelle Unterhaltung stehen.
Porterville Senior Day Care

Machen Sie von jeder Person ein Foto für eine Bildergalerie und versehen Sie jedes Bild mit dem bevorzugten Namen der Person.
Berichten Sie über den „Bewohner der Woche" oder den „Bewohner des Monats" im Rundbrief oder am Schwarzen Brett.
Erstellen Sie Quizfragen auf der Grundlage von Informationen aus den Lebensgeschichten und verwenden Sie sie in der Gruppe, um „Wer bin ich?" zu spielen.
The Fountainview Center

Suchen Sie nach Gemeinsamkeiten von Bewohnern oder Tagesgästen wie z.B. das gleiche Geburtsdatum, und verwenden Sie diese Information im Rundbrief oder führen Sie ein Ratespiel durch, um zu sehen, wer die Antwort zuerst weiß.
Ermutigen Sie das Personal, sich einen guten Freund zu suchen.
Helping Hand Day Center, Laurel Heights Home for the Elderly, und Serenity Nursing Home

Stellen Sie eine Erinnerungsschachtel oder einen -korb zusammen. Schreiben Sie dann auf eine kurze Liste, was sich darin befindet, um für Besucher das Gespräch mit der Person zu erleichtern.
Erstellen Sie eine Karte mit der Lebensgeschichte, einem guten Foto und einer kurzen Beschreibung, die die Person selbst lesen kann oder vorgelesen bekommt.
Cindy Lynch, Beraterin für Alzheimer-Pflege und Forscherin, New Concord, Kentucky

Präsentieren Sie im monatlichen Aktivitätsplan eine Lebensgeschichte.
Hotel Pawnee, The Urban Group

Tool 7.6 Lernspiele: Eine echte Lebensgeschichte erstellen

Am effektivsten lernt man, wenn man echte Fallstudien verwendet oder in einem Langzeit-Pflegeprogramm praktische Erfahrungen sammelt.

Hängen Sie einen großen Bogen Papier an die Wand. Bitten Sie die Kursteilnehmer, so viele Fakten über einen Bewohner oder Tagesgast zu nennen wie sie können. Schauen Sie, wie viele sie nennen können (25? 50? 100?). Geben Sie Stichpunkte, wie *Familie, Spiritualität, Haustiere, Lieblingsbeschäftigungen, Farben, Hobbys und berufliche Tätigkeiten.* Schreiben Sie die Informationen auf den Bogen.

Wiederholen Sie die Übung mehrere Male mit unterschiedlichen Bewohnern oder Tagessgästen.

Variation von Kay Lloyd – Wer bin ich?: Dies ist ein lustiges Spiel, bei dem der Gruppenleiter Listen mit ungewöhnlichen Informationen über bestimmte Bewohner oder Tagesgäste vorbereiten kann (zum Beispiel „Wer hat in Paris Kunst studiert? Wer war an der Herstellung der größten Pizza der Welt beteiligt? Wessen Lieblingsfarbe ist Lila?“). Sie können der Gruppe vorgelesen werden, die dann raten muss, um welche Person es sich handelt.

Dieses Spiel erinnert das Personal daran, dass man immer auf Überraschungen stoßen kann, und daran, wie reich das Leben vieler Personen ist, die sie pflegen.

Variation: Überlegen Sie, wie die Mitarbeiter mehr über die Person herausfinden können (zum Beispiel in den Akten, von den Familien, von der Person selbst).

Tool 7.7 Programmvorschlag: Familien in die Erstellung der Lebensgeschichte mit einbeziehen

Familien freuen sich in aller Regel über das Interesse eines Best Friends-Programms an der Erstellung einer detaillierten Lebensgeschichte; weil sie jedoch oft von der Pflege zu sehr in Anspruch genommen sind, kann es schwierig sein, an die benötigten Informationen zu kommen. Hier sind einige Ideen für das Sammeln von Informationen zur Lebensgeschichte, und zwar sowohl vor der Anmeldung als auch im weiteren Verlauf.

✓ Vereinbaren Sie einen telefonischen Termin, bevor die Person aufgenommen wird, und sprechen Sie mit einem Familienmitglied. Sie bekommen in einem Gespräch mehr Informationen als durch einen Fragebogen. Viele Familien sind zu beschäftigt oder damit überfordert, ein Formular selbst auszufüllen. *Variation:* Übertragen Sie diese Aufgabe einem Mitarbeiter des Pflegepersonals, Ehrenamtlichen, fähigen Bewohner oder einem Mitglied einer anderen Familie, das sich bereits auskennt.

✓ Denken Sie daran, dass manche Familien vielleicht nicht viel über den jeweiligen Verwandten oder Freund wissen. Versuchen Sie Ihr Bestes, um so viele Informationen zu erhalten wie möglich.

✓ Schreiben Sie einen Brief an die Familie, in dem Sie sie bitten, vielleicht ein Fotoalbum von ihrem Angehörigen für das Personal zu machen. (*Anmerkung:* Viele Familien werden keine Zeit dafür haben, diese Aufgabe zu erledigen, aber einige schon. Wenigstens haben Sie dann Informationen zu einigen Bewohnern.)

✓ Bitten Sie die Familien, fünf Fotos von besonderen Ereignissen aus dem Leben der Person mitzubringen. Dann kleben Sie die Fotos auf einen DIN A4-Karton und schreiben mit Hilfe der Familienmitglieder gleich Bildunterschriften. Besucher oder Mitarbeiter können diese Fotos benützen, um Gespräche zu beginnen oder in Erinnerungen zu schwelgen.

✓ Bitten Sie die Familie, Gegenstände mitzubringen, die wichtige Lebensabschnitte der Person widerspiegeln (zum Beispiel Uniformen, Bücher, Reiseandenken). Verwenden Sie sie bei Aktivitäten oder bei Übungen mit den Mitarbeitern.

✓ Laden Sie ein oder mehrere Familienmitglieder ein, in der Einrichtung eine Rede zu halten; sogar Kinder im Schulalter können das tun, und die Mitarbeiter sprechen auf generationenübergreifende Aktionen an.

✓ Rufen Sie für Familienmitglieder und interessierte Bewohner und Tagesgäste einen monatlichen Sammelalbum-Club ins Leben.

Tool 7.8 Programmvorschlag: Rundbrief: Geschick für gute Freunde

Erstellen Sie Ihren eigenen Rundbrief, ähnlich diesem Beispiel des Laurel Heights Home for the Elderly.

Da wir erfahren haben, dass eine unserer Bewohnerinnen immer darauf bestand, dass ihre Kinder und ihr Mann sich wuschen und frisch anzogen, sobald sie von der Arbeit auf dem Bauernhof ins Haus gekommen waren, wissen wir, dass es für sie wichtig ist, sauber und gepflegt zu sein. Sie ist viel ruhiger und glücklicher, wenn wir uns danach richten und mit ihr darüber reden.
Buffy Nichols, Pflegerin

Wir haben sehr gerne Bilder von der Familie, dem Heimatort, der Kirche etc. der Bewohner, die wir mit ihnen anschauen können.
Jennifer Callansa, Pflegerin

Ich lache, singe und freue mich gern mit meinen Bewohnern. Ich kann ihnen dann leichter beim Anziehen helfen.
Candy Smith, Pflegerin

Wenn ich sehe, wie ein Bewohner traurig schaut, und ich sage: „Tut mir leid, dass Sie heute traurig sind. Ich fühle mich auch manchmal so", dann kann ich fast sofort eine Reaktion sehen.
Carol Miller, Sozialarbeiterin

Neulich ging eine Bewohnerin mit Alzheimer ständig auf und ab. Wir haben ihr abwechselnd die Hand gehalten und „Jesus Loves Me" (eines ihrer Lieblingslieder) gesungen, und sogar mit ihr getanzt. Es schien sie irgendwie zu beruhigen, aber wir mussten uns alle eine ganze Zeit lang abwechseln, um sie so zu erschöpfen, dass sie sich ausruht.
Tracy Brown, Pflegerin

Wenn wir sehen, dass eine unserer Personen mit Alzheimer weint, hilft es normalerweise, ein paar Minuten mit ihr über ihre Tochter zu reden. Wir sagen ihr, dass sie in der Arbeit ist, dass sie ihre Kleidung wäscht und zum Frühstück kommt. Sie weint nur noch mehr, wenn man sie bittet, damit aufzuhören.
Wilma McDowell, Pflegerin

Geschick kann heißen …

Die Lebensgeschichte eines Bewohners zu kennen. Diese kleinen Dinge, die z.B. ein Bad zu etwas machen, auf das man sich freuen kann. Unser Gesicht und unser Lächeln sollten zeigen, wie sehr wir uns freuen, ihn oder sie zu sehen. Freudestrahlende Gesichter sind eine tolle Begrüßung für einen Freund.

Tool 7.9 Programmvorschlag: Anleitung für eine Lebensgeschichte

Kopieren Sie dieses Formular für die Lebensgeschichte oder passen Sie es entsprechend an, um es in Ihrem Programm zu verwenden.

Alzheimer-Pflege im Aspen Ridge: Ein Rezept für eine Lebensgeschichte

Name ______________________ Geburtstag __________
Geburtsort ______________________
Spitzname/Kosename ______________________
Familienstand __________ Name des Partners __________
Anzahl der Kinder _____ Anzahl der Enkelkinder _____ Anzahl der Urenkel _____

Name der Kinder	Alter	Partner	Name von deren Kindern	Alter
1) ______	___	______	______	___
2) ______	___	______	______	___
3) ______	___	______	______	___
4) ______	___	______	______	___

Kindheit

Name der Mutter __________ Geburtsort __________ Beruf __________
Name des Vaters __________ Geburtsort __________ Beruf __________
Geschwister ______________________
Haustiere __________ Betreuung im Vorschulalter __________
Schulzeit, Erinnerungen, Lieblingsereignisse oder lustige Momente __________
____
____
Ehrungen/Auszeichnungen/Erfolge ______________________

Jugend

Name der Schule __________ Lieblingsfach __________
Name des besten Freundes ______________________
Hobbys/Sport/Interessen ______________________
Erster Arbeitsplatz __________ Lieblingskleidung __________
Erinnerungen an die Schulzeit/Lieblingsereignisse oder lustige Momente __________
____
Ehrungen/Auszeichnungen/Erfolge ______________________
____

Frühes Erwachsenenalter

Name der Universität ______________________
Vereine/ehrenamtliches Engagement ______________________
Ehe(n)/Partner __________ Hochzeitstag __________
Erste Verabredung mit dem Partner ______________________
Erinnerungen an den Hochzeitstag ______________________
____
____

Erste eigene Wohnung ______________________ Wehrdienst __________________
Erinnerungen an das Arbeitsleben/Lieblingsereignisse oder lustige Momente

____

____

Besondere Erinnerungen an die Kinder _______________________________________
Ehrungen/Auszeichnungen/Erfolge ____

____

Mittleres Erwachsenenalter
Hobbys ____
Vereine/Organisationen ____
Ehrenamtliches Engagement ____
Ehrungen/Auszeichnungen/Erfolge ____

____

besondere Erinnerungen an die Enkelkinder, Lieblingsereignisse oder lustige Momente ____

____

____

Spätes Erwachsenenalter
Lebenswerk und Leistungen ____

____

Hobbys ____
Reise ____
Besondere Erinnerungen an die Familie/Lieblingsereignisse oder lustige Momente ____

____

Weitere wichtige Zutaten
Ethnischer Hintergrund ________________ Religiöser Hintergrund _______________
Auszeichnungen ____
Besondere Fähigkeiten ____
Lieblingsschauspieler/schauspielerinnen ______________________________________
Bevorzugter Musikstil ____
Lieblingssportler ____
Lieblingsfarbe(n) ____
Lieblingsbuch/-bücher ____

____

Andere Vorlieben ____
Traumata/Tragödien, deren man sich bewusst sein sollte ________________________
Wie feiert die Person gerne Silvester? _______________________________________
Wenn sie auf einer einsamen Insel festsitzen würde, welche drei Dinge würde sie mitnehmen (angenommen für Nahrung, Wasser und ein Dach über dem Kopf ist gesorgt)? ____
Wäre ihr Schreibtisch (oder die Küche) aufgeräumt oder unordentlich? ______________
Ist die Person Optimist oder Pessimist? ______________________________________
Welche Haltung hat sie zum Geld? ____
Folgendes sollten Sie über die Person wissen:

____

____

Tool 7.10 Geschickter werden

Der Sinn dieser Übung ist es, mit einer Prise Humor zu zeigen, wie man etwas auf die falsche Art machen kann. Das ist aktives Lernen, bei dem wirklich etwas hängen bleibt, besonders wenn die Mitarbeiter sich freiwillig melden, um an den Rollenspielen teilzunehmen.

Die folgenden Aussagen geben Stereotype und Unwahrheiten über Demenz wieder. Diese Beispiele für „kein Geschick“ können auf verschiedene Weise verwendet werden, um die Haltungen des Personals zu erkunden und die Lektionen dieses Kapitels zu vertiefen. Ziehen Sie die Beispiele aus einem Hut, um sie in der Gruppe zu diskutieren, oder lassen Sie sie in Rollenspiele einfließen. Bitten Sie das Personal, die Fehler zu kommentieren. Führen Sie dann ein Rollenspiel oder eine Diskussion zur richtigen Art durch. Wir besprechen die Kunst des Rollenspiels im Tool 2.11. Nutzen Sie Ihre Kreativität, um diese Beispiele für „kein Geschick“ in „Geschick“ zu verwandeln und dabei Spaß zu haben.

- Sie weiß nicht, wer sie ist, also warum Zeit für die Lebensgeschichte verschwenden?
- Ich rede in der Arbeit nicht gern über mich, weil ich glaube, dass das keinen interessiert.
- Ich begrüße jeden einfach gleich: „Hallo, mein Schatz.“ Das funktioniert ganz gut, und es ist einfacher so.
- Warum können die nicht über aktuelle Ereignisse sprechen? Ich kann die Geschichten über diese Dinge, die so lange her sind, einfach nicht mehr hören.
- Ich glaube, es ist besser, mit allen die gleiche Aktivität zu machen. Sie mögen es, in einer Gruppe zu sein, und ich glaube nicht, dass sie viel Einzelbetreuung brauchen.
- Ich weiß, dass er mal ein Automechaniker war, aber er würde sich jetzt nicht mehr für Autos interessieren.
- Ich weiß, dass sie vor Jahren zwei ihrer Brüder bei einem Bootsunfall verloren hat, aber sie wird sich jetzt nicht mehr daran erinnern. Ich glaube, dass wir sie ruhig auf die Bootsfahrt mitnehmen können.
- Wenn sie die Namen ihrer Kinder verwechselt, vergiss nicht, sie zu verbessern. Es ist wichtig, dass sie sich an ihre Namen erinnert.
- Ich frag mich, warum sie so zornig auf mich wird, wenn ich sie verbessere. Ich versuche doch nur, ihr zu helfen.
- Ihre Enkelin hat gesagt, sie sei gar nicht in Oklahoma geboren; vergiss deshalb nicht, sie zu verbessern, wenn sie es wieder falsch sagt.
- Jeder mag doch Hunde, also bring Deine zwei Pitbulls ruhig mit!

8 Kommunikation

Kommunikation bringt uns zusammen. Es ist Teil eines gesunden und erfüllten Lebens, Familie und Freunde zu haben, mit denen wir reden können und die uns zuhören. Freunde könnten jede Woche (oder jeden Tag) Stunden am Telefon verbringen. Sie tauschen vielleicht schriftliche Notizen, Briefe oder E-Mails aus. Sie plaudern vielleicht beim Kaffeetrinken in einem Bistro. Sie verständigen sich auch quer durch eine Menschenmenge ohne Worte und tauschen Gesten und Gesichtsausdrücke aus, die für sie genauso leicht zu verstehen sind.

Da die Alzheimer-Krankheit die Kommunikationsfähigkeit der Person angreift, bedroht sie diese wichtige Verbindung zwischen der Person und ihren Pflegern. Wenn die Krankheit voranschreitet, wird es für die Personen zunehmend schwieriger, geschriebene und gesprochene Wörter und Anweisungen zu verstehen. Sie haben auch damit zu kämpfen, ihre Wünsche und Bedürfnisse zu äußern (in Kapitel 3 finden Sie mehr Informationen zu Sprache und Alzheimer). Dennoch bleibt während dieses Prozesses bei den meisten Personen das Verlangen zu kommunizieren bestehen. Best-Friends-Mitarbeiter respektieren dieses Verlangen und bemühen sich, die Verbindung zwischen der Person und dem Leben aufrecht zu erhalten. Dieses Kapitel enthält Ideen und Methoden, wie man das erreicht.

Die folgende Szene veranschaulicht, was passieren kann, wenn das Personal hinsichtlich effektiver Kommunikationstechniken nicht gut ausgebildet ist:

„Das Heim ‚Echo-Höhe' für Verwirrte macht seinem Namen an diesem Donnerstag wieder mal alle Ehre", dachte sich Anna, eine Aktivitätskraft in der 30-Betten-Pflegeeinrichtung. „Warum ist in letzter Zeit alles so schwierig?", dachte sie frustriert. Sie sah auf ihre Armbanduhr und merkte, dass es Zeit für die Gruppenaktivität war. Sie rief Pam zu: „Lass uns alle zum Bingo-Spielen in den Aufenthaltsraum bringen!"

Allmählich versammelten sich fünfzehn Leute in dem kleinen, dunklen Raum (mehrere Glühbirnen waren kaputt). Pam begrüßte die Gruppe, bemerkte aber gleich: „Ich hoffe, Sie sind mit mir heute etwas nachsichtig. Ich habe schlechte Laune. Gestern hatte ich eine heftige Auseinandersetzung mit meinem Freund. Er will immer nur fernsehen."

„Du Arme, da wollen wir versuchen, den Tag heute besonders schön zu ge-

stalten", antwortete Anna, um das Thema zu wechseln. Gerade in dem Moment ging der Alarm los, der anzeigte, dass jemand sich von der Einrichtung entfernte; zwei der Pfleger wollten der Sache nachgehen und ließen Anna alleine zurück. Während der Alarm alles übertönte, beschwerte sich ein Bewohner: "Warum geht denn niemand ans Telefon?" Andere verzogen das Gesicht, und eine neue Bewohnerin, Frau Perlstein, begann, sich die Stirn zu reiben.

Anna bemerkte, dass sie vergessen hatte, die Bingokarten aus dem Regal im Flur mitzunehmen. Sie sah einen der Bewohner an und fragte: „Herr Spencer, würden Sie die Bingokarten holen – Sie wissen schon, die im Flur, neben der großen Pflanze im vierten Fach von unten?" Herr Spencer lächelte, stand auf und ging in diese Richtung los.

Dr. Rose stand auf. Er schien etwas erregt zu sein. „Wer sind diese Leute?" wollte er wissen. Anna versuchte, ruhig zu bleiben und sagte: „Stehen Sie nicht auf, Dr. Rose. Bleiben Sie einfach sitzen. Ich weiß, dass Sie hier bleiben wollen."

Frau Perlstein fing an zu reden, aber es kam nur eine zusammenhangslose Reihe von Wörtern heraus. Anna sah verwirrt aus. „Es tut mir leid, meine Liebe. Ich verstehe nicht, was Sie sagen. Was meinen Sie? Können Sie mir sagen, was Sie wollen? Was brauchen Sie?" Frau Perlstein brach plötzlich in Tränen aus. Mehrere andere Bewohner sahen beunruhigt aus, und während einer Frau Perlstein tröstete, begann ein anderer zu weinen.

„Es tut mir leid, meine Liebe", sagte Anna, als sie ihren Fehler erkannte, „ich hol' Ihnen einen Kaffee." In dem Moment kam Herr Spencer mit einer Topfpflanze statt der Bingokarten zurück zur Gruppe. „Hier ist sie!" verkündete er stolz. Damit begann auch Anna zu weinen.

Obwohl das obige Beispiel extrem ist, sagen uns die Kollegen in der Langzeitpflege, dass alle diese Elemente viel zu häufig in Demenzprogrammen vorkommen. Die meisten Mitarbeiter sind fürsorgliche Menschen. Leider trägt eine schlechte Ausbildung, besonders im entscheidenden Bereich der Kommunikation, dazu bei, dass ein Demenzprogramm schnell außer Kontrolle gerät.

Im obigen Beispiel arbeiteten viele Teile des Ganzen gegen eine gute Kommunikation. Das Umfeld arbeitet gegen das Personal (schlechte Beleuchtung und ablenkende Geräusche). Das Personal schaffte es nicht, einen freundlichen Ton anzuschlagen (lächelte nicht; brachte persönliche Probleme in das Gespräch). Es grüßte die Bewohner nicht freundlich genug (mit Namen ansprechen, lächeln, ein Kompliment machen) und verzichtete auf das Vorstellen (erklären, warum sie zusammengekommen sind, sich und die Leute untereinander mit Elementen der Lebensgeschichte vorstellen). Die Mitarbeiter zeigten auch kein Verlangen, mit den Bewohnern zu kommunizieren (Frau Perlstein wiederholt mitteilen, dass sie sie nicht verstehen konnten, ohne dabei auf die Körpersprache zu achten; Herrn Spencer zu komplizierte Anweisungen geben). Zuletzt waren sie auch noch respektlos gegenüber den Bewohnern (die neue Bewohnerin „meine Liebe" nennen und Anweisungen geben wie bei Dr. Rose).

Bei all diesen negativen Aspekten, die gegen sie arbeiteten, haben die Mitarbeiter wahrscheinlich keine erfolgreiche Gruppenaktivität zu Stande gebracht. Es wurde kein Versuch unternommen, den Zweck der Zusammenkunft zu erklären oder zur Teilnahme zu ermutigen. Auf die Bewohner färbte die schlechte Stimmung und das allgemeine Chaos ab.

Was hätte das Heim „Echo-Höhe" für Verwirrte retten können? Werfen wir noch einmal einen Blick auf die Schlüsselkonzepte hinsichtlich des Best-Friends-Modells der Kommunikation.

Überprüfen Sie die Umgebung

Best-Friends-Mitarbeiter erkennen, dass die Umgebung Kommunikation erleichtern, aber auch unmöglich machen kann. Auch die besten Kommunikationsversuche können fehlschlagen, wenn Umweltgeräusche oder andere Ablenkungen auftreten. Bei schlechter Beleuchtung kann die Person vielleicht das Gesicht eines Mitarbeiters nicht sehen, was das Verständnis beeinträchtigt. Wenn der Raum überladen ist, können widersprüchliche Reize die Person verwirren oder ablenken.

Der Heritage Court in der Samarkand Retirement Community hat seine Einrichtung komplett umgestaltet, um von der typischen Umgebung einer professionellen Pflegeeinrichtung wegzukommen und den Bewohnern das Gefühl eines Zuhauses zu geben. Das Personal entdeckte, dass die Veränderungen der Umgebung – eine verbesserte Beleuchtung, fröhliche Farben, neue Möbel, offene Räume und ein Entdeckungsgarten – eine ungeheuer positive Auswirkung auf den Zustand der Bewohner hatten. Die Kommunikation verbesserte sich stark, und Aktivitäten hatten mehr Erfolg. Der Programmdirektor, Val Maxey, beobachtete: „Es scheint jetzt mehr spontane Kommunikation zwischen den Bewohnern und dem Personal zu geben. Es ist jetzt eher ein Zuhause, mit viel Geben und Nehmen."

Der Leiter des Heritage Court, Steven Anderson, sagt, dass der Heritage Court nicht nur einem Zuhause ähneln möchte, sondern dies wirklich sein will. Er meint: „Zum Umfeld gehören mehr als Ziegelsteine und Mörtel; es gehören auch Menschen dazu." (siehe Tool 5.6 für eine Umfeld-Checkliste.)

Denken Sie an die Grundlagen von gelungener Kommunikation

Best-Friends-Mitarbeiter wenden die Prinzipien guter Kommunikation bei jedem Treffen mit einer Person an. Kommunikation wird besser durch guten Blickkontakt (wenn auch nicht in jeder Kultur; in einigen Kulturen gilt Blickkontakt als unangebracht, unhöflich oder noch schlimmer), durch eine genaue, beschreibende Sprache, durch angemessene Lautstärke und den richtigen Ton und durch Verwendung angebrachter Gesten.

Das Christian Health Center war das Zuhause von Rebecca Riley (lesen Sie mehr über sie am Anfang dieses Buchs), bei der 1984 die Alzheimer-Krankheit diagnostiziert wurde und die in „Richtig pflegen bei Demenz" ausführlich vorgestellt wurde. Bis zu Rebeccas Tod waren die Mitarbeiter sich bewusst, wie wichtig eine fortlaufende Kommunikation mit ihr war. Sie gingen mit Blickkontakt und einem strahlenden Lächeln auf sie zu und begrüßten sie mit ihrem Namen. Sie antwortete immer mit einem Lächeln. Oftmals hielt ein Mitarbeiter ihre Hand, umarmte sie und massierte ihr die Schultern. Da Rebecca Krankenschwester gewesen war, redeten sie mit ihr über Pflege. Als sie nicht mehr verbal antworten konnte, leuchteten ihre Augen immer noch auf, wenn Mitarbeiter mit ihr kommunizierten.

Blickkontakt, Berührungen und die Verwendung der persönlichen Lebensgeschichte zur Konversation zeichnen ein Personal mit Geschick aus. Bemerkenswert ist hier das Verlangen des Personals, die Kommunikation bis in ein spätes Stadium der Krankheit fortzuführen.

Verwenden Sie den bevorzugten Namen einer Person

Best-Friends-Mitarbeiter beginnen immer mit respektvollen, formellen Anreden (zum Beispiel Frau Dr. Beier, Herr Kuhn). Sie erkennen aber auch, dass Personen manchmal auf einen anderen Namen ansprechen. Personen erkennen beispielsweise im fortgeschrittenen Stadium der Krankheit ihren Vornamen besser, weil er sie seit der Geburt begleitet.

Mary Katherine, ein Gast des Helping Hand Day Center, bat plötzlich jeden, sie „Kitty" zu nennen. Sogar ihre Familie hatte vergessen, dass das ein Spitzname aus der frühen Kindheit war. Das Personal richtete sich nach ihren Wünschen, und sie begann immer zu strahlen, wenn sie ihren Spitznamen hörte. Vielleicht rief er bei ihr eine frühere, glücklichere Zeit in Erinnerung.

Einige Einrichtungen untersagen den Gebrauch von Vornamen. Wir glauben, dass starre Regeln nicht zu einer Demenz-Pflege von guter Qualität beitragen. Wenn die Person beim Vornamen genannt werden will, dann sollten die Programmleiter dies erlauben.

Hinterlassen Sie einen positiven ersten Eindruck

Best-Friends-Mitarbeiter verstehen, dass der erste Eindruck in der Alzheimer-Pflege alles ist. Da die Person sich an den Namen eines bestimmten Mitarbeiters, seine Funktion oder sogar daran, dass sie sich schon getroffen haben, vielleicht nicht erinnert, ist es wichtig, dass sich die Mitarbeiter daran gewöhnen, sich vorzustellen. Sie sollten der Person von vorne begegnen, lächeln und ihr freundlich die Hand reichen. Eine fröhliche Art und eine freundliche Begrüßung können viel bewirken.

Eine Pflegerin im West Park Long Term Care Center versucht, einen guten ersten Eindruck zu machen, wenn sie eine Bewohnerin morgens aufweckt. Sie achtet darauf, sie mit dem Licht nicht zu blenden. Sie spricht sie vorsichtig mit ihrem Namen an, reibt ihr sanft den Rücken und bietet ihr ein Glas Saft oder eine Tasse Kaffee an.

Ein Lächeln und ein einfühlsames „Guten Morgen“ bedeuten für beide, die Pflegerin und die Bewohnerin, einen guten Start in den Tag.

Ein Bewohner des Wellington Parc of Owensboro braucht von den Mitarbeitern in jedem Pflegebereich Unterstützung. Die zuständige Pflegekraft beschloss, dass dem Bewohner vielleicht eine Fußmassage gefallen würde. Als sie seine Füße massierte, fing er an zu sprechen. Er hatte lange Zeit kein verständliches Wort aussprechen können. Es war ein wundervoller Moment für die Mitarbeiterin, da ihr klar wurde, dass sie zu ihm auf einer gewissen Ebene eine Verbindung aufbauen konnte. Als sie das Zimmer verließ, rief sie sofort die Frau des Bewohners an.

Oft lege ich einfach nur schützend meine Hände um ihr Gesicht, und sie weiß, dass ich mich um sie kümmere.

(Lisa Snyder, Leiterin Pflege, West Park Long Term Care Center, Cody, Wyoming)

Das menschliche Gesicht spiegelt alle möglichen Ausdrücke wider. Wir können oft besser mit unseren Augen kommunizieren als mit Worten.

(Unbekannt)

Halten Sie Ihre Sprache so einfach wie möglich

Best-Friends-Mitarbeiter erkennen, dass scheinbar einfache, alltägliche Gespräche voller komplexer, ja sogar widersprüchlicher Wörter und Anweisungen sein können. Das kann Personen mit Demenz überfordern. Man muss mit ihnen in einer einfachen und direkten Sprache und mit ebensolchen Anweisungen kommunizieren.

Ein Bewohner des West Park Long Term Care Center putzte seine Zähne, und eine Mitarbeiterin sagte ihm, dass er sich mit seinem elektrischen Rasierer rasieren solle, wenn er fertig sei. Ein paar Minuten später sah man ihn aus seinem Zimmer kommen, mit blauer Zahnpasta im Gesicht, die wie Rasiercreme verteilt war.

Die Mitarbeiterin erkannte ihren Fehler sofort; sie hatte ihm zu viele Anweisungen auf einmal gegeben. Zum Glück konnte sie die Situation klären:

Mit einem Waschlappen und einigen beruhigenden Worten brachte sie alles wieder in Ordnung.

Durch Wiederholungen kann das Personal dem Bewohner schrittweise zu einem besseren Verständnis verhelfen. Fügen Sie jedes Mal ein anschauliches Detail hinzu. Ein Beispiel wäre vielleicht: „Geben Sie mir Ihren Geldbeutel, diesen braunen Geldbeutel, diesen schönen braunen Ledergeldbeutel auf dem Stuhl."

Im Pflegerzimmer wurde ein Spülbecken eingebaut, und die Damen „putzen oft das Gemüse" für abends. Das Abendessen gibt es an einem Tisch oder vor dem Feuer; es ist ein geselliges Beisammensein mit heißer Schokolade, Kaffee oder Tee, dazu Gebäck und Unterhaltung.

(Patricia Wesley, Omahanui Private Hospital, New Plymouth, Neuseeland)

Wir versuchen, das Personal des Fountainview Center zu herzlichen Begrüßungen zu ermutigen. Ein Pfleger betrat das Zimmer eines Veteranen, salutierte und sagte: „Melde mich zur Stelle, Sir, zu Ihren Diensten." Da dieser Bewohner ein hochdekorierter Militär war, machte ihn diese Begrüßung glücklich.

(Anne M. Helmly, The Fountainview Center for Alzheimer's Disease, Atlanta, Georgia)

Seien Sie vorsichtig mit Fragen

Best-Friends-Mitarbeiter erkennen, dass Personen mit der Alzheimer-Krankheit einem sehr realen Gedächtnisverlust gegenüberstehen. Wenn man ihnen eine Frage stellt, auf die sie keine Antwort wissen, können die Personen Angst, Traurigkeit, Frust und Zorn verspüren. Es macht es noch schlimmer, dass sie merken, dass sie die Antwort eigentlich wissen sollten. Wenn Fragen gestellt werden, sollten sie so allgemein gehalten werden, dass man keine speziellen Fakten oder Details wissen muss. Ein Mitarbeiter kann auch entsprechende Hinweise und Anhaltspunkte geben. Wenn eine Frage nicht beantwortet werden kann, lässt ein Mitarbeiter mit Geschick die Person nicht im Stich. (In Tool 8.9 finden Sie mehr Informationen darüber, was man tun oder nicht tun sollte.)

Achten Sie auf den richtigen Zeitpunkt

Best-Friends-Mitarbeiter haben einen Sinn für den richtigen Zeitpunkt. Manchmal will eine Person einer Bitte einfach nicht nachkommen. Anstatt die Person zu etwas zu zwingen, das sie einfach nicht machen will, lernt ein Mitarbeiter mit Geschick, sich die Weigerung der Person anzuhören und sie zu respektieren. Wenn die Aufgabe oder Bitte wirklich wichtig und im besten Interesse der Person ist, kann der Mitarbeiter Kniffe verwenden, um sie zur Kooperation zu bewegen. Manchmal reicht es, wenn man die Angelegenheit einfach später noch einmal anspricht.

Cindy Stancil vom Liberty Commons Assisted Living, Wilmington, North Carolina, weiß, wie wichtig in ihrer Arbeit der richtige Zeitpunkt ist: „Bei einigen Bewohnern weiß ich, dass ich sie morgens vor ihrer ersten Tasse Kaffee nie um etwas zu bitten brauche."

Seien Sie sich der nonverbalen Kommunikation bewusst

Best-Friends-Mitarbeiter erkennen, dass eine Person nach nonverbalen Hinweisen und Anhaltspunkten sucht, wenn sie mit Wörtern und Sprache nicht mehr zurecht kommt. Der Person wird durch den Tonfall und die Lautstärke der Stimme, die Haltung und durch Gesten des Mitarbeiters etwas mitgeteilt. Wenn sie ein Lächeln oder eine allgemein positive Körpersprache des Personals sieht, wird die Person oft freundlich darauf reagieren. Umgekehrt kann die Laune der Mitarbeiter, wenn sie desinteressiert, angespannt oder bedrückt sind, sich auf alle Bereiche der Pflege auswirken. Best-Friends-Mitarbeiter lernen, ihre Probleme vor der Tür zu lassen und eine positive Stimmung und Umgangston an den Tag zu legen, wann immer sie mit einer Person zusammen sind.

Argumentieren Sie nicht mit der Person, und streiten Sie nicht mit ihr

Best-Friends-Mitarbeiter verstehen, dass es praktisch unmöglich ist, eine Auseinandersetzung mit einer Person mit der Alzheimer-Krankheit zu gewinnen. Die Person bleibt oft bei ihrer Meinung. Zu versuchen, sie davon abzubringen, käme dem Versuch gleich, einen Leiter davon zu überzeugen, dass er in Wirklichkeit ein Bewohner ist. Auseinandersetzungen führen nur zu Frust und Versagen. Eine Konfrontation kann die Person zornig machen, weil sie in die Defensive gerät.

Denken Sie daran, der Musik zuzuhören, nicht den Worten.

(Meredith Gresham, Autorin und Beraterin, Avon, Connecticut)

Das Personal der Villa Alamar ist so ausgebildet, dass es mit Personen nicht diskutiert. Wenn ein Bewohner sagt, das Gras sei blau, dann widersprechen die Mitarbeiter nicht. Sie fügen dann hinzu: „Was für eine schöne Farbe!“

Die Fähigkeit, sich von der „richtigen“ Antwort zu lösen, ermöglicht es dem Personal, Geschick zu entwickeln.

Denken Sie daran, dass hinter dem Verhalten eine Botschaft steckt

Best-Friends-Mitarbeiter wissen, dass die Person im Frühstadium der Krankheit Gefühle und Probleme mit Worten mitteilen kann; später sagt ihr Verhalten, was Wörter nicht sagen können. Schreien oder Schlagen kann bedeuten, dass die Person Schmerzen hat. Umherwandern kann durch Langeweile ausgelöst werden. Tränen können auf Einsamkeit hinweisen. Lachen oder Summen kann bedeuten, dass die Person fröhlich ist.

Die Mitarbeiter des Sunshine Terrace Adult Day Care Center in Logan, Utah, machten sich Sorgen, weil einige Nachmittagsgäste, die noch da blieben, nachdem die meisten anderen Gäste schon gegangen waren, langsam unruhig wurden und Angst bekamen. Die Senioren schauten dauernd aus dem Fenster aus Angst, dass sie vergessen wurden und zurückgelassen würden.

Das Personal des Centers berücksichtigte das unruhige Verhalten und löste das Problem, indem es am Ende des Tages eine spezielle Musikstunde abhielt. Die Bewohner sangen, wippten mit den Füßen und vergaßen ihre Angst.

Cindy Lynch, eine Forscherin und Beraterin für die Alzheimer-Pflege, nutzte ihre Problemlösungsstrategien, um die Verhaltensweisen ihrer Großmutter besser zu verstehen und nach Lösungen zu suchen:

Meine Großmutter saß gekrümmt in ihrem Rollstuhl und konnte nicht mehr über ihre Lieblingsthemen reden oder etwas darüber lesen. Sie fuchtelte mit ihren Armen und murmelte vor sich hin, wodurch sie ihre Aufregung mitteilte. Ich dachte, dass etwas über ihre Lieblingsthemen, das einfach und deutlich geschrieben ist, sie dazu bewegen könnte, wieder zu sprechen und zu lesen. Carolyn Read, eine Freundin von mir und Expertin fürs Lesen, erstellte eine Reihe schöner DIN A4-Lesekarten, von denen jede ein buntes Bild mit einem Lieblingsthema meiner Großmutter enthielt. Dazu gibt es eine anschauliche Beschreibung in Großdruck. Es war ein wundervolles Erlebnis für uns beide, als Großmutter das erste Mal die Karten laut vorlas. Großmutter hatte bei einer Aktivität Erfolg, die sie verloren geglaubt hatte. Anstatt sich aufzuregen, schaute sie mir in die Augen und lächelte das erste Mal seit Monaten.

> Das Büro des Direktors des Karrington Cottages Assisted Living in Rochester, Minnesota befindet sich an einer Ecke, und jedes Mal, wenn einer der Bewohner um die Ecke kommt, schaut er vorbei und sagt dem Direktor, dass er gerade in die Stadt gekommen sei und vorbeigeschaut habe, um „Hallo" zu sagen. Der Direktor antwortet immer mit „Einen schönen Tag noch!"
>
> Wir haben unser Badezimmer, das sehr nach Altenheim aussah, in eine Art Meeresparadies für die Sinne verwandelt, in dem viele unserer besten Freunde regelmäßig Aromatherapie-Bäder nehmen.
>
> (Barbara Susan Dicker, Action Learning (Dementia) Team, Carinya Village Nursing Home, Perth, West Australien)

Nicht aufzugeben heißt, Anstrengungen wie diese Enkelin zu unternehmen.

Behandeln Sie die Person wie einen Erwachsenen

Best-Friends-Mitarbeiter reden nie herablassend mit der Person und behandeln sie nie wie ein Kind. Man sollte nie in Babysprache verfallen. Wir raten auch vom Gebrauch des „Pluralis Majestatis" ab. Wenn man sagt: „Jetzt nehmen wir unsere Medizin" oder „Jetzt ziehen wir unsere Hose aus", ist das für die Person entwürdigend und kann zu unbeabsichtigten Ergebnissen und Verwirrung führen; die Person erwartet dann vielleicht, dass der Mitarbeiter alle diese Dinge mit ihr zusammen macht.

Der Tastsinn schafft Verbindungen, die man zuvor zwischen dem Personal und den Bewohnern nicht gesehen hat.

(Dana E. Newquist, Leiter des The Alzheimer's Four Seasons in Santa Barbara, Kalifornien, über die Einführung der Massagetherapie in dem Wohnheim; die Massage gibt den Mitarbeitern ein anderes Mittel zur Kommunikation und reduziert die Unruhe der Personen.)

Ich glaube, dass das Schwierigste in der Pflege von Personen mit der Alzheimer-Krankheit die Kommunikation mit ihnen ist. Nachdem ich Ihr Buch gelesen hatte, bemerkte ich, wie ich anfing, die Gesichtsausdrücke der Bewohner, für die ich zuständig war, zu interpretieren und sie mit dem, was sie versuchten zu sagen, in Bezug zu setzen. Das war einfacher als ich geglaubt hatte.

(Rachel Everett, Studentin, Madonna University, Livonia, Michigan)

Als ein neuer ehrenamtlicher Mitarbeiter im ADCare Adult Day Service Center einen Gast bat, der Gruppe etwas laut vorzulesen, betrachtete der Gast die Bitte als absurd und weigerte sich, ihr nachzukommen. Ein Angestellter mischte sich ein und sagte: „Ich habe meine Brille zuhause vergessen und will die heutige Zeitung lesen, kann es aber nicht. Würden Sie sie mir vorlesen?" Der Gast sprang sofort ein.

Eine Aufgabe, die zunächst sinnlos erschien, bekam eine größere Bedeutung, weil dafür ein Kontext geschaffen wurde, der für Erwachsene eher angemessen ist. Der Gast wollte dem Mitarbeiter helfen und hatte nicht das Gefühl, vor der Gruppe aufzutreten.

Verwenden Sie häufig die Lebensgeschichte

Best-Friends-Mitarbeiter verwenden die Lebensgeschichte der Person in fast jedem Bereich der Kommunikation. Sie benutzen sie, um die Person zu begrüßen, um bei Gesprächen Hinweise und Anhaltspunkte zu geben, um Komplimente zu machen, in Erinnerungen zu schwelgen, die Person angemessen abzulenken, sie anderen vorzustellen und um zu erfahren, welche Themen sie vermeiden sollten.

Eine Bewohnerin des Heritage Court der Samarkand Retirement Community ist anfällig für Angstattacken. Wenn die Mitarbeiter bemerken, dass sie Angst bekommt, reden sie mit ihr über eine Maus, die sie hatte, als sie ein kleines Mädchen war. Die Erinnerung an sie zaubert ihr immer ein Lächeln ins Gesicht, und sie legt dann mit einer Beschreibung der Maus los, die in einem Holzstapel hinter dem Haus lebte.

Diese Verwendung der Lebensgeschichte versetzt die Bewohnerin zurück in eine glücklichere Zeit. Sie reißt sie fast immer aus ihrer ängstlichen Stimmung.

Die Angestellten und Ehrenamtlichen des Helping Hand Day Centers sind immer beeindruckt und erstaunt, wenn sie erfahren, dass eine Seniorin in

Tagespflege eine der wenigen Pilotinnen im zweiten Weltkrieg war. Sie strahlt, wenn sie an diese außergewöhnliche Leistung erinnert wird, und liebt kleine Neckereien wie die, wie so eine zierliche Person so ein großes Flugzeug fliegen konnte. Aufgrund dieser und anderer Leistungen wird sie in einem Buch als eine der herausragendsten Frauen des 20. Jahrhunderts in Kentucky aufgeführt.

Der Hinweis auf vergangene Erfolge, aber auch auf gegenwärtige Leistungen, erleichtert oft die Kommunikation und erhöht das Selbstwertgefühl des Gastes (siehe Tool 8.3)

Wahren Sie die Integrität als Pflegender

Best-Friends-Mitarbeiter handeln im besten Interesse der Personen, für die sie sorgen. Das gleiche Prinzip gilt für die Kommunikation, bei der die Mitarbeiter nicht vorgeben sollten, dass sie die Person verstehen, wenn das nicht der Fall ist. Sie können Kniffe verwenden, um positive Aussagen zu machen, wie: „Ich bin wirklich gerne mit Ihnen zusammen.“ Wenn eine Person zu einem Thema etwas Besonderes sagt, kann ein empathischer Mitarbeiter antworten: „Sie haben immer so gute Ideen.“

> Das Verlangen, verstanden, und nicht nur gehört zu werden, ist universell, und die Menschen, auf deren Verständnis wir zählen, sind unsere Freunde.
>
> (Herman Melville)

Dee Carlson merkt an, dass die Technik der Ablenkung breite Verwendung findet und oft erfolgreich ist (zum Beispiel „Holen wir uns ein Eis“ oder „Gehen Sie mit mir spazieren“). Sie erinnert die Mitarbeiter jedoch daran, in manchen Fällen Vorsicht walten zu lassen. Wenn beispielsweise ein junges Mädchen Stunden nach dem vereinbarten Termin noch nicht zuhause ist und ihr Vater zu ihrer besorgten Mutter sagt: „Mach Dir keine Sorgen! Holen wir uns ein Eis“, wäre das unangebracht und könnte Wut provozieren. Die Mutter würde vielleicht glauben, dass ihr Mann ihre Besorgnis nicht respektiert oder noch schlimmer, dass es ihm egal ist.

Das gleiche Prinzip gilt in der Demenz-Pflege; Ablenkungen müssen in der jeweiligen Situation angebracht sein und geschickt ausgeführt werden. Ablenkungsmanöver wie Eis oder ähnliches können manchmal die Lösung sein, aber für sich alleine genommen beruhigen sie keine Person, die aufgrund von Erinnerungen an den Tod ihrer Mutter aufgewühlt ist oder Angst hat, im Stich gelassen zu werden. Das Personal sollte auf die Sorgen der Person achten und wenn möglich darauf reagieren; Ablenkungen sollten auf angemessene Weise und nur als nächster Schritt verwendet werden.

Reagieren Sie auf die emotionalen Bedürfnisse der Person

Best-Friends-Mitarbeiter sind einfühlsam und bieten Personen eine starke Schulter, an der sie sich anlehnen können. Die Arbeit mit Selbsthilfegruppen von Personen mit beginnender Alzheimer-Erkrankung hat viel über die emotionalen Bedürfnisse von Personen mit Demenz zum Vorschein gebracht; Personen haben das Bedürfnis, ihre Gefühle zu teilen. Die einfachen Worte „Das war schlimm für Sie, oder?“, oder „Erzählen Sie mir mehr darüber“ sind lebensbejahend.

Als eine Bewohnerin, die nur Griechisch sprach, ins Fountainview Center kam, lernten die Mitarbeiter, mit ihr auf einer emotionalen Ebene zu kommunizieren. Sie empfanden und teilten ihre Frustration und ihren Kummer, aber auch ihre Freuden. Sie harmonierten besser mit ihr, weil sie sich auf etwas anderes stützen mussten als die Sprache. Deanna R. Pham, Leiterin des sozialen Dienstes, beobachtete, dass das Personal mit ihr auf gleiche Weise eine Verbindung aufbaute wie bei vielen anderen Bewohnern, die nicht verbal kommunizieren können, „durch das Verständnis, das nur durch Freundschaft entsteht.“

Diese Bewohnerin, die kein Englisch sprach, zeigte dem Personal, dass Pfleger sich oft zu sehr auf Worte verlassen. Die Situation zwang die Mitarbeiter dazu, sich mehr auf die Emotionen der Bewohnerin einzulassen. Diese Lektionen halfen ihnen, mit allen ihren Bewohnern besser zu kommunizieren.

Filtern Sie beunruhigende Nachrichten und Neuigkeiten aus

Best-Friends-Mitarbeiter wissen, dass kleine Sorgen sich bei dementen Personen in große verwandeln können. Lassen Sie, wenn möglich, traurige, brutale, bedrohliche oder umstrittene Nachrichten weg. Dies ist bei Ereignissen, die die ganze Region betreffen (zum Beispiel ein größeres Feuer, ein Tornado) oder bei einem persönlichen Verlust (zum Beispiel der Tod eines Freundes oder Angehörigen) nicht immer möglich. Wenn aber doch Verluste auftreten, sollte das Personal dafür sorgen, dass die Person sich sicher fühlt, beruhigt wird und die Gelegenheit erhält, ihre Gefühle zu teilen.

Als Teil des Helping Hand-Ausbildungsprogramms üben Ehrenamtliche und Angestellte, fröhliche, positive Geschichten und Neuigkeiten zu verbreiten. Sie lesen mit den Gästen die Zeitung, wobei sie nach Geschichten und Anzeigen mit einer positiven Botschaft Ausschau halten, die zu einer angenehmen Unterhaltung führen können. Beim Studieren der Supermarkt-Anzeigen kön-

nen die Mitarbeiter sagen: „Können Sie sich vorstellen, dass man hier in Lexington, Kentucky, Erdbeeren kaufen kann, wenn noch Schnee am Boden liegt?", oder sie könnten fragen: „Mögen Sie Erdbeerkuchen?"

Nicht immer können Personen vor schlechten Nachrichten geschützt werden, aber wenn man die Möglichkeit hat, schlechte Nachrichten wegzulassen, sollte man dies tun. Da Personen sowieso für Kummer anfällig sind, sollte man versuchen, das Positive hervorzuheben.

Verwenden Sie eine positive Sprache

Best-Friends-Mitarbeiter wissen, dass sie bei Personen eine positive Sprache verwenden sollen. Ein Beispiel wäre: „Gehen wir hier entlang" anstatt „Gehen Sie nicht da lang." Die Methode, dass das Personal sich in die Situation der Personen hineinversetzen soll, kann Wirkung zeigen. Die meisten Mitarbeiter werden zugeben, dass sie es nicht mögen, wenn man „Nein" zu ihnen sagt. Genauso wenig mögen das Personen mit Demenz.

Cheri Taylor, verantwortliche Leiterin der Porterville Senior Day Care, begrüßte freudestrahlend eine Teilnehmerin, die gerade ankam. Als die Person sagte, dass sie gehen wolle, versicherte Taylor ihr scherzhaft, dass sie jeder vermissen würde, wenn sie ginge. „Mich vermissen? Sie kennen mich noch nicht einmal!" antwortete die Frau. Taylor sagte strahlend, „Jeder hier in Porterville kennt Sie. Sie leben hier schon lange. Ich habe Sie gern. Ich will nicht, dass Sie gehen." Die Stimmung der Seniorin änderte sich plötzlich. Sie hielt einen Moment inne und sagte: „Gehen? Ich gehe nicht."

Die Verwendung von positiver Sprache in Tagesstätten entscheidet oft darüber, ob die Gäste im Auto sitzen bleiben oder in die Tagesstätte kommen.

Verwenden Sie Humor

Best-Friends-Mitarbeiter wenden Humor geschickt an. Einen Witz zu erzählen oder ein Wortspiel zu machen bringt Menschen zum Lachen, und Lachen ist die beste Form der Kommunikation. Wir alle lachen gern, wenn jemand einen Witz erzählt. Auch wenn wir die Pointe nicht verstehen, kann es trotzdem lustig sein, wenn wir nur hören, wie jemand einen Witz erzählt.

Das Personal der Care Club-Tagesstätte bedient sich eines Witzbuchs, um das Leben aufzulockern. „Alle Angestellten und ehrenamtlichen Mitarbeiter werden dazu ermutigt, lustige Geschichten in die Gruppe mitzubringen. Wir können sogar auf das sauerste Gesicht ein Lächeln zaubern."

Humor scheint über die Demenz hinaus zu reichen, und die Personen lassen sich von der guten Laune und der Fröhlichkeit der Menschen um sie herum anstecken. Lachen ist wirklich die beste Medizin.

Verwandeln Sie ein „Nein“ in ein „Ja“

Best-Friends-Mitarbeiter respektieren das Recht einer Person, „Nein“ zu sagen. Aber wenn etwas zum Besten der Person geschieht, sollte das Personal vermeiden, ihr dazu überhaupt die Gelegenheit zu geben. Wenn man ihr beispielsweise die Medikamente verabreicht, wäre es falsch zu fragen, ob sie die Tablette jetzt nehmen will. Ein Mitarbeiter, der auf ein „Ja“ aus ist, könnte vielleicht raffiniert sein und sagen: „Hier ist Ihr Lieblingssaft und die Tablette, die der Arzt verschrieben hat. Prost!“

Wenn man dementen Personen die Gelegenheit gibt, „Nein“ zu sagen, tun sie das meistens auch. Dies geschieht aus dem einfachen Grund, dass der Abbau der kognitiven Fähigkeiten bei einer Demenz es schwerer macht, Informationen aufzunehmen und Entscheidungen zu treffen. Die Personen verstehen nicht ganz, um was Sie sie bitten. Im Zweifelsfall ist für uns alle „Nein“ die sicherere Antwort. Hier ist ein Beispiel der Villa Alamar, wie man ein „Nein“ in ein „Ja“ verwandelt:

Eine Frau names Izzy, die Sophie Tucker, einer berühmten Varieté-Sängerin, ähnlich sah und auch so singen konnte, war eher niedergeschlagen, als sie in die Villa Alamar kam. Obwohl sie jahrelang in einem bekannten Chor gesungen hatte, lehnte sie alle Einladungen, sich an den musikalischen Aktivitäten zu beteiligen, ab. Das Personal schaute oft in ihrem Zimmer vorbei, umarmte sie und redete über den Spaß, den alle beim Singen und Tanzen hatten. Es dauerte ein Weilchen, aber schließlich verließ sie ihr Zimmer, legte die Gehhilfe zur Seite und tanzte den Shimmy, eine Art „Schütteltanz“, wobei sie lachte und sehr viel Spaß hatte.

Ein „Nein“ durch eine behutsame, freundliche und anhaltende Einzelbetreuung in ein „Ja“ zu verwandeln, kann sich ungemein bezahlt machen. Denken Sie nur daran, dass die Rechte der Bewohner immer respektiert werden müssen.

Übernehmen Sie den Großteil der Konversation

Best-Friends-Mitarbeiter haben keine Angst davor, den Großteil der Konversation zu übernehmen. Es ist Aufgabe des Personals, die verbale und nonverbale Kommunikation einzuleiten. Einem Bewohner oder Tagesgast, der eine Weile still war, eine einfache Frage zu stellen, oder zu jemandem hinzugehen und einen Arm oder eine Schulter anzubieten, woran er sich festhalten kann, sind Beispiele für eine angemessene Kommunikation. Best-Friends-Mitarbeiter machen das jeden Tag. Ein gutes Ausbildungsprogramm betont, dass das Personal dafür sorgen sollte, dass sich die Personen niemals ignoriert fühlen.

Ein Mitarbeiter des Heritage Court im The Samarkand bemerkte, dass eine Frau immer alleine im Flur saß. Wenn das Personal sich an sie wandte, war sie immer ganz zufrieden und sagte, dass sie wirklich nichts brauche. Die Mitarbeiter entschieden sich, aktiver zu werden, holten sich Stühle, setzten sich neben sie und fragten sie nach ihrer Meinung zu einem Thema. Einmal baten sie die Frau, bei der Auswahl eines Teddybären behilflich zu sein, der für ein Kind bestimmt war. Obwohl sie schlecht sah, konnte sie das Fell der Stoffbären fühlen und suchte den weichsten aus. Das Personal erfuhr auch etwas über ihr faszinierendes Leben in Übersee. Es bereicherte ihr Leben und verschaffte dem Personal ein Gefühl der Erfüllung, wenn man nur ein paar Minuten miteinander redete.

Gespräche zu beginnen, erfordert zwar Arbeit, aber es lohnt sich. Die meisten Personen haben das Verlangen zu kommunizieren. Es liegt an uns, niemals aufzugeben und den Schlüssel zu finden, der die Tür öffnet.

Fazit

Best-Friends-Mitarbeiter fragen immer: „Wie kann ich der Person, für die ich sorge, ein Freund sein?“ Ein Weg ist, effektiv und aufrichtig zu kommunizieren. Oft lassen uns Sprache und Wörter im Stich, aber die nonverbale Kommunikation kann die Kluft überbrücken. Wenn das Personal Wärme ausstrahlt und der Person das Gefühl gibt, willkommen zu sein, kann das dazu beitragen, dass sie sich sicherer und glücklicher fühlt.

Das Personal sollte auch dazu ermutigt werden, an die Vorteile von verbesserter Kommunikation zu denken. Die Mitarbeiter sind nicht nur seltener frustriert, sondern können auch ihre Arbeit schneller und leichter erledigen. Das oftmals anstrengende Waschen kann zum Beispiel erleichtert werden, wenn die Mitarbeiter Informationen aus der Lebensgeschichte berücksichtigen und mit einer Prise Humor behutsame Anweisungen geben.

Es bringt auch in anderer Hinsicht etwas, wenn man die Mitarbeiter in der Kommunikation mit dementen Personen ausbildet. Auch die Kommunikation mit den Kollegen wird besser. Dies kann sich in den Bereichen Teambildung, Arbeitsmoral und der Erreichung von Zielen auszahlen. Sie kann dem Personal helfen, Konflikte zu lösen und Zuversicht zu entwickeln. Sie kann ebenso Mitarbeiter aus verschiedenen Kulturen zusammenbringen.

Mitarbeiter mit Geschick lernen, dass Kommunikation uns zusammenbringt und Zeit und Generationen überbrückt. Demente Personen bewahren sich viele lang zurückliegende Erinnerungen. Wir haben daraus viel über Geschichte und Kultur gelernt. Wir haben von einer Frau, die in einem Planwagen geboren wurde, Kräuterrezepte bekommen. Wir haben durch Augenzeugen „gesehen", wie Lindbergh in Paris landete. Wir sind durch tausende Länder „gereist". Wir haben etwas über Diskriminierung im ländlichen Süden Amerikas in den 1950er Jahren erfahren. Kommunikation verbindet uns miteinander.

Ausbildungstools

Tool 8.0 Aufwärmen: Kommunikation ohne Worte

Verwenden Sie diese Aufwärmübung, um zu zeigen, dass man auch ohne Worte erfolgreich kommunizieren kann, besonders wenn die sprachlichen Fähigkeiten bei Personen mit der Alzheimer-Krankheit nachlassen. Gesten und Gesichtsausdrücke können große Kraft haben. Kreativität zählt ebenfalls!

Bitten Sie die Gruppe, sich in einer Reihe geordnet nach Geburtsmonat und -tag anstatt nach Geburtsjahr aufzustellen (zum Beispiel 1. Januar bis 31. Dezember). Die Teilnehmer müssen dies tun, ohne ein Wort zu sprechen. Jede erdenkliche Form der Kommunikation (zum Beispiel Gesten mit den Händen, schriftliche Notizen, Herzeigen des Führerscheins) außer der verbalen ist möglich.

Geben Sie den Teilnehmern fünf bis fünfzehn Minuten Zeit, um sich aufzustellen, je nach Größe der Gruppe. Bitten Sie dann jeden, am Anfang der Reihe beginnend, den Monat und Tag seiner Geburt laut zu nennen. Stellen Sie die Teilnehmer so um, dass das Ergebnis richtig wird.

Bitten Sie die Gruppe am Ende, sich hinzusetzen. Diskutieren Sie darüber, wie es sich angefühlt hat, ohne Worte zu kommunizieren.

Tool 8.1 Lernspiele: Rollenspiele

Rollenspiele gehören zu den besten Methoden, um Kommunikation zu vermitteln, weil sie den Mitarbeitern helfen, wirklich zu verstehen, was funktioniert und was nicht. Das folgende Rollenspiel kann als Vorlage dienen. Wenn Sie eigene Rollenspiele schreiben möchten, verwenden Sie die Beispiele aus Tool 8.10.

Thema: Die Lebensgeschichte zur Übermittlung einer Botschaft nutzen
Szene: Jake, ein Gast einer Tagesstätte, sitzt an einem Tisch, der für eine Veranstaltung am Abend umgestellt werden muss. Er sitzt wie festgewachsen an seinem Platz und ist keiner Bitte zugänglich. Was kann das Personal tun, um ihn zu bewegen?

Die falsche Art

Mitarbeiter: Ich muss diese Tische wegräumen.
Jake: Nur zu. Ich bleibe hier.
Mitarbeiter: (*etwas verärgert*) Jetzt machen Sie schon. Ich bin in Eile!
Jake: Ich bleibe hier!
Mitarbeiter: Die warten darauf, dass wir gehen (*nimmt Jakes Arm und zieht*). Wir müssen diese Tische wegräumen, um Platz für die nächste Aktivität zu schaffen. Können Sie nicht verstehen, dass wir gehen müssen? Auf geht's!
Jake: (*regt sich langsam auf*) Dann lassen Sie sie doch!

Besprechen Sie in der Gruppe, was in diesem Beispiel falsch läuft (Jake wird gedrängelt, geschoben; zu viele Erklärungen; kein Vorstellen).

Die richtige Art

Mitarbeiter: (*stellt Blickkontakt her und lächelt*) Hallo Jake! Was macht das Golfen?
Jake: Oh ja, Golf. Ich mag Golf.
Mitarbeiter: (*beugt sich nah zu ihm hin, als ob er ein Geheimnis mitteilen wollte*) Ich wollte Sie informieren, dass das Gruppentreffen nebenan gleich anfängt.
Jake: Treffen? Ah ja, das Gruppentreffen.
Mitarbeiter: Ich habe Ihnen einen guten Sitzplatz ganz vorne freigehalten. Sie wollen doch immer gern vorne sitzen.
Jake: Ach so! Ja, das war sehr gut!
Mitarbeiter: (*bietet ihm den Arm*) Ich zeige Ihnen Ihren Platz. Ich weiß doch, dass Sie nicht gern zu spät kommen!

Besprechen Sie in der Gruppe, was in diesem Beispiel richtig gemacht wird (Vorstellen; Verwendung der Lebensgeschichte; positive Körpersprache wie das Anbieten des Arms; kurze, einfache Sätze; Wiederholungen; Optimismus und Respekt).

Tool 8.2 Lernspiele: Das Begrüßungsspiel

Hier ist ein effektives Beispiel für eine Übung mit Rollenspielen, die eine Einrichtung entwickelt hat.

Zwei Pfleger (Mitarbeiter) gehen aufeinander zu. Die Pfleger begrüßen sich und verwenden dabei die unterschiedlichste verbale und nonverbale Sprache. (Die Szenarien können davon inspiriert sein, was die Pfleger gesehen und erlebt haben, so dass das Rollenspiel einen realen Bezug hat.) Ein Pfleger schaut etwas finster, geht schnell, wirkt gedankenverloren, redet nicht oder grüßt flüchtig (um nur einige Beispiele zu nennen). Der andere Pfleger spielt den Bewohner.

Nachdem sich die beiden begrüßt haben, reden sie darüber, wie sie sich fühlen – traurig, unwillkommen, verärgert, links liegen gelassen, noch einsamer als vorher und so weiter. Dann üben sie ein freundliches Lächeln, einladend ausgebreitete Arme, den Händedruck, Blickkontakt und Schulterklopfen. Danach folgt aktives Aufeinanderzugehen wie „Lucy, ich finde diese rosa Bluse toll, die Sie heute anhaben" oder „Margaret, Sie tragen immer so ungewöhnlichen Schmuck. Würden Sie mir etwas über dieses Armband erzählen?", oder „Fred, möchten Sie heute das Vogelhaus zu Ende bemalen?"

Die Gruppe diskutiert die Gefühle – fröhlich, willkommen, sicher, zugehörig – die die Pfleger bei dieser Methode hatten. Die „Hausaufgabe" zu dieser Übung ist, am nächsten Tag drei positive Begrüßungen auszuprobieren und bei der nächsten Schulung über die Ergebnisse zu berichten. In der Vergangenheit gab es positive Ergebnisse. Die Bewohner reagierten auf Lächeln, liebevolle Umarmungen und Küsschen, und es eröffnete sich die Möglichkeit, Personen durch Gespräche und aktives Miteinbeziehen zu beschäftigen.

Eine Pflegerin stellte fest, dass ein bestimmter Bewohner Umarmungen nicht mochte und lieber einen festen Händedruck wollte. Sie glaubte, dass die Lektion ihr half, dem Bewohner ein gleichwertigerer Freund zu werden, weil sie miteinander kommuniziert hatten und sie für seine Stimmungen und Bedürfnisse sensibel geworden war. Der Bewohner, der jeden Kontakt mit ihr vermieden hatte, konnte der Pflegerin jetzt in die Augen schauen, während sie sich kräftig die Hände schüttelten. Sie glaubte, dass sich zwischen ihnen eine Freundschaft anbahnte.

(Mit freundlicher Genehmigung von Diane Will, The Fountains Continuum of Care, Inc., Tucson, Arizona.)

Tool 8.3 Lernspiele: Kleine Ursache, große Wirkung

Der ganze Kurs lernt durch das Rollenspiel, wie Gespräche leichter und erfüllender werden, wenn wir wenigstens ein paar Fakten über die Person mit Demenz wissen. Der Gruppenleiter spielt eine Person mit Demenz, die mit einem Kursteilnehmer kommuniziert.

Sie (der Gruppenleiter) sollten fünf bis zehn Informationen über sich auf eine Karteikarte schreiben – nur einen Punkt pro Karte. Sie könnten zum Beispiel schreiben:

Auf einem Bauernhof aufgewachsen
Habe einen Zwillingsbruder und eine Schwester
Habe in einem Quizwettbewerb gewonnen
Liebe Katzen
Mache gern Patchworkdecken
Liebe Country- und Westernmusik und die Oper
Vater war Bergarbeiter
Erster in der Familie, der auf die Universität ging

Stellen Sie sich vor die Gruppe und bitten Sie einen Kursteilnehmer, der Sie nicht kennt, vor die Gruppe zu treten. Bitten Sie ihn, Sie in ein Gespräch zu verwickeln. Fast immer gerät das Gespräch ins Schwimmen, weil der Kursteilnehmer die Lebensgeschichte der Person nicht kennt und Schwierigkeiten hat, ein Gesprächsthema zu finden. (In Ihrer Rolle sollten Sie zunächst die Teilnahme verweigern und allmählich immer verwirrter und aufgeregter erscheinen.)

Geben Sie nach ein paar mühsamen Minuten dem Teilnehmer eine Karteikarte. Geben Sie ihm eine nach der anderen. Er sollte nun die Informationen auf jeder Karte nutzen, um ein Gespräch anzufangen. (Sie als Bewohner reagieren nun auf die dargebotenen Fakten mit Begeisterung.) Wenn das Gespräch zum Beispiel langsam abflaut und Sie dem Kursteilnehmer die Karte geben, auf der steht „Habe einen Quizwettbewerb gewonnen", könnte dieser sagen: „Oh, und ich habe gehört, dass Sie sehr gut im Beantworten von Quizfragen sind!" Sie können antworten: „Ja, das stimmt! Ich habe wirklich ein sehr gutes Allgemeinwissen." Dies kann zu weiteren Gesprächen anregen; man könnte sogar ein Quiz veranstalten.

Tool 8.4 Lernspiele: Nonverbale Rollenspiele

Diese Rollenspiele zeigen, wie wichtig Beobachtung ist.

Bitten Sie ausgewählte Mitarbeiter, eine oder mehrere der folgenden Verhaltensweisen darzustellen, die man manchmal bei Personen mit der Alzheimer-Krankheit beobachten kann:

Auf und ab gehen
Einen Geldbeutel durchsuchen
Eine Schublade durchwühlen
Sich ausziehen
Die Hände ringen
Um Hilfe bitten
Nach einer Person oder einem Gegenstand schlagen
Nach Dingen in der Luft greifen
Auf den Tisch klopfen
Die Stirn runzeln

Bitten Sie den Kurs zu beschreiben, was passiert. Nennen Sie mehrere Gründe, warum sich die Person so verhält. Sollte das Personal sich einschalten? Wenn ja, wie?

Variation: Um darauf hinzuweisen, dass man auch nach Anzeichen suchen sollte, dass die Person glücklich oder zufrieden ist, sollten Sie auch positive Gefühlsäußerungen darstellen, wie Lächeln, Umarmungen und Lachen.

Tool 8.5 Programmvorschlag: Das Best-Friends-Modell der Kommunikation

Heften Sie diese Liste an das Schwarze Brett, drucken Sie sie in einem Rundbrief ab oder verteilen Sie sie zur Diskussion unter den Mitarbeitern.

Überprüfen Sie das Umfeld

Denken Sie an die Grundlagen von guter Kommunikation

Verwenden Sie den bevorzugten Namen einer Person

Hinterlassen Sie einen positiven ersten Eindruck

Verwenden Sie eine einfache Sprache

Seien Sie vorsichtig mit Fragen

Achten Sie auf den richtigen Zeitpunkt

Seinen Sie sich der nonverbalen Kommunikation bewusst

Diskutieren Sie nicht mit der Person und streiten Sie nicht mit ihr

Denken Sie daran, dass hinter Verhaltensweisen eine Botschaft steckt

Behandeln Sie die Person wie einen Erwachsenen

Verwenden Sie häufig die Lebensgeschichte

Wahren Sie Ihre Integrität als Pfleger

Reagieren Sie auf die emotionalen Bedürfnisse der Person

Filtern Sie beunruhigende Nachrichten oder Neuigkeiten aus

Verwenden Sie beim Reden eine positive Sprache

Verwenden Sie Humor

Verwandeln Sie ein „Nein“ in ein „Ja“

Übernehmen Sie den Großteil der Konversation

Tool 8.6 Lernspiele: Das Komplimente-Spiel

Dieses lustige Spiel zeigt, wie das Verteilen von Komplimenten einer Person mit Demenz helfen kann. Komplimente zu machen ist einfach, kostet kein Geld und nimmt wenig Zeit in Anspruch. Man kann dem Personal auch mitteilen, dass es von großem Wert ist, sich gegenseitig zu loben, wenn etwas gelingt.

Suchen Sie sich jemanden im Raum aus, und bitten Sie ihn aufzustehen. Machen Sie der Person ein Kompliment (zum Beispiel über ihr Aussehen, ihre Leistung in der Arbeit, ihre Persönlichkeit, zu einem aktuellen Erfolg). Achten Sie auf die Reaktion – gewöhnlich ein Erröten, Lächeln oder Lachen. Fragen Sie die versammelte Gruppe, ob die Person niedergeschlagen, depressiv oder unglücklich aussieht. Weisen Sie darauf hin, dass Komplimente unsere Stimmung verbessern. Sie können einen aufgebrachten oder unglücklichen Menschen entwaffnen und zum Lächeln bringen. Wiederholen Sie die Übung, indem Sie den Teilnehmer bitten, jemand anderem im Raum ein Kompliment zu machen. Das gleiche können Sie vier- oder fünfmal wiederholen.

Beenden Sie das Spiel, indem Sie darauf hinweisen, dass Personen mit der Alzheimer-Krankheit von Komplimenten profitieren. Sie sollten aber nie aufgesetzt oder unaufrichtig sein. Man findet immer einen Grund, einer Person ein Kompliment zu machen.

Bitten Sie den Kurs, sich Komplimente für die Personen zu überlegen, für die sie zuständig sind, und diese auf einer Tafel oder einem großen Bogen Papier festzuhalten.

Variation: Bitten Sie die Kursteilnehmer, während ihrer nächsten Schicht den Kollegen oder Personen drei Komplimente zu machen. Sie sollten das, was sie gesagt haben, auf einen Plakatkarton oder ein großes Papier im Mitarbeiterzimmer schreiben. Lassen Sie jeden Eintrag an einer Tombola am Ende der Woche teilnehmen. Besprechen Sie die Komplimente bei der nächsten Teamsitzung.

Variation: Schreiben Sie die Namen der Tagesgäste oder Bewohner an die Tafel. Überlegen Sie sich für jede Person Komplimente, die das Personal machen könnte.

Tool 8.7 Programmvorschlag: Kommunikation: Was Sie tun und was Sie lieber lassen sollten

Heften Sie diese Liste an das Schwarze Brett, drucken Sie sie in einem Rundbrief ab oder verteilen Sie sie zur Diskussion unter den Mitarbeitern.

Das sollten Sie tun

Genau zuhören
Einer Person helfen, Lücken aufzufüllen
Den Gesichtsausdruck und die Körpersprache interpretieren und versuchen, angemessen zu reagieren
Komplimente machen
Nach der Meinung fragen
Offene Fragen stellen
Großzügig loben
Den gesunden Menschenverstand benutzen
Sich auf jede mögliche Art an der Person freuen
Die Schuld auf sich nehmen und sich entschuldigen
Aufrichtig sein
Die Lebensgeschichte der Person regelmäßig verwenden
Positive Sprache verwenden
Sich auf Humor stützen
Die Sprache einfach halten

Das sollten Sie lieber lassen

Argumentieren, sich auf einen Streit einlassen, korrigieren
Befehle erteilen, Forderungen stellen
Mit einer Person herablassend sprechen
Über eine Person in ihrer Anwesenheit reden, als ob sie nicht da wäre
Fragen stellen, für die man sich an zu viele Dinge erinnern muss
Etwas zu sehr im Voraus zu erklären oder vorzubereiten versuchen
Negative Kommentare persönlich nehmen
Zu viele Wahlmöglichkeiten lassen
Etwas für selbstverständlich halten

Tool 8.8 Programmvorschlag: Die Mahlzeit zu einer Gelegenheit für Gespräche machen

Für viele Personen sind die Mahlzeiten die Höhepunkte des Tages. Sie sollten als die wichtigen Aktivitäten angesehen werden, die sie sind. Für eine abhängige Person ist die Zeit, die sie mit einem anderen Menschen zusammen beim Essen verbringt, wertvoll, weil es ein gesellschaftliches Ereignis sein kann, wenn man zusammen isst. Mahlzeiten sollten immer ein angenehmes sinnliches Erlebnis sein. Jitka M. Zgola (1999) schreibt,

„Jede Mahlzeit bietet Gelegenheit zur Aktivierung. Man kann sie nutzen, um Beziehungen zwischen den Gästen aufzubauen, Raum für Erinnerungen zu geben, und alte, vielleicht vernachlässigte, soziale Fähigkeiten zu üben. Eine Mahlzeit kann ein lockeres Mittagessen in der Gruppe oder ein feierliches Dinner bei uns daheim sein. Etwas Wunderbares passiert, wenn die Mitarbeiter nicht als Aufpasser, Bedienungen oder Pflegekräfte zum Füttern teilnehmen, sondern als Menschen, die eine Mahlzeit unter Mitarbeitern und Bewohnern genießen. Dieses besondere Engagement trägt stark zum Aufbau vertrauens- und respektvoller Beziehungen bei, die sich langfristig auszahlen."

Damit die Mahlzeiten zu einer angenehmen Erfahrung für die Personen werden, sollten Sie die folgende Liste für den Esstisch durchgehen:

- ❑ Ist die Umgebung angenehm und ordentlich?
- ❑ Gibt es sanfte Hintergrundmusik (am besten nur Instrumente und kein Gesang)?
- ❑ Ist der Tisch klein genug, damit sich die Leute gut unterhalten können?
- ❑ Bilden das Tischtuch, die Teller und auch die Farbe des Essens einen guten Kontrast zueinander?
- ❑ Befindet sich ein kleines Blumengebinde am Tisch?
- ❑ Sind Essen, Besteck und Teller für die Fähigkeiten der Person angemessen?

Die folgende Liste enthält Vorschläge für die Rolle des Mitarbeiters als Gastgeber:

- ✓ Bleiben Sie im Raum und erledigen Sie keine Büroarbeiten; betrachten Sie die Essenszeit als die beste Zeit für ein gutes Gespräch.
- ✓ Wechseln Sie von Tisch zu Tisch und erkundigen Sie sich, ob alles in Ordnung ist; stellen Sie sich in angemessener Weise vor.
- ✓ Sprechen Sie ein Gebet oder einen Trinkspruch.
- ✓ Machen Sie Komplimente, oder fragen Sie nach Meinungen.
- ✓ Schwelgen Sie in Erinnerungen an vergangene Mahlzeiten oder Lieblingsessen.
- ✓ Schließen Sie sich beim Mittagessen den Gästen oder Bewohnern an.

Tool 8.9 Programmvorschlag: Fragen: Was Sie tun und was Sie lieber lassen sollten

Heften Sie diese Liste an das Schwarze Brett, drucken Sie sie in einem Rundbrief ab oder verteilen Sie sie zur Diskussion unter den Mitarbeitern.

- ✓ Geben Sie Hinweise und Anhaltspunkte, wie zum Beispiel, „Marga, wie geht es Ihrer Tochter, die Bratsche spielt?"
- ✓ Fragen Sie nicht nach Sachen, an die sich die Person nicht erinnern kann (zum Beispiel „Wie viele Kinder haben Sie, und wie heißen sie?").
- ✓ Stellen Sie offene Fragen (zum Beispiel „Wie hat Ihnen das Frühstück geschmeckt?").
- ✓ Haben Sie Geduld, wenn Sie eine Frage stellen. Manchmal antwortet die Person; manchmal auch nicht.
- ✓ Lassen Sie eine Person nicht zu lange zappeln. Wenn sie sich wirklich nicht erinnern kann, wechseln Sie das Thema oder beantworten Sie die Frage selbst.
- ✓ Fragen Sie die Person nicht, ob sie etwas tun will, wenn sie keine Wahl hat.
- ✓ Bauen Sie genügend Fakten in Ihre Frage ein, damit die Person einen Anhaltspunkt für ihre Antwort hat.
- ✓ Fragen Sie nach der Meinung der Person.

Tool 8.10: Geschickter werden

Der Sinn dieser Übung ist es, mit einer Prise Humor zu zeigen, wie man etwas auf die falsche Art machen kann. Das ist aktives Lernen, bei dem wirklich etwas hängen bleibt, besonders wenn die Mitarbeiter sich freiwillig melden, um an den Rollenspielen teilzunehmen.

Die folgenden Aussagen geben Stereotype und Unwahrheiten über Demenz wieder. Diese Beispiele für „kein Geschick“ können auf verschiedene Weise verwendet werden, um die Haltungen des Personals zu erkunden und die Lektionen dieses Kapitels zu vertiefen. Ziehen Sie die Beispiele aus einem Hut, um sie in der Gruppe zu diskutieren, oder lassen Sie sie in Rollenspiele einfließen. Bitten Sie das Personal, die Fehler zu kommentieren. Führen Sie dann ein Rollenspiel oder eine Diskussion zur richtigen Art durch. Wir besprechen die Kunst des Rollenspiels im Tool 2.11. Nutzen Sie Ihre Kreativität, um diese Beispiele für „kein Geschick“ in „Geschick“ zu verwandeln und dabei Spaß zu haben.

Ich halte nichts davon, darauf zu achten, was ich sage. Ich sag es einfach so wie es ist. Die Bewohner können es sich sowieso nicht merken.

Ich glaube, es ist gut, wenn der Fernseher den ganzen Tag läuft, weil die Bewohner damit beschäftigt sind.

Wenn Sie es mir nicht erklären können, wie soll ich wissen, was Sie fühlen oder wollen?

Sie ist heute unruhig und geht ständig auf und ab. Sie ist nicht so fröhlich wie sonst immer. Sie hat wohl letzte Nacht ein neues Stadium der Alzheimer-Krankheit erreicht.

Sie redet immer davon, heimzugehen, aber wenn ich ihr ein Bild von dem Ort zeige, an dem sie 60 Jahre lang gelebt hat, erkennt sie ihn nicht einmal als ihr Zuhause.

Man darf alles nur einmal sagen, sonst werden sie frustriert.

Das ist nicht Ihr Mantel. Er gehört Herrn Garcia. Wie oft muss ich Ihnen das noch sagen? Ihrer ist blau, und seiner ist braun. Sehen Sie das nicht?

Haben Sie die Nachrichten gehört? Es braut sich ein heftiger Sturm zusammen. Draußen wird es gleich furchtbar zugehen.

Nein! Halt! Sie können da nicht hingehen! Sie dürfen nicht dort hin!

9 Gute Freunde unternehmen etwas miteinander

Freundschaft heißt zusammen spielen, zusammen arbeiten und zusammen sein. Das Best-Friends-Modell hat sich unter den Fachkräften, die für Aktivitäten zuständig sind, als sehr beliebt erwiesen, da sie es als einen attraktiven Rahmen für das Reflektieren und Umsetzen ihrer Programme betrachten. Sie schätzen das Konzept des Modells, dass echte Freunde oft etwas zusammen unternehmen – geplant oder spontan, einfach oder sorgfältig ausgearbeitet, kurz oder lang, lustig oder ernst, körperlich oder geistig, spirituell oder religiös, beruflich oder privat. Aktivitäten in der Demenzpflege sollten genauso aussehen. Dazu sollten sinnvolle Gruppenprogramme gehören, die aber der Person mit der Alzheimer-Krankheit auch ein Leben zwischen den strukturierten Aktivitäten erlauben. Die Aktivitäten sollten das wahre Leben so gut wie möglich widerspiegeln. *Das Leben selbst ist eine Aktivität.*

Virginia M. Sponsler, Familienberaterin in Portland, Oregon, unterstreicht diese Ansicht mit den folgenden Worten:

> *„Zusammen sein" ist ein Begriff, der sich auf Aktivitäten beziehen kann. Ich mag ihn, weil er sich auf den Beziehungsaspekt der Aktivität bezieht. Er steht für Aufgaben, den Aufbau von Fertigkeiten, Spiele, gemeinschaftliche und parallele Aktivitäten, Unternehmungen und „einfach nur sein", für geplante wie auch spontane Dinge.*

Zusammen sein ist Teil einer guten Freundschaft. Das folgende Beispiel zeigt, was passieren kann, wenn Personal und Bewohner keine solche Beziehung haben:

> *Das Gebäude war sehr schön. Die Betreuungseinrichtung „Platinpalast" hatte eine großzügige Eingangshalle und das Personal schien freundlich und hilfsbereit zu sein. Als John und seine Frau Yvette die Einrichtung als potenzielles neues Zuhause für Yvettes Mutter besichtigten, waren sie beeindruckt. „Mensch, schau Dir diesen Kronleuchter an", sagte Yvette zu John. „Ich glaube, ich würde hier gern leben!"*
>
> *Beide lachten, als sie den Korridor entlang gingen. Sie hatten zwar schon an einer offiziellen Besichtigung in der letzten Woche teilgenommen, aber wollten den Ort noch ein zweites Mal alleine besichtigen. Sie entdeckten eine schön gestaltete Pinnwand, an der ein Aktivitätsplan hing. Sie lasen ihn zu-*

sammen und erwarteten eine Vielzahl an Aktivitäten. Für heute standen Bingo, Handarbeiten und gemeinsames Eisessen auf dem Plan. Sie schauten sich den nächsten Tag an, in der Hoffnung, etwas Interessantes zu finden. Bingo, Sport, Basteln und ein Filmmusical wurden genannt. „Das ist besser, aber sollte es hier im „Platinpalast" nicht mehr geben?", fragten sie sich.

Im Gemeinschaftsraum fand gerade ein Kurs statt. Als John und Yvette hereinkamen, erklärte ein gut gelaunter Mitarbeiter gerade eine Bastelarbeit. Auf den ersten Blick konnten sie den Gegenstand nur schlecht erkennen, aber dann wurde es ihnen klar. Die Bewohner waren damit beschäftigt, Pailletten und Ornamente auf Fliegenklatschen zu kleben! Beide gingen leise weg und waren sich nicht sicher, ob sie angesichts einer so einfältigen Beschäftigung schockiert oder amüsiert sein sollten. „Mutti würde mit so etwas sicher nicht ihre Zeit verschwenden", sagte Yvette.

Sie gingen weiter und sahen, wie Bewohner herumsaßen, einige von ihnen allein und ohne Beschäftigung. Die Bewohner gingen auf John und Yvette zu, da sie ein wenig Kontakt zu Menschen haben wollten. Die beiden gaben sich Mühe, mit ihnen zu reden und ihnen die Hand zu schütteln, während sie den Flur entlang gingen. „Ich bin jetzt ein bisschen traurig", sagte John. „Ich auch", antwortete Yvette.

Sie gingen um die Ecke und sahen eine wunderschöne Gartenanlage. Es war ein schöner Tag, und die Blumen und Brunnen sahen sehr einladend aus. „Wo sind denn alle?", fragten Yvette und John fast gleichzeitig. Es erschien seltsam, dass die Mitarbeiter und Bewohner den Garten an so einem schönen Tag nicht nutzten.

„Schau – da ist ein Ausgang", sagte John. „Lass uns gehen. Es ist schön hier, aber ich glaube, deine Mutter würde sich hier langweilen."

Da sie sich im Stich gelassen fühlten und frustriert waren, entschieden sie sich für einen Spaziergang durch das Viertel und kamen zu einem kleinen Gebäude. Auf einem Schild stand „Polierter Pfennig-Altenheim". Neugierig geworden, gelangten sie durch eine Tür in ein Kellergeschoß, wo sie einen einfachen, sauberen, gut ausgeleuchteten Raum fanden. Es sah so aus, als ob der eigentliche Wohnbereich im Erdgeschoss und dem ersten Stock sei und der Aktivitätsbereich im Keller.

Im Aktivitätsraum standen ein paar stabile Stühle und Klapptische. Der Aktivitätsplan stand auf einer Tafel, die etwas schief an der Wand hing. Sie war so vollgeschrieben, dass man auf den ersten Blick nicht alles lesen konnte.

Es waren ungefähr fünfzehn Bewohner im Raum. „Sieh Dir das an!" sagte Yvette. Links von ihr war eine Gruppe mit dem Arrangieren von Blumen beschäftigt. Sie bemerkten, dass eine andere Gruppe gerade zu einem Spaziergang aufgebrochen war und eine dritte Gruppe sich eine Sammlung alter Fotos ansah. An einer Pinnwand konnte man Bilder eines Projekts sehen, das scheinbar in der vorherigen Woche stattgefunden hatte – Papier selber machen und daraus Karten anfertigen. Ein Ehrenamtlicher oder Familienangehöriger zeigte voller Stolz einen Golfschläger her, wobei er ihn jedem der Anwesenden abwechselnd in die Hand gab. Ein Bewohner kehrte den Boden.

John und Yvette bemerkten, dass, obwohl einige Teilnehmer alleine dasaßen, alle paar Minuten ein Mitarbeiter zu ihnen ging und ihnen etwas zeigte, eine lustige Geschichte erzählte oder ihnen einfach nur eine Zeit lang die Hand hielt. Niemand schien einsam oder traurig zu sein. Yvette sagte: „John, lass uns eine Weile hier bleiben. Es ist nicht luxuriös, aber mir gefällt es. Vielleicht sollte Mutti hier einziehen!“

Ein Demenzprogramm kann mit „Platin“ wie mit „Pfennigen“ aufgebaut werden. Natürlich können finanzielle Mittel beim Aufbau einer reizvollen Umgebung für Demenzpatienten hilfreich sein, das Marketing verbessern, erfahrenere Mitarbeiter mit besseren Qualifikationen anziehen und die Programmgestaltung verbessern. Dennoch funktionieren viele weniger gut ausgestattete Tagesstätten-Programme in Kellern von Kirchen oder Gemeindezentren; gute Pflege kann in einem Palast wie in einem bescheidenen Haus stattfinden.

Der Platinpalast hatte wahrscheinlich fürsorgliches Personal mit guten Absichten, aber hier wurde dem Umfeld mehr Aufmerksamkeit geschenkt als der Programmgestaltung. Die Aktivitäten auf dem Plan spiegelten im Großen und Ganzen nicht das tägliche Leben wider. Die Bastelarbeit war fragwürdig, ja sogar erniedrigend – welche Familie würde schon gerne eine dekorierte Fliegenklatsche benutzen? Man ging kaum auf die individuellen Persönlichkeiten ein. Die wundervolle Gartenanlage wurde zu selten benutzt. Die Bedürfnisse der Bewohner, die sich nach individueller Betreuung sehnten, wurden nicht befriedigt.

Das „Polierter Pfennig-Altenheim“ dagegen machte alles richtig. Es gab individuelle Betreuung und sinnvolle Aktivitäten, die Spaß machten. Das Bastelprojekt (Papier- und Kartenherstellung) hatte einen Zweck. Die Bewohner kamen ins Freie. Der Bewohner, der den Boden kehrte, erledigte eine sinnvolle Arbeit. Das Heim sah eher aus wie eine Gemeinschaft von Freunden, die zusammen Spaß haben und Zeit verbringen.

Ein Aktivierungskonzept

Der Best-Friends-Programmleiter erkennt, wie wichtig es ist, ein klares Konzept zu haben, das dem Aktivierungsprogramm zu Grunde liegt. In diesem Kapitel finden Sie Anleitungen, wie Langzeit-Pflegeprogramme Aktivitäten so nah am alltäglichen Leben halten können wie möglich. Der Einzelbetreuung wird dabei genauso viel Aufmerksamkeit geschenkt wie den Gruppenaktivitäten. Alle Mitarbeiter nehmen an den Aktivitäten teil und werden ermutigt, ihre eigenen Interessen mit in die Arbeit zu bringen. Wie schon am Anfang dieses Kapitels gesagt, sollte es bei den Aktivitäten, wie bei der Freundschaft, um gemeinsames Spielen, Arbeiten und die sinnvolle Gestaltung von Zeit gehen.

Der Sinn von Aktivitäten

Aktivitäten sind Teil unseres Lebens. Sie erfüllen bei uns allen die unterschiedlichsten Zwecke. Bei dementen Personen kann ein reichhaltiges und abwechslungsreiches Beschäftigungsprogramm Folgendes bewirken:

- Sich unterhalten und mit anderen zusammen sein: Die meisten Personen blühen auf, wenn sie mit anderen in einer geselligen Runde sind, besonders in kleinen Gruppen und strukturierten Umgebungen. Wenn Personen isoliert werden, können leicht Depressionen auftreten; Aktivitäten können dieses Gefühl der Einsamkeit und Verzweiflung vermeiden oder verringern.
- Produktiv sein und einen Beitrag leisten: Personen müssen das Gefühl haben, einen Beitrag zum Leben der Menschen um sie herum zu leisten. Gute Demenz-Pflegeprogramme bitten vielleicht eine Hausfrau, beim Tischdecken zu helfen, oder einen Zimmerer, beim Aufhängen eines Bildes behilflich zu sein. Dies hilft der Person, sich kompetent und nützlich zu fühlen.
- Erfolg haben: Aktivitäten können Personen helfen, sich fähig und erfolgreich zu fühlen. Sogar so einfache Dinge wie erfolgreich einen Ball in einen Korb zu werfen, Servietten zu verteilen oder beim Kegeln alle Neune abzuräumen können den Personen helfen, mit sich zufrieden zu sein.
- Spielen – Im Kindesalter ist das Spielen das Wichtigste in unserem Leben. Nachdem wir erwachsen geworden sind, rücken viele von uns jedoch von diesem wichtigen und notwendigen Teil unseres Lebens ab. Personen mit der Alzheimer-Krankheit können sich wieder so wie früher am Spiel erfreuen.
- Fähigkeiten aufbauen und erhalten – Aktivitäten können Personen helfen, früher erlernte Fähigkeiten so lange wie möglich zu erhalten, wie zum Beispiel das Auswechseln von Glühbirnen, das Spielen eines Musikinstruments, das Kartenspielen, das Legen von Puzzles, lautes Vorlesen, Zählen und Singen.
- Ein Gefühl der Kontrolle haben – Zorn entsteht oft durch das Gefühl, nichts mehr kontrollieren zu können, das sich mit fortschreitender Demenz einstellt. Aktivitäten können den Personen helfen, sich fähig zu fühlen und ihre Welt im Griff zu haben.
- Ein religiöses oder spirituelles Bedürfnis befriedigen – Aktivitäten sollten die religiösen Traditionen und Rituale von Personen, die Teil einer Glaubensgemeinschaft sind, berücksichtigen. Gebete, Kirchenlieder, Lesungen und Gottesdienste können diese religiösen Überzeugungen unterstützen. Künstlerische Aktivitäten, Kontakt mit der Natur, Musik und auch ehrenamtliche Tätigkeiten, um anderen zu helfen, können spirituelle Bedürfnisse befriedigen.

- Wachsen und Lernen – Auch wenn die Personen die meisten neuen Informationen nicht behalten können, so können sie sich doch daran freuen, neues Material präsentiert zu bekommen. Dies erinnert sie an ihre Schulzeit und sorgt für eine intellektuelle Stimulation und ein Gefühl des geistigen Wachstums und der Leistung.

Schauen wir uns nun die Schlüsselkonzepte für Best-Friends-Aktivitäten an.

Die Kunst der Aktivierung liegt nicht darin, was getan wird, sondern wie es getan wird

Best-Friends-Mitarbeiter verstehen, dass der Vorgang immer wichtiger ist als das Endergebnis. Wenn die Bewohner beim Zusammenlegen von Handtüchern lächeln, reden und freundlich ein bisschen Klatsch austauschen, sollte es keine Rolle spielen, ob die Handtücher genau Ecke auf Ecke liegen. Aus diesem Grund verfehlen Anweisungen für Aktivitäten, die mit detaillierten Listen sogar so einfache Beschäftigungen wie das Singen beschreiben („Verteilen Sie Liederbücher", „Öffnen Sie die Bücher", „Fangen Sie an zu singen") ihren Zweck; jeder Mitarbeiter, der so detaillierte Anweisungen braucht, wird mit Sicherheit versagen. Das folgende Beispiel zeigt, dass die Kunst der Beschäftigung in der Durchführung liegt:

An einem schönen Herbsttag beschlossen die Gäste und ehrenamtlichen Mitarbeiter des Helping Hand Day Center, einen Spaziergang zu machen, solange das wechselhafte Wetter Kentuckys noch mitspielte. Eine Mitarbeiterin, die ihren Freund begleitete, hoffte auf ein bisschen Bewegung, aber nach ein paar Schritten blieb der Programmteilnehmer unvermittelt stehen, um Malern auf einem Gerüst zuzuschauen, die die Fensterrahmen des Gemeindezentrums strichen, in der sich das Helping Hand Programm befindet. Als ehemaliger Handwerker beobachtete der Tagesgast fasziniert die Arbeit. Er begann, die Fenster zu zählen, die gestrichen wurden, und versuchte dabei, die Kosten und Ausmaße der Arbeit abzuschätzen. Die Ehrenamtliche war zunächst enttäuscht, dass der Spaziergang ausfiel, aber sie freute sich darüber, dass ihr Freund die Fenster immer wieder zählte. Der Tagesgast bekam trotzdem ein Training , aber es war geistig statt körperlich.

Diese ehrenamtliche Mitarbeiterin hat erkannt, dass der Weg wichtiger ist als das Ziel.

Aktivitäten sollten individualisiert werden und sich auf die früheren Interessen und Fähigkeiten der Person beziehen

Best-Friends-Mitarbeiter nehmen die Herausforderung einer individualisierten Pflege an. Mit dem kreativen Einsatz von Ehrenamtlichen und mit einem Personal, das die Lebensgeschichte jeder Person kennt, kann eine individuelle Betreuung möglich sein. Deswegen sollte man Künstler dazu ermutigen, weiter zu malen. Landwirte können sich immer noch um den Garten kümmern. Ein Buchhalter kann bei der Bilanz helfen. Jede dieser Aktivitäten kann das Selbstwertgefühl steigern und zu einer hochqualitativen Pflege beitragen.

Ein Tagesgast des Toca das Horttensias ist ein pensionierter plastischer Chirurg, der sich der Behandlung von armen Kindern verschrieben hatte. Er besaß einen Bauernhof, wo er Gemüse anbaute und Bäume pflanzte, und er nahm oft Kinder aus dem Krankenhaus für einen Besuch auf dem Bauernhof mit. Wenn er heute traurig ist, muntern ihn Spaziergänge durch den Gemüsegarten und unter den Maulbeerbäumen der Tagesstätte sowie Besuche der Kinder des nahegelegenen Jugendzentrums wieder auf.

Die Mitarbeiter nutzten ihr Wissen über die Lebensgeschichte und persönlichen Werte dieses Gastes, um seine Erinnerungen daran, wie er zur Gesellschaft beigetragen und anderen geholfen hat, zu aktivieren (siehe Tool 9.4). Sie wussten auch, dass der Kontakt mit der Natur und den Kindern diesem Arzt neue Lebensfreude gaben.

Hannah Herward, die Leiterin des Eden Pines, glaubt, dass individualisierte Aktivitäten besonders für Männer wichtig sind. Sie hat spezielle Tätigkeiten gefunden, die Männer seit jeher mögen, wie Holzarbeiten, das Reden über Sport, einen Besuch im Oldtimer-Club und Diskussionen über die Jagd und das Angeln.

Da viele ältere Männer es nicht gewohnt sind, an Gruppenaktivitäten teilzunehmen, ist Herwards individueller Ansatz besonders effektiv.

Aktivitäten sollten auf Erwachsene ausgerichtet sein

Best-Friends-Mitarbeiter wissen, dass sich die Personen ein Gefühl für ihr vergangenes Leben erhalten. Oftmals erweist es sich als katastrophal, wenn man Personen mit der Alzheimer-Krankheit wie Kinder behandelt, weil sie dies als entwürdigend empfinden. Manche Personen mit der Alzheimer-Krankheit sprechen tatsächlich auf Kinderspielzeug wie Puppen an, aber das sollte nie der Ausgangspunkt des Programms sein. Hier ist ein gutes Beispiel für eine sinnvolle Beschäftigung, die sich zudem für die Gäste lohnt:

Das Riverside Adult Day Program hat eine Partnerschaft mit dem örtlichen Tierschutzverein. Der Verein bringt Haustiere in die Einrichtung, damit sich die Tagesgäste mit ihnen beschäftigen. Die Tagesstätte stellt im Ausgleich knochenförmige Hundekuchen her, die als zusätzliches Geschenk dienen, wenn jemand einen Hund aus dem Tierheim mitnimmt. Jeder kann an diesem Projekt zu einem gewissen Grad mitwirken, ungeachtet seiner körperlichen und geistigen Leistungsfähigkeit. Manche Personen können nur Löcher in die Hundekuchen drücken, aber auch das ist ein wichtiger Schritt des ganzen Vorgangs. Sie haben Spaß daran, dem Produkt den letzten Schliff zu verpassen.

Die Idee, ein Produkt herzustellen und so der Arbeit einer Person einen Sinn zu geben, lässt bei dieser Aktivität mit den Hundekuchen ein Gefühl der Befriedigung aufkommen. Manchmal schauen sogar die Hunde in der Tagesstätte vorbei, um ihren Dank auszudrücken!

Die Aktivitäten sollten auch Haustiere und andere Tiere einbeziehen

Best-Friends-Mitarbeiter wissen, dass Haustiere bedingungslos lieben können. Auch wenn nicht jedes Tier für demente Personen geeignet ist (Tiere sollten nicht überaktiv oder aggressiv sein) kann ein zahmer Hund oder eine liebevolle Katze einer dementen Person Freude bereiten und auch dem Personal Spaß machen (siehe Abbildung 9.1). Sie können auch dadurch einem Beschäftigungsprogramm mehr Sinn verleihen, dass sie den Personen ein Gefühl der Verantwortung geben (zum Beispiel einen Hund bürsten oder mit ihm Gassi gehen; eine Katze oder Fische füttern; beobachten, wann die Küken in einer Voliere schlüpfen). Es kann allerdings auch Probleme geben, wie die Fragen, wer die Kosten für den Unterhalt der Tiere trägt, und die Tatsache, dass manche Personen vielleicht keine Tiere mögen oder sich in ihrer Anwesenheit unwohl fühlen.

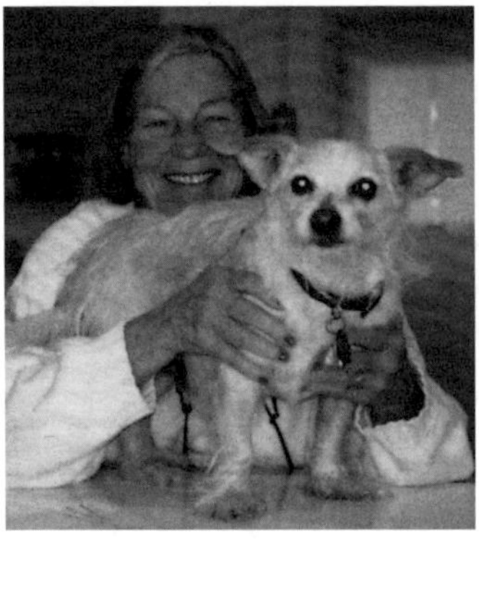

Abbildung 9.1: Die ehrenamtliche Mitarbeiterin Jane Owen mit ihrem Hund, Henry, bereit, sich mit den Gästen des Helping Hand Day Center in Lexington, Kentucky zu beschäftigen.

In der Villa Bella Residential Alzheimer's Care, Santa Barbara, Kalifornien, lebt ein leibhaftiger früherer Filmstar: Der Kater Cash hat in zahlreichen Filmen und Werbespots mitgespielt. Obwohl er eher freiheitsliebend ist, ist er bei den meisten Bewohnern immer noch sehr beliebt. Sie streicheln ihn und beobachten gern, wie er über das Gelände stolziert. Laut dem Leiter Tom Henry sind Haustiere willkommene Besucher, und viele Familien bringen ihre Hunde zum Besuch der Bewohner mit.

Die Aktivitäten sollten das Arbeitsleben einer Person in Erinnerung rufen

Best-Friends-Mitarbeiter wissen, dass die meisten dementen Menschen aus einer Generation stammen, die ein stark ausgeprägtes Pflichtgefühl hat. Arbeitsbezogene Aktivitäten sind im Allgemeinen sehr erfolgreich. Sie machen die Personen stolz und stärken das Selbstwertgefühl. Aktivitäten können auch dadurch verbessert werden, dass die Person das Gefühl hat, eine Funktion auszuüben oder anderen zu helfen (zum Beispiel einen bestimmten Auftrag oder eine Routinearbeit erledigen, etwas für Kinder oder einen wohltätigen Zweck tun). Einige Programme ermutigen beispielsweise die Familien, ihren Angehörigen zu sagen, dass diese in den Unterricht oder zur Arbeit gehen, wenn sie zur Tagesstätte aufbrechen; in einem gewissen Sinn stimmt das sogar, weil effektive Tagesstättenprogramme Lernaktivitäten und „Arbeit“ für die Gäste haben.

Im Riverside Adult Day Program ziehen die Bewohner einmal in der Woche eine wunderschöne Standuhr auf, füttern die Goldfische und beteiligen sich an der Pflege der Pflanzen im Garten. Dadurch wird die Tagesstätte zu einem fürsorglichen, gemütlichen Ort, an dem man sich wohl fühlt.

Solche Arbeiten wie die im Riverside Day Center zu erledigen hilft den Gästen, daran zu glauben, dass dies ihr Zuhause ist, obwohl sie weg von daheim sind. Das Personal kann einen traurigen Bewohner zum Beispiel dazu ermutigen, „im Haus zu helfen“. Eine solche Beschäftigung kann Traurigkeit in Fröhlichkeit verwandeln.

Einige Programme zeigen in ihrer Bereitschaft, auf Bedürfnisse der Familie Rücksicht zu nehmen, große Flexibilität, wie im folgenden Fall:

Die Vista del Monte Retirement Community in Santa Barbara, Kalifornien, hatte nichts gegen den riesigen Chefschreibtisch eines Bewohners, als dieser ins Pinegrove Special Care kam, die dortige Spezialpflegeabteilung mit zehn Betten. Obwohl der Schreibtisch viel Platz wegnimmt, hat der Bewohner ein beruhigendes Gefühl, wenn er sich im Zimmer aufhält.

Auch wenn der Bewohner gar nicht so viel Zeit in seinem eigenen Zimmer verbringt, ist der Schreibtisch eine unerschöpfliche Quelle für Ideen für Aktivitäten wie das Sortieren von Post und das Aufrollen von Münzen. Das Personal ermutigt ihn, an seinem Schreibtisch zu arbeiten, so wie er es viele Jahre lang vor seinem Eintritt in die Pinegrove-Familie getan hat.

Die Aktivitäten sollten alle fünf Sinne stimulieren

Best-Friends-Mitarbeiter sind sich bewusst, dass die Stimulierung der fünf Sinne einer Person (Sehen, Hören, Schmecken, Fühlen und Riechen) sie mit der physikalischen Welt in Verbindung hält. Auch wenn Alter oder Gebrechlichkeit einige Sinne einschränken, bleiben doch manche gut erhalten. Zum Beispiel können Bewohner beim Gärtnern die nährstoffreiche Erde berühren, schöne Farben sehen, Blumen riechen, Gemüse oder Kräuter probieren und Vögel und Insekten hören.

Der Fountains' Gourmet Club wollte einen Apfelkuchen backen. Es gab viel Gelächter und Unterhaltung, als die Gruppe den Teig mischte, die Äpfel schälte und den Zucker abmaß. Das Gefühl des Teigs in den Händen, die Farbe der Äpfel, der Duft aus dem Ofen und der Geschmack des warmen Apfelkuchens stimulierten alle Sinne. Als er sein Kuchenstück aß, sagte ein Bewohner: „Das war ein schöner Tag."

Diese Aktivität belohnte alle Beteiligten reichlich. Wenn örtliche Gesundheitsbestimmungen dem Backen oder Kochen in der Gruppe entgegenstehen, können auch schon der Duft eines gekauften Kuchens, der im Ofen aufgebacken wird, und nachher der Geschmack, wenn er fertig ist, ähnliche Ergebnisse bewirken.

Nichts tun ist in Wirklichkeit eine Beschäftigung

Best-Friends-Mitarbeiter wissen, dass gute Freunde gerne ruhige Zeiten miteinander verbringen. Wir müssen nicht immer mit etwas beschäftigt sein. Einfach nur auf einer Bank im Garten zu sitzen oder aus dem Fenster zu schauen und zu sehen, wie die Welt vorüberzieht, kann für eine Person eine angenehme Beschäftigung sein. Das alltägliche Leben enthält viele stille Momente, und die Langzeitpflege sollte diese Realität widerspiegeln.

Cheri Taylor glaubt, dass man jemandem am wirkungsvollsten seine Freundschaft beweist, indem man seine Hand hält, ihn an der Schulter berührt oder einfach nur bei ihm sitzt.

Für eine andere Person vollständig da zu sein, ist vielleicht die beste Aktivität von allen.

Leslie Congleton hat uns mitgeteilt: „Es ist sehr wichtig, zusätzlich zum äußeren sozialen Leben für ruhige Momente der Reflexion zu sorgen. Fachkräfte, die mit Aktivitäten für demente Menschen zu tun haben, konzentrieren sich so oft auf die nach außen gerichteten, sozialen, fröhlichen Party-Zeiten und vernachlässigen dabei das Verlangen nach ruhigen, nach innen gekehrten Momenten, das jeder von uns hat."

Eine gute Art, diesen Gedanken den Mitarbeitern zu vermitteln, ist, sie zu fragen, was sie in ihrer Freizeit machen. Viele werden Zeit mit Hausarbeit, Schlafen, Sport, Einkaufen, Freunde besuchen oder Reisen verbringen, aber viele werden sagen, dass sie sich am liebsten dem Nichtstun widmen. Man kann das Personal fragen, warum es manchmal genauso wichtig ist, Letzteres zu tun wie Ersteres.

Die Aktivitäten sollten die verbleibenden körperlichen Fähigkeiten nutzen

Best-Friends-Mitarbeiter ermutigen die demente Person, körperlich fit zu bleiben. Beschäftigungen, bei denen die Personen körperlich aktiv sind, sollten gefördert werden. Dazu gehören solche Aktivitäten, die die Auge-Hand-Koordination stimulieren und solche, die körperlich anstrengen. In der heutigen Zeit, in der Training und Fitness hoch im Kurs stehen, sind die Chancen groß, dass die Mitarbeiter gerne mit einer körperlich noch leistungsfähigen Person einen Spaziergang machen und sich so sportlich betätigen.

Der Memory Walk ist eine Spendensammelaktion für Ortsverbände der Alzheimer Gesellschaft in den ganzen Vereinigten Staaten. Die Koordinatorin des Memory Walk in Santa Barbara, Kalifornien, Dianne Timmerman, sagt, dass es für sie von besonderer Bedeutung ist, dass neben dem Personal und den pflegenden Angehörigen auch viele Personen mit der Alzheimer-Krankheit teilnehmen. „Ein Mann in Santa Barbara hilft, Tische und Stühle aufzustellen, ein anderer bittet seinen Rotary Club um Hilfe. Sie alle scheinen durch das Helfen Befriedigung zu erfahren, genauso wie sie Freude daran haben, draußen spazierenzugehen und den Tag zu genießen."

Sogar eher gebrechliche Personen lassen sich vom Geist des Tages anstecken und gehen den Memory Walk ganz oder teilweise mit. Auch sie haben das Gefühl, etwas erreicht zu haben, und sind stolz, wenn sie einer örtlichen gemeinnützigen Organisation helfen, ihre Arbeit fortzuführen.

Aktivitäten werden normalerweise von Mitarbeitern initiiert

Best-Friends-Mitarbeiter verstehen, dass Personen mit der Alzheimer-Krankheit die Fähigkeit, aus eigenem Antrieb Aktivitäten zu beginnen, verlieren können. Wie ein Fürsorger uns einmal sagte, scheinen die Personen ihren „Startknopf" verloren zu haben. Sie brauchen oft das Personal, um die Aktivität umzugestalten oder ihnen den ersten Schritt zu zeigen. Ein Künstler könnte beispielsweise immer noch gern malen, aber jemand muss ihm vielleicht den Pinsel reichen und den Hinweis geben, dass er den Pinsel in die Farbe eintauchen und damit über die Leinwand streichen muss. Häufig ist dieser zusätzliche Schub alles, was man braucht, um die Aktivität zum Erfolg zu machen.

Erlauben Sie dem Personal, kreativ zu sein.

(Joanne Rader, Beraterin für Demenzpflege und Assistenzprofessorin, Oregon Health Sciences University, School of Nursing, Portland, Oregon)

Die Fähigkeiten und Talente der Mitarbeiter sind die Basis, auf der wir unser Programm aufbauen.

(Rosemarie Harris, Programmleiterin, Pinegrove Special Care, Vista del Monte Retirement Community, Santa Barbara, Kalifornien)

Die Lebensgeschichte einer Bewohnerin des The Fountains berichtete davon, dass sie gerne Klavier spielte, aber seit geraumer Zeit nicht mehr gespielt hatte. Als ein Mitarbeiter sie dazu ermutigte, sich ans Klavier zu setzen, passierte zunächst nichts. Der Mitarbeiter legte die Finger der Person auf die Tasten und drückte sie sanft nach unten. Es war unglaublich, aber die Bewohnerin fing wieder an zu spielen. Ein Pfleger mit Talent hatte ihr geholfen, eine wichtige Leidenschaft zurückzugewinnen.

Die Alzheimer-Krankheit schafft viele Paradoxien. Die Bewohnerin des The Fountains wäre vielleicht nicht in der Lage gewesen, auch nur ein einfaches neues Lied zu lernen, aber sie konnte sich an ein kompliziertes älteres erinnern. Behutsame Hinweise brachten eine Fähigkeit von früher zurück.

Aktivitäten sollten freiwillig sein

Best-Friends-Mitarbeiter wissen, dass die meisten von uns sich Dingen, die wir nicht wollen, widersetzen. Das Gleiche gilt für Personen mit der Alzheimer-Krankheit, die nichts tun wollen, was sie nicht interessiert. Die Mitarbeiter sollten jedoch immer zur Teilnahme an Aktivitäten ermutigen. Oftmals beteiligen sich die Personen doch noch, wenn man ihnen etwas zeigt oder wenn ein Mitarbeiter sie um Hilfe bittet.

Jeder kann sich an irgendeiner Form von Beschäftigung noch beteiligen

Best-Friends-Mitarbeiter schließen nie jemanden aus dem Beschäftigungsprogramm aus. Jitka M. Zgola (1999) nennt ein wirksames Hilfsmittel, das sie „Bewertung für Aktivitäten" nennt. Anhand des Beispiels „Kekse backen" zeigt sie, dass jeder an solchen Aktivitäten teilnehmen kann. Manche Personen können vielleicht bei allen Teilen der Aktivität mitmachen. Sie bezeichnet Zgola als „selbstständige Organisatoren oder Handelnde", was die höchste Bewertungsstufe darstellt. Andere, die stärker beeinträchtigt sind, befinden sich vielleicht auf einem unteren Bewertungsniveau, als „Beobachter/Kritiker" (probieren die Kekse) oder nur „Beobachter" (schauen und hören zu). Diese von Zgola entwickelte umgekehrte Pyramide zu den Aktivitäten zeigt eindeutig, dass alle mitwirken können. (Siehe Tool 9.6 für mehr Informationen zur Bewertung für Aktivitäten.)

Das Helping Hand Day Center bietet als Beschäftigung die Papierherstellung an. Einige Gäste werden stark in den ganzen Vorgang einbezogen: sie säubern die Rahmen, zerstampfen Papierflocken zu Brei und tragen ihn dann auf. Andere können nur die Rahmen in die Wasserlösung eintauchen. Manche klopfen die Feuchtigkeit heraus. Jeder kann das fertige Produkt sehen oder fühlen und stolz darauf sein.

Diese Art von Beschäftigung hat nicht nur Sinn und Zweck (ein brauchbares Produkt herstellen), sondern es kann sich auch jeder daran freuen.

Beschäftigungen, die Jung und Alt zusammenbringen, sind besonders wünschenswert

Best-Friends-Mitarbeiter fördern Generationen übergreifende Beschäftigungen. Kinder, Gymnasiasten und Studenten können frischen Wind hereinbringen und viele Personen aufheitern. Schüler im Teenageralter und Studenten können auch ausgezeichnete ehrenamtliche Mitarbeiter werden. Sie wohnen viel-

Als das Omahanui Private Hospital zunehmend Probleme hatte, die Bewohner am frühen Abend zu beschäftigen, überlegten wir uns Aktivitäten, durch die wir vor allem die männlichen Bewohner besser einbinden konnten. Wir haben uns entschieden, es mit einem alten Auto zu versuchen, und haben gleich eins mit einer intakten Karosserie gefunden – kein Rost oder scharfe Kanten – und einem sauberen Innenraum. In unserem schönen, eingezäunten Garten wurde dafür ein Schuppen gebaut, inklusive Werkbank mit Reinigungstüchern und Eimern. Die Scheibenwischer, die Hupe, das Licht und die Blinker funktionieren alle. Die Batterie wird regelmäßig von unserem Wartungsspezialisten aufgeladen, damit diese Aktivität weiterhin durchgeführt werden kann. Jetzt steigen unsere Männer in das Auto, „fahren" von der „Arbeit" heim nach Omahanui und setzten sich dann hin, um sich an der Happy Hour zu freuen, die wir jeden Abend vor dem Abendessen haben. Das Auto steht auch im Mittelpunkt des Interesses, wenn es um Arbeiten wie das Waschen und das Einwachsen geht.

(Patricia Wesley, Leiterin, Omahanui Private Hospital, New Plymouth, Neuseeland)

leicht weit weg von ihren Großeltern und profitieren deshalb von Beziehungen zu älteren Personen und der bedingungslosen Liebe, die diese ihnen geben können, wie in dem folgenden Beispiel:

Im Haven Nursing Center in Columbia, Louisiana, gehört es zur Best-Friends-Philosophie, dass Kinder die Einrichtung besuchen. Sie kommen jeden Tag mit selbst gemalten Bildern und nehmen an Aktivitäten teil. Hin und wieder essen sie sogar mit den Bewohnern oder gehen mit ihnen spazieren. Die Heimleiterin, Jennifer Raeis, bemerkt: „Die Bewohner haben die Leere im Leben der Kinder ausgefüllt und umgekehrt."

Wenn Kinder bei einer Aktivität eng mit Personen arbeiten, ist fast alles möglich. Viele Personen, die normalerweise keine Bastelarbeiten machen würden, nehmen zum Beispiel mit Kindern daran teil, weil ihnen die Aufgabe so angemessener erscheint.

Manchmal funktionieren Dinge, obwohl es zuerst gar nicht so aussah

Best-Friends-Mitarbeiter akzeptieren, dass Risiko zum Leben gehört. Immer gleiche Beschäftigungen werden zu vertraut und damit langweilig. Wenn man neue Aktivitäten ausprobiert, kann das zwar auch scheitern, aber für gewöhnlich vergessen die Person und das Personal den Misserfolg schnell.

Eine große Bandbreite an Musik bringt eine Gruppe sehr unterschiedlicher dementer Personen dazu, sich stärker zu beteiligen.

(Leslie Congleton, Programmkoordinatorin, Legacy Health Systems, Trinity Place Alzheimer's Day Respite Program, Portland, Oregon)

Die Mitarbeiter des The Fountains baten eine Gruppe von Bewohnern, ihnen mit dem monatlichen Rundbrief der Alzheimer Gesellschaft zu helfen. „Wir wussten nicht, ob das funktionieren würde, aber zu unserer Überraschung waren sie von der Fahrt ins Büro begeistert, falteten und klammerten hunderte von Rundbriefen zusammen und aßen ihr Mittagessen wie die anderen Ehrenamtlichen aus der Tüte, wobei sie sich prächtig amüsierten!" sagt Diane Will.

Es hatte sich also für alle Beteiligten gelohnt. Manche Mitarbeiter zweifelten, ob es funktionieren würde, aber die Bewohner erledigten die Aufgabe gut. Andere Gruppierungen in ganz Amerika haben demente Personen in ähnliche Aktivitäten einbezogen.

Die Tagesgäste der Legacy St. Aidan's Place Daycare in Portland, Oregon, untersuchten eifrig Muscheln verschiedener Form und Farbe und sprachen über ihre Erinnerungen an die Küste Oregons. Nachdem der Leiter es vorge-

macht hatte, fuhren die Gäste die Umrisse der Muscheln auf buntem Papier nach. Sie hielten vierzig Minuten durch, eine lange Zeit für solch eine konzentrierte Aktivität, und machten erst dann eine Pause für einen Imbiss. Sehr zur Verwunderung des Leiters kehrten einige früher von ihrer Pause zur Arbeit zurück.

Personen besitzen immer noch die Fähigkeit, neue Dinge auszuprobieren. Zu oft entscheiden wir für sie und sagen, dass sie sich nicht dafür interessieren oder die Aktivität sowieso nicht funktionieren würde.

Die Aktivitäten sollten das Personal genauso wie die Person ansprechen

Best-Friends-Mitarbeiter sind ein wesentlicher Bestandteil des Beschäftigungsprogramms. Sie verstehen, dass Personen ein Gespür dafür haben, ob die Mitarbeiter wirklich gefordert, begeistert oder zufrieden sind, wenn sie mit ihnen eine Aktivität durchführen. Deswegen sollten die Programmleiter danach streben, Beschäftigungsprogramme zu entwickeln, die sowohl das Personal als auch die Gäste ansprechen. Sie sollten bei der Entwicklung von Beschäftigungsprogrammen auch auf Abwechslung achten; auch eine erfolgreiche Aktivität wird irgendwann fad, wenn sie zu oft wiederholt wird.

Ein Ehrenamtlicher und ein Tagesgast des Helping Hand Day Center haben etwas gemeinsam: Beide sind Autoren. Sie reden ausgiebig über die Freuden und Sorgen des Schriftstellerdaseins. Jeder schaut sich die Bücher des anderen an, und beide lachen und reden über die Bilder und Geschichten. Ihre Freundschaft wird durch ihre gemeinsamen Interessen gestärkt.

Diese Begeisterung und Leidenschaft für das Schreiben des ehrenamtlichen guten Freundes ist ansteckend. Sie bringt das Beste in dem Gast und dem ehrenamtlichen Mitarbeiter hervor.

Ich stand kurz vor meiner Hochzeit, und die anderen Mitarbeiter im Wellington Parc, die für Aktivitäten zuständig waren, arrangierten als Aktivität eine Überraschungsparty für mich als Braut, bei der ich Geschenke bekommen sollte. Sie gaben jeder Dame ein Geschenk, das sie einpacken und mir dann geben sollte. Als ich alle Geschenke geöffnet hatte, erkannten einige Damen das Geschenk, das sie eingepackt hatten, wieder. Ich konnte sehen, dass sie mit sich zufrieden waren und es spannend fanden, bei einer solchen Braut-Party dabei zu sein. Einige sagten, sie seien jahrelang bei keiner gewesen. Ich entschloss mich, die Damen, von denen ich wusste, dass sie kommen konnten, einzuladen. Als der Tag gekommen war, wurden ihnen in der Kirche Plätze in der dritten Reihe zugewiesen (nach meinen Brautjungfern und meinen Eltern). Ich erinnere mich daran, wie ich am Altar stand, aufsah und bemerkte, wie die Damen lächelten und mir zuwinkten.

Nach dem Hochzeitsgottesdienst machte der Fotograf ein Bild von uns allen. Ich schenkte den Damen Abzüge, damit sie sich an den besonderen Anlass erinnern können, an dem sie für mich teilgenommen hatten. Als ich zur Arbeit zurückkehrte, erinnerten sich einige der

Damen an die Hochzeit. Sie hatten als Erinnerung die Satinrosen aufgehoben, die jeder bekommen hatte. Eine Bewohnerin sprach mich beim Namen an und sagte, dass ihr die Hochzeit wirklich gefallen habe. Mir kamen die Tränen in die Augen. Wenn man mit Personen mit der Alzheimer-Krankheit arbeitet, passiert es nicht sehr oft, dass einen jemand mit Namen ansprechen kann. Da erkannte ich, dass es für sie etwas ganz Besonderes gewesen war, an meiner Hochzeit und so meinem Leben teilzunehmen.

(Stephanie K. Wilkerson, Medizinische Leitung, Wellington Parc of Owensboro, Owensboro, Kentucky)

Die persönliche Pflege ist eine Aktivität

Wenn Best-Friends-Mitarbeiter tägliche Einzelpflege als eine Aktivität neu definieren, kann das dabei helfen, diese manchmal schwierigen Aufgaben leichter zu erledigen. Zum Beispiel erzählen Mitarbeiter mit Geschick eine lustige Geschichte, fragen den Bewohner nach seiner Familie oder singen ein Lied, um die Angst einer Person vor einem Bad zu lindern.

Joanne Rader, Assistenzprofessorin, School of Nursing, Oregon Health Sciences University, Portland, war die erste, die sich Gedanken machte, wie man dementen Personen die Angst vor dem Baden nehmen könnte. Als Krankenschwester in der Langzeitpflege ließ sie sich von Pflegern baden, damit sie besser verstehen konnte, wie beängstigend und schwierig so eine Erfahrung für einen dementen Bewohner sein konnte. Sie vertritt die Ansicht, dass eine freundliche Umgebung, die an Zuhause erinnert, und fürsorgliches Personal das Baden erleichtern können.

„Wenn vorgeschlagen wird, dass sich die Mitarbeiter in ihrer eigenen Einrichtung baden lassen sollen, weigern sie sich und sind oft ganz entsetzt. Sie sagen, es wäre ihnen zu peinlich. Dieser Vorschlag fördert das Nachdenken. Das Baden soll von einer unangenehmen Aufgabe zu einem angenehmen Erlebnis werden."

Im Encore Senior Living Rediscovery™-Program werden die Alltagsaktivitäten im Aktivitätsplan aufgeführt, um zu betonen, dass sie ein wichtiger Baustein zur Verbesserung der Lebensqualität jedes einzelnen Bewohners sind.

Ein Best-Friends-Programm bezieht die Aufgaben der täglichen persönlichen Pflege als sinnvolle und produktive Aktivitäten mit ein (siehe Tool 9.7).

Aktivitäten müssen nicht lange dauern

Best-Friends-Mitarbeiter erkennen, dass die Aufmerksamkeitsspanne einer Person aufgrund ihrer Demenz verringert sein kann. Deswegen kann es für die Person schwierig sein, an ausgedehnten Aktivitäten teilzunehmen. Die Programme sollten kurze Aktivitäten vorziehen (siehe Tool 9.5), weil diese Beschäftigungen oder Aufgaben, wenn sie den ganzen Tag wiederholt und variiert werden, eine viel größere Wirkung haben und das Leben einer Person stark bereichern. Aktivitäten müssen nicht länger als 30 Sekunden dauern; Man kann zum Beispiel ein Bild zeigen, gemeinsam einen Duft riechen oder eine Handlotion auftragen. Eine pflegende Angehörige hat aufgeschrieben, was man alles in 15 Minuten machen kann:

Cindy Lynch, Beraterin für Demenz-Pflege in New Concord, Kentucky, hat für ihre Großmutter, die in einer Langzeitpflege-Einrichtung lebt, eine Liste von Best-Friends-Aktivitäten erstellt, die jeweils nur eine Viertelstunde dauern. Auf der Liste stehen lautes Vorlesen, Vögel und Eichhörnchen vor dem Fenster beobachten und eine Gartenanlage besuchen, die für Rollstühle zugänglich ist (siehe Tool 9.2).

Lynch hängte die Liste geschickt so auf, dass die Freunde und die Familie ihrer Großmutter sie sehen können, wenn sie zu Besuch kommen. Diese Vorschläge machen die Besuche viel angenehmer und ermutigen dazu, wiederzukommen. Ein interessanter Aspekt von Lynchs Ansatz ist, dass sie die Mitarbeiter und Besucher bittet, eine kurze Notiz in einem Buch zu hinterlassen, wann sie da waren und welche Aktivität sie ausgeführt haben. Sie kann jetzt den Überblick über die Besucher ihrer Großmutter behalten und ihnen für ihre Aufmerksamkeit und Zeit danken.

Struktur ist wichtig, aber die Energie, die mit der Spontaneität kommt, ist ebenfalls wichtig. Wir versuchen, uns am Best-Friends-Modell für Aktivitäten zu orientieren, indem wir alles zu einer Aktivität machen.

(Gayle Pennington, Programmleiterin, Riverside Adult Day Program, Wilmington, Delaware)

Eine Freude zerstreut hundert Sorgen.

(Chinesisches Sprichwort)

Aktivitäten können Tag und Nacht stattfinden

Best-Friends-Mitarbeiter lassen Aktivitäten zu jeder Zeit zu. Normalerweise finden sie am Tag oder am frühen Abend statt, aber manchmal will eine Person spät in der Nacht aufstehen und etwas tun. Ein gutes Programm geht auf dieses Verlangen ein, und die Mitarbeiter sind für die Person da, wenn diese sie braucht. Ein in Programmen weit verbreitetes Problem ist ein Mangel an Beschäftigungen nach dem Abendessen.

Das Pinegrove Special Care im Vista del Monte ergänzt sein vollständiges Tagesprogramm für die Bewohner mit zusätzlichen Abend- und Wochenendaktivitäten. Rosemarie Harris, die Leiterin, sagt: „Wir wollen, dass diese Beschäftigungen genauso aussehen wie die Programme für die Wochentage – aktiv und lebendig!"

Einige Programme erklären den Mangel an abendlichen Aktivitäten mit dem Argument, dass die Personen „das nicht wollen" oder dass sie „schon ins Bett gehen möchten". Der wahre Grund, warum viele so früh ins Bett gehen wollen, ist Langeweile und zu wenig Stimulation. Die Bewohner stehen nachts auf, weil sie zu früh ins Bett gegangen sind. Die Mitarbeiter des Pinegrove versuchen, flexibel zu sein und auf die Bedürfnisse der Bewohner zu achten, nicht auf die Bequemlichkeit des Personals.

Aktivitäten können ein spirituelles Bedürfnis befriedigen

Best-Friends-Mitarbeiter erkennen, dass jede demente Person das Bedürfnis nach geistiger Anregung hat. Aktivitäten können dieses Bedürfnis befriedigen. Wenn eine Person das Gefühl hat, dass sie einer anderen hilft, dann ist das Nahrung für den Geist; ebenso, wenn eine Person erfolgreich ein Gemälde oder Gedicht vollendet. Wenn Mitarbeiter erfolgreich einen Teil ihres Lebens mit den Personen teilen, fördert das deren geistige Fähigkeiten. Wenn die Person einer Glaubensgemeinschaft angehört, können vertraute religiöse Traditionen und Rituale bei der Befriedigung ihres Bedürfnisses nach einer Verbindung zu Gott oder einer höheren Macht besonders hilfreich sein, wie in diesem Beispiel von Cheri Taylor, der verantwortlichen Leiterin der Porterville Senior Day Care:

Ich hätte lieber, dass jemand mit mir geht, als dass er mir bloß den Weg zeigt.

(Edgar A. Guest)

Handlungen sagen mehr als Worte.

(altes Sprichwort)

Spiritualität ist ein wichtiger Bestandteil unseres Programms. Genesungs- und Geburtstagskarten für das örtliche Krankenhaus herzustellen befriedigt das Bedürfnis, anderen zu helfen. Vertraute Gebete, Lesungen und Kirchenlieder befriedigen das spirituelle Bedürfnis nach einer Verbindung, das Menschen haben, die einer Glaubensgemeinschaft angehören.

Aktivitäten können den Personen helfen, sich mit anderen verbunden zu fühlen und ihren Zweck als Teil dieser Welt zu erkennen.

Dorothy Seman, klinische Leiterin des Alzheimer's Familiy Care Center in Chicago, hat ein anderes Beispiel für Aktivitäten, die ein spirituelles Bedürfnis befriedigen:

Als Anna, eine aktive Teilnehmerin am Tagesstättenprogramm, plötzlich zu Hause verstarb, waren die anderen in ihrer Gruppe überrascht und hatten mit ihrem Tod zu kämpfen (so würde es uns wahrscheinlich allen gehen). Ein Mitarbeiter machte den Vorschlag, dass wir als Gruppe ein Beileidsschreiben aufsetzen könnten, das die Gedanken von Annas Freunden zum Ausdruck bringen würde. Einige aus der Gruppe schrieben selbst eine Nachricht auf die Beileidskarte; bei anderen schrieb das Personal stellvertretend einen Gruß.

Diesen schönen letzten Gruß für Anna überreichte ihrer Familie ein Mitarbeiter, der später ihre Beerdigung besuchte. Annas Familie war von dieser Geste wie auch den warmherzigen und aufrichtigen Gefühlen, die durch diese Worte ausgedrückt wurden, gerührt.

Die Freude am Leben und an Beziehungen und den Ausdruck von Verlust spürt man das ganze Leben lang. Manchmal muss man jemanden nur fragen, um das zum Vorschein zu bringen, was unmittelbar unter der Oberfläche liegt.

Aktivitäten gibt es überall

Best-Friends-Mitarbeiter können regelrecht aus gar nichts etwas machen. Sie können Gegenstände, die sie zufällig im Zimmer finden, Bilder aus einer Zeitschrift und sogar das Wetter zum Gesprächsthema machen oder für eine Beschäftigung verwenden. Kasten 9.1 zeigt eine Liste von Aktivitäten, die mit einem einfachen Schal durchgeführt werden können. Die Mitarbeiter brauchen keine ausgefeilten Materialien oder großen finanziellen Mittel für ein Beschäftigungsprogramm.

Eines Tages bat ein Mitarbeiter der Legacy St. Aidan's Place Daycare die Gruppe, sich die Stühle anzuschauen, auf denen sie saßen. Eine facettenreiche Diskussion über Lieblingsstühle folgte. Eine Frau begann von einem Stuhl zu erzählen, in dem ihr Vater immer gesessen hatte. Sie erzählte der Gruppe mit einem Augenzwinkern: „Niemand anderer durfte jemals in diesem Stuhl sitzen." Nachdem sie lange in Erinnerungen geschwelgt hatten, spielten alle noch zusammen ein paar Runden „Reise nach Jerusalem".

Dieser Mitarbeiter hat beim Anschauen des Raums seine Kreativität aktiviert und das Beste aus dem gemacht, was da war. Die Gäste konnten nicht nur in Erinnerungen schwelgen, sondern auch auf die Beschaffenheit der Polsterung, die Farben und den generellen Sitzkomfort der Stühle achten. Schließlich kamen zu dieser lustigen, spontanen Aktivität auch noch Musik und Spiele hinzu. (Siehe Tool 9.10 für die Liste „Aktivitäten gibt es überall" von Legacy St. Aidan's Place.)

Fazit

Mitarbeiter mit Geschick erkennen, dass prinzipiell alle Aktivitäten scheitern können. Nur wenn wir gar nichts täten, würden wir nie scheitern. Dennoch muss man auch das Gefühl des Scheiterns kennen, um sich über Erfolge freuen zu können. Erfolg kommt durch Innovation und das Eingehen

Kasten 9.1

20 Dinge, die man mit einem bunten Schal machen kann

1. *„Fliegenfischen" spielen.*
2. *Verwenden Sie ihn als Ersatz für einen Tanzpartner.*
3. *Sprechen Sie über die Farbe und das Muster.*
4. *Üben Sie Seemannsknoten.*
5. *Verwandeln Sie ihn in ein trägerloses Oberteil.*
6. *Versuchen Sie herauszufinden, aus welchem Land er kommt.*
7. *Reden Sie darüber, wie er wohl hergestellt wurde.*
8. *Betasten Sie den Stoff und reden Sie darüber.*
9. *Versuchen Sie, so viele andere Stoffe wie möglich zu nennen.*
10. *Bedecken Sie Ihren Kopf damit, wie um einen heiligen Ort zu betreten.*
11. *Wagen Sie einen Schleiertanz.*
12. *Zeigen Sie als Model, wie man einen Schal unterschiedlich tragen kann.*
13. *Verwenden Sie ihn wie eine S.O.S.-Flagge und halten Sie damit ein vorbeikommendes Auto an.*
14. *Reden Sie über die Wurzeln des Wortes Schal.*
15. *Raten Sie seine Länge.*
16. *Zeichnen oder malen Sie ein Bild davon.*
17. *Stellen Sie sich vor, wer ihn vielleicht gekauft und getragen hätte.*
18. *Raten Sie, wieviel er wohl gekostet hat.*
19. *Verwenden Sie ihn als Schlinge wie für einen Gipsarm.*
20. *Verwenden Sie ihn als Schultertuch, das Sie warm hält.*

von Risiken. Best-Friends-Programme sind sich dessen bewusst und sind im Bereich der Aktivitäten immer innovativ. Manche Aktivitäten werden dabei alle Erwartungen übertreffen; andere können komplett scheitern. Wenn eine Beschäftigung nicht funktioniert, kommt es darauf an, wie die Angestellten und Freiwilligen damit umgehen. Wenn sie es locker nehmen und darüber Witze machen können, dass eine mit viel Mühe hergestellte Pappmaché-Skulptur zusammenbricht, dann lachen die Bewohner und Gäste mit. Mitarbeiter, die sich aufregen, wenn die Plätzchen verbrannt sind oder jemand beim Singen nicht den Ton trifft, sind in der Demenzpflege fehl am Platz.

Die Aktivitäten in Best-Friends-Programmen verlassen ausgetretene Pfade. Die Programme messen Routine-Aktivitäten wie Bingo und sinnlosen Bastelarbeiten (zum Beispiel eine Fliegenklatsche zu dekorieren) weniger Bedeutung zu, damit sie das tägliche Leben besser einbeziehen können. Sie machen aus gewöhnlichen Haus- und Routinearbeiten Aktivitäten. Sie beschäftigen, fordern und beteiligen die Person. Sie helfen, das Herumwandern und die Unruhe von Personen, sowie andere schwierige Verhaltensweisen zu reduzieren. Sie lassen die Person am Leben teilhaben.

Best-Friends-Programme ermutigen die Mitarbeiter auch, ihre Interessen, Hobbys und Leidenschaften in das Programm einzubringen (siehe Tool 9.9). Wenn sie das machen, haben die Mitarbeiter genauso viel Spaß wie die Personen. Wenn die Mitarbeiter ihre Interessen mit in die Arbeit bringen, hilft das, die Kultur eines Arbeitsplatzes zu verändern, und es erzeugt ein Gefühl der Gemeinschaft.

Die wichtigste Frage, die wir den Programmleitern stellen, die sich um die Aktivitäten sorgen, lautet wie folgt: Wenn Sie sich den Knöchel gebrochen hätten und einen Monat lang in Ihrer Einrichtung leben müssten, würden die Aktivitäten Sie voll beschäftigen? Hoffentlich. Wenn nicht, ist es an der Zeit, das Best-Friends-Modell zu übernehmen.

Ausbildungstools

Tool 9.0 Aufwärmen: Die Best-Friends-Improvisation

Fast jeder Gegenstand kann für eine Aktivität verwendet werden. Aktivitäten gibt es überall!

Schauen Sie sich verschiedene Gegenstände in Ihrem Haus, Keller, Dachboden oder Büro an. Versuchen Sie 10–12 Dinge zu finden, die Sie zum Personalmeeting mitbringen können. Es sollten ein paar alltägliche Gegenstände (zum Beispiel Kaffeetassen, Hüte), sowie einige ungewöhnliche Sachen (zum Beispiel eine Kuhglocke, eine ungewöhnliche Muschel, eine Gürtelschnalle) dabei sein. Weitere Ideen sind:

alte Fotos
ein Bügeleisen
eine hässliche Krawatte
eine Straßenkarte
Postkarten
Äpfel
eine Teekanne

Bitten Sie die Mitarbeiter im Kurs, sich in drei oder vier Gruppen aufzuteilen. Geben Sie jeder Gruppe mehrere Gegenstände und bitten Sie sie, in 10 Minuten so viele Ideen für Aktivitäten wie möglich zu sammeln.

Schreiben Sie nach zehn Minuten alle Ideen an eine Tafel. Nehmen Sie das Ganze locker; lassen Sie die Mitarbeiter ihre Ideen vorführen.

Variation: Bieten Sie einer Gruppe von drei oder vier Mitarbeitern an, sich vor den Kurs zu setzen, und geben Sie ihnen die Gegenstände, einen nach dem anderen. Weisen Sie die Mitarbeiter an, sich mögliche Aktivitäten einfallen zu lassen und zu demonstrieren.

Variation: Legen Sie die Gegenstände in eine Kiste, und bitten Sie einen Mitarbeiter, in die Kiste zu greifen und etwas herauszuholen. Bitten Sie ihn dann, sich Ideen für Aktivitäten einfallen zu lassen. Der Kurs kann dabei helfen. Fragen Sie den Kurs, wie viele dieser Aktivitäten mit den Bewohnern oder Gästen durchgeführt werden könnten und ob sie Gegenstände haben, die zur Verwendung in Aktivitäten mitgebracht werden könnten.

Tool 9.1 Lernspiele: Das Schwelgen in Erinnerungen vermitteln

Diese Übung hilft dem Personal, die Technik des Erinnerns zu üben. Das Erinnern funktioniert gut, weil sich die Alzheimer-Krankheit auf das Kurzzeitgedächtnis auswirkt, während sie viele Langzeiterinnerungen intakt lässt. Ein Weg, jüngere Mitarbeiter für Erinnerungen zu interessieren, ist mit Menschen, Gegenständen und Ereignissen zu üben, die aus ihrer unmittelbaren Vergangenheit stammen (zum Beispiel die 60er, 70er und 80er Jahre). Besorgen Sie sich in einem Second-Hand-Laden Requisiten oder bitten Sie Ihre Freunde um Hilfe.

Hier sind einige Ideen, die Sie für Ihre Mitarbeiter in Betracht ziehen können:

die Sendung mit der Maus
die Beatles
Disco-Musik
Schlaghosen
Batik-Shirts
John F. Kennedy
Dallas
die Mondlandung
Helmut Kohl
Barbie-Puppen
Computer-Spiele
Heinrich Böll

Fragen Sie die Mitarbeiter, während Sie die Gegenstände zeigen oder über diese Leute reden, ob sie sich daran erinnern. Haben sie jemals einen dieser Gegenstände besessen? Welche Erinnerungen haben sie an diese Ereignisse oder Leute?

Welche ähnlichen Gegenstände oder Ereignisse würden bei den Personen in Ihrer Pflege Erinnerungen wecken?

Variation: Fragen Sie die Mitarbeiter, ob sie sich an das Jahrzehnt erinnern, das die meisten von ihnen erlebt haben – am besten das Jahrzehnt, in dem die meisten Mitarbeiter Teenager waren. Schreiben Sie ihre Erinnerungen an eine Tafel oder ein Flipchart, und haben Sie Spaß daran, in Erinnerungen zu schwelgen.

Tool 9.2 Programmvorschlag: Aktivitäten für die Großmutter

Cindy Lynch hat die folgende Liste mit Aktivitäten, die fünfzehn Minuten dauern, für ihre Großmutter erstellt, die in einer Einrichtung der Langzeitpflege lebt. Sie hängt im Zimmer ihrer Großmutter. Geben Sie diese Liste dem Personal. Bitten Sie es um Vorschläge für weitere fünfzehnminütige Aktivitäten für die Bewohner oder Gäste in ihrem Programm.

Weisen Sie allen Mitarbeitern eine Aktivität pro Tag mit einem Bewohner oder Gast zu. Achten Sie darauf, wie dieser Best-Friends-Ansatz den Tagesablauf Ihres Programms bereichert.

Gesucht: Beste Freunde, die mit mir 15 Minuten verbringen, um mir zu helfen, mich an den folgenden Dingen zu erfreuen:

In meinem Schaukelstuhl schaukeln
Laut lesen
Meine Haare kämmen oder meine Nägel lackieren
Zusammen eine Nachspeise essen oder eine Tasse Kaffee trinken
Vögel und Eichhörnchen beobachten, die vor meinem Fenster leben
Jemanden bei Hausarbeiten wie dem Staubwischen oder dem Flicken eines Pullovers beobachten und ihm dabei helfen
Einen Garten besuchen, der für Rollstuhlfahrer zugänglich ist
Einen Zimmergarten genau anschauen
Die farbenprächtigen Fische in einem Aquarium anschauen
Meine Lieblingsmusik oder Naturklänge mit einem Kassettenrekorder anhören
Neuigkeiten von meinem Lieblingsverein oder Ereignissen in der Stadt erfahren
Mit künstlerischen Materialien experimentieren
Kekse und Schokokuchen mit einer Backmischung backen
Familienfotos und Postkarten in meinem Fotoalbum anschauen
Besuche mit Haustieren
Den Sonnenuntergang beobachten
Einen Stoff für besondere Kleidung oder für die Bezüge meiner Kissen auswählen
Eine alte Fernsehserie, einen Film oder einen Zeichentrickfilm anschauen
Schöne Fotos von der Natur oder den Gesichtern von Menschen anschauen

Cindy Lynch ist Beraterin für Demenzpflege und Forscherin in New Concord, Kentucky

Tool 9.3 Programmvorschlag: Arbeitsblatt – Ideen für Aktivitäten und deren Planung

Bitten Sie die Mitarbeiter, dieses Arbeitsblatt in einem Kurs oder einem Pflegeplan-Meeting auszufüllen.

Wie würden Sie Personen helfen,

- sich produktiver oder unabhängiger zu fühlen?
- mehr Wahlmöglichkeiten zu haben?
- sich ihre Fähigkeiten, Fertigkeiten und Erinnerungen zu bewahren?
- Gefühle zu teilen und auszudrücken (Lachen, Traurigkeit, Freude, Enttäuschung, Zorn)?
- körperlich aktiv zu bleiben?
- ihre Sinne zu verwenden (beim Fühlen, Sehen, in der Bewegung, beim Hören, Schmecken, Riechen)?
- sich in eine größere Gemeinschaft eingebunden zu fühlen (Familie, Freunde, aktuelle Ereignisse)?
- ihre Spiritualität auszudrücken (durch Rituale, die Natur, religiöse und nicht-religiöse Traditionen)?

(Übernommen und verändert aus einem Formular von Leslie Congleton, Programmleiterin, Legacy Health Systems, Trinity Place Alzheimer's Day Respite Program, Portland, Oregon.)

Tool 9.4 Lernspiele: Eine Verbindung schaffen

Diese wertvolle Übung hilft dem Personal, eine Verbindung zwischen der Lebensgeschichte und den Aktivitäten zu schaffen.

Entnehmen Sie Informationen aus einer Muster-Lebensgeschichte aus Ihrer Einrichtung oder schreiben Sie selbst eine Lebensgeschichte. Sie können auch die Muster-Informationen unten verwenden. Geben Sie sie den Mitarbeitern und bitten Sie diese (als große Gruppe oder mehrere kleinere Gruppen), sich Ideen für Beschäftigungen zu überlegen, die durch die Lebensgeschichte dieser Person angeregt werden. Gibt es Themen, die man vermeiden sollte? Gibt es Hinweise auf Vereinsmitglieder, die dieser Person vielleicht ein guter Freund sein wollen?

Muster-Fakten einer Lebensgeschichte: Virginia Smith

Mag keine anstrengenden Arbeiten oder Dinge, die zu albern sind.

Meldete sich während des Zweiten Weltkriegs freiwillig zur United Service Organization, die Unterhaltungsprogramme für Soldaten organisiert.

Lebte ihr ganzes Leben lang in New York City.

Ist ernst und hat festgefügte Überzeugungen.

Ist katholisch und geht immer noch zur Messe.

Ist künstlerisch veranlagt.

War mit einem berühmten Jazz-Musiker verheiratet.

Spricht fließend Französisch.

Mag fast alle Nahrungsmittel bis auf Blumenkohl.

Mag keine Kinder (ist selbst kinderlos), dafür aber Tiere.

Tool 9.5 Programmvorschlag: 30 weitere Dinge, die man in 30 Sekunden oder weniger tun kann

Hängen Sie diese Liste an eine Pinnwand, drucken Sie sie in einem Rundbrief ab oder verteilen Sie sie für eine Diskussion mit dem Personal. Beachten Sie, dass eine Aktivität nicht lange dauern muss.

1. Pfeifen
2. Haare kämmen
3. Jemand zur Beruhigung umarmen
4. Ein lustiges Spielzeug herzeigen
5. Eine Melodie summen
6. Die Blüte einer Blume ertasten
7. Einen Luftkuss zuwerfen
8. Zusammen einen Duft riechen
9. Die Wolken am Himmel anschauen
10. Einen Hampelmann machen
11. Hände halten
12. Jemanden mit seinem vollen Namen ansprechen
13. Sich einen lustigen Reim einfallen lassen
14. Jodeln
15. Einen Namen buchstabieren
16. Jemandem für seine Kleidung/sein Aussehen ein Kompliment machen
17. Jemandem die Stirn küssen
18. Eine lustige Zeichnung oder einen Cartoon zeigen
19. 30 Sekunden lang neben jemandem sitzen
20. Eine lustige Grimasse schneiden
21. Der Person zuwinken oder zusammen einem Passanten winken
22. Einen Kommentar zu einem Schmuckstück abgeben
23. Krawatten vergleichen
24. Nach der Meinung fragen: „Müssen meine Schuhe geputzt werden?"
25. Kaugummiblasen machen
26. Ein schiefes Bild an der Wand gerade rücken
27. Eine Melodie auf der Mundharmonika spielen
28. Ein Gedicht aufsagen
29. Bilder von Ihren Kindern oder Haustieren herzeigen
30. Ein Stück Obst oder eine kleine Süßigkeit probieren

Variation: Arbeiten Sie in kleinen Gruppen und bitten Sie die Mitarbeiter, ihre eigenen Listen mit 30-Sekunden-Aktivitäten zu erstellen.

(Die ursprünglichen „30 Dinge, die man in 30 Sekunden oder weniger tun kann" erschienen in *Richtig helfen bei Demenz*, 2004)

Tool 9.6 Programmvorschlag: Aktivitätsabstufungen – Kekse backen

Das graduelle Einteilen von Aktivitäten bewirkt, dass alle, die daran interessiert sind, gemäß ihrer Fähigkeiten teilnehmen können. Diskutieren Sie dieses wertvolle Tool bei Ihren Pflegeplan-Treffen. Diese Grafik kann dazu verwendet werden, Personen mit der Alzheimer-Krankheit angemessene Aktivitäten zuzuweisen. Sie soll kein starres Einteilungssystem sein, sondern soll Programme dazu ermutigen, immer nach einem Weg zu suchen, die Personen in die Aktivitäten einzubinden. Egal ob sie an der Spitze oder am unteren Ende der Skala stehen, es gibt immer eine Möglichkeit.

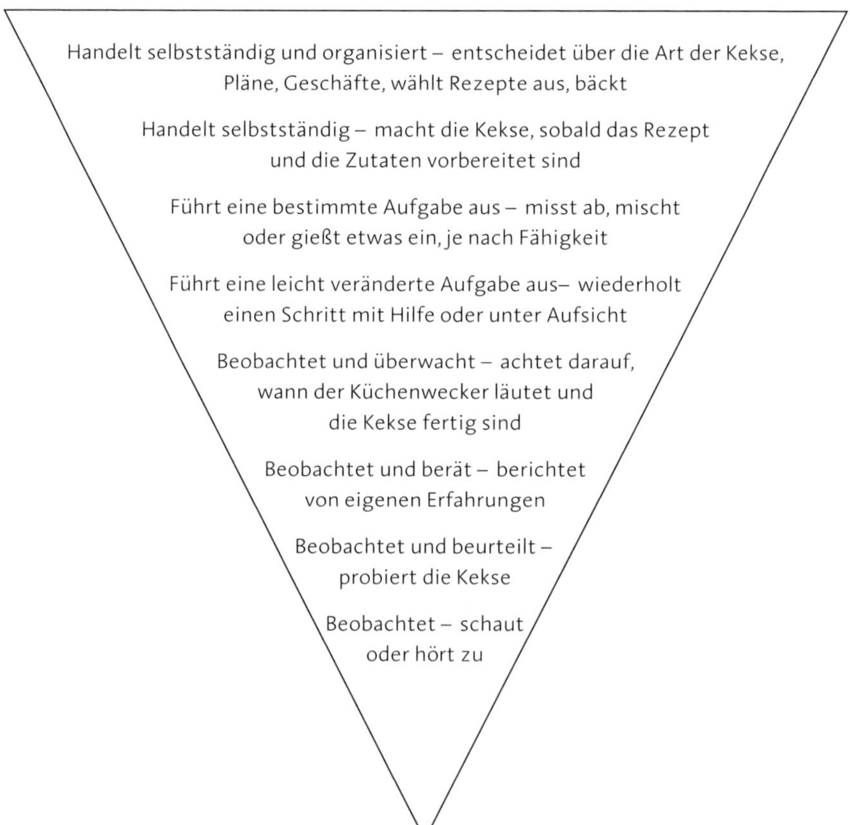
Handelt selbstständig und organisiert – entscheidet über die Art der Kekse, Pläne, Geschäfte, wählt Rezepte aus, bäckt
Handelt selbstständig – macht die Kekse, sobald das Rezept und die Zutaten vorbereitet sind
Führt eine bestimmte Aufgabe aus – misst ab, mischt oder gießt etwas ein, je nach Fähigkeit
Führt eine leicht veränderte Aufgabe aus– wiederholt einen Schritt mit Hilfe oder unter Aufsicht
Beobachtet und überwacht – achtet darauf, wann der Küchenwecker läutet und die Kekse fertig sind
Beobachtet und berät – berichtet von eigenen Erfahrungen
Beobachtet und beurteilt – probiert die Kekse
Beobachtet – schaut oder hört zu

(nach Zgola 1999, 177)

Tool 9.7 Programmvorschlag: Die persönliche Pflege als Aktivität

Diese Aktivität kann dem Personal helfen, sich weniger an den Aufgaben und mehr an Personen zu orientieren.

Bitten Sie das Personal, kleine Gruppen zu bilden und diese Liste dazu zu verwenden, so viele Ideen wie möglich zu finden, wie man jede persönliche Pflegemaßnahme oder tägliche Aktivität in eine Best-Friends-Aktivität verwandelt. Weisen Sie die Mitarbeiter auf das Best-Friends-Modell hin (das heißt, sind wir nur hier, um eine Aufgabe zu erledigen oder um der Person zu helfen?).

Ankleiden kann heißen: ______________________________

Zähne putzen kann heißen: ______________________________

Haare kämmen kann heißen: ______________________________

Auch das Benutzen der Toilette kann heißen: ______________________________

Make-up auftragen kann heißen: ______________________________

Eine Maniküre kann heißen: ______________________________

Eine Massage bekommen kann heißen: ______________________________

Eine Mahlzeit zu sich nehmen kann heißen: ______________________________

Ins Bett gehen kann heißen: ______________________________

Baden kann heißen: ______________________________

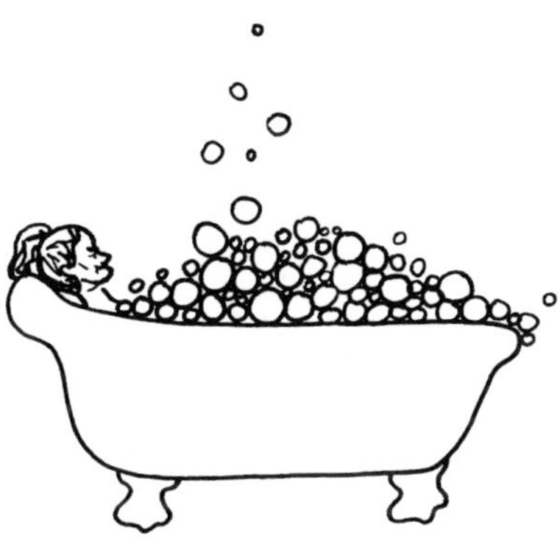

Tool 9.8 Programmvorschlag: 101 Dinge, die man tun kann

1. Gutscheine ausschneiden
2. Spielgeld sortieren
3. Fahrkarten oder Eintrittskarten zählen
4. Laub zusammenrechen
5. Staubsaugen
6. Namen im Telefonbuch suchen
7. Kekse backen
8. Aus der Tageszeitung vorlesen
9. Einen Freund mit einem Baby oder Kleinkind zu Besuch einladen
10. Den Brief eines Verwandten vorlesen
11. Entspannende Musik oder Lieblingslieder anhören
12. Blumen säen
13. Familienfotos anschauen
14. Einen Ball werfen
15. Bilder ausmalen
16. Eine Limonade frisch zubereiten
17. Den Tisch abwischen
18. Das Blumenbeet jäten
19. Früchte in Schokolade herstellen (Trockenfrüchte wie Datteln, Aprikosen, Apfelringe etc., Schokoladenkuvertüre, Kuvertüre im Wasserbad schmelzen und Früchte an Holzstäbchen hineintauchen, abtropfen lassen)
20. Einen Quizwettbewerb durchführen
21. Aus Reader's Digest vorlesen
22. Kleidung zusammenlegen
23. Einen Besuch mit einem ruhigen Haustier organisieren
24. Bilder aus alten Glückwunschkarten ausschneiden
25. Silber putzen
26. Brot backen
27. Gegenstände (zum Beispiel Glasperlen) nach der Farbe sortieren
28. Weihnachtslieder singen
29. „Erzählen Sie mir mehr davon" sagen, wenn eine Person sich an ein Ereignis erinnert
30. Silberbesteck einräumen
31. Zum Valentinstag eine Collage erstellen
32. Zusammen einige Lieblingslieder singen
33. Zusammen Auto fahren
34. Einen Kirschkuchen backen
35. Eine Lieblingsgeschichte oder ein Lieblingsgedicht vorlesen
36. Ostereier färben
37. Einen Korb voll Socken sortieren
38. Spazieren gehen

39. Sich an den ersten Schultag erinnern
40. Kringel für die Vögel an eine Leine im Freien hängen
41. Einen Obstsalat frisch zubereiten
42. Den Innenhof fegen
43. Papier-Kleeblätter mit grünen Bunt- oder Filzstiften bemalen
44. Münzen zusammenrollen
45. Einen Nachmittags-Tee trinken
46. Sich an große Erfindungen erinnern
47. Ein Lieblingsspiel spielen (zum Beispiel Pictionary)
48. Ein Blatt Papier anmalen
49. Papierfiguren ausschneiden
50. Die Hauptstädte von verschiedenen Ländern nennen
51. Ein Plakat des Familienstammbaums machen
52. Bilder von Länderflaggen ausmalen
53. Im Freien Hot Dogs grillen
54. Zauberkristalle aus Pulver wachsen lassen
55. Zimmerpflanzen gießen
56. Sich an den ersten Kuss erinnern
57. Kegeln
58. Tanzen
59. Beliebte Kirchenlieder singen
60. Eis selber machen
61. Blumenzwiebeln so einpflanzen, dass sie im Winter blühen
62. Weihnachtskarten machen
63. Spielkarten nach Wert oder Farbe sortieren
64. Einem Familienmitglied einen Brief schreiben
65. Sich für das Fußballspiel am Wochenende in den Vereinsfarben kleiden
66. Popcorn machen
67. Bundeskanzler aufzählen
68. Eine Maniküre oder Pediküre machen
69. Papierschmetterlinge basteln
70. Einen Baum pflanzen
71. Ein Blumenkörbchen basteln
72. Apfelmus selber kochen
73. Berühmte Redewendungen ergänzen
74. Enten füttern
75. Figuren aus Knetmasse machen
76. Fotos im *National Geographic* anschauen
77. Ein einfaches Puzzle machen
78. Holz abschmirgeln
79. Eine wohlriechende Handlotion auftragen
80. Platzsets aus Papier verzieren
81. Schnittblumen arrangieren
82. Sich an berühmte Personen erinnern
83. Die Schublade mit der Unterwäsche ordnen
84. Kinderreime ergänzen

85. Die Möbel im Innenhof abstauben
86. Erdnussbutterbrote streichen
87. Papier für Schmierzettel zurechtschneiden
88. Sich um ein Aquarium kümmern
89. Selbst gesammelte Blätter abpausen und ausschneiden
90. Einfache Quizfragen stellen
91. Bibelzitate ergänzen
92. Einen Wollfaden mit Farbe tränken und Bilder damit herstellen
93. Bilder aus Zeitschriften ausschneiden
94. Kurzgeschichten lesen
95. Münzen in eine Flasche werfen
96. Nach einer Vorlage sticken
97. Vogelfutter in ein Vogelhäuschen geben
98. Aus einem Kürbis eine Figur machen
99. Einen Faden zu einem Knäuel aufrollen
100. Sich an einen schönen Sommerurlaub erinnern
101. Einen Geburtstagskuchen backen

(Von Susan Lonn, Madonna Rehabilitation Hospital, Lincoln, Nebraska, Nachdruck mit Genehmigung.)

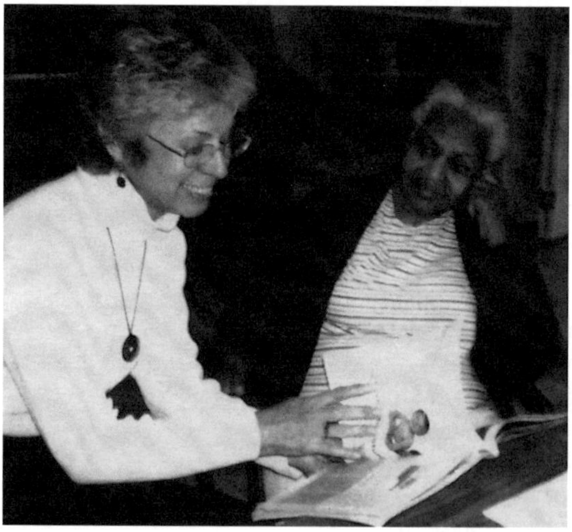

Aileen Wiglesworth (links), eine Doktorandin, schwelgt mit Lucy King, einem Gast des Helping Hand Day Center, mit Hilfe einer Variation von Nummer 93 in Erinnerungen.

Tool 9.9 Programmvorschlag: Wir wollen Sie!

Kopieren und verteilen Sie die unten stehende Liste. Bitten Sie die Mitarbeiter sich einzutragen, wenn sie besondere Interessen oder Hobbys haben, die sie in Ihrem Programm demonstrieren wollen.

Wir wollen Sie – damit unser Aktivitätsprogramm wächst und und nicht immer gleich bleibt

Würden Sie ein besonderes Hobby oder Geschick mit unseren Bewohnern (oder Tagesgästen) teilen?

Hobbys/Fähigkeiten/Talente

- ❑ Werkzeugsammlung
- ❑ Hochzeiten
- ❑ Haustiere
- ❑ Nähen
- ❑ Musik (Singen oder Instrumente)
- ❑ Kochen
- ❑ Weben oder allgemein Handarbeiten
- ❑ Holzarbeiten
- ❑ Camping
- ❑ Hüte
- ❑ Vögel beobachten
- ❑ Puppen sammeln
- ❑ Patchworkdecken
- ❑ Alte Spielsachen/Antiquitäten sammeln
- ❑ Lesen
- ❑ Schreiben
- ❑ Sportarten (bitte aufzählen)
- ❑ Sonstiges (bitte aufzählen)

____

____

____

____

Name des Mitarbeiters

Telefon/Handy

Tool 9.10 Programmvorschlag: Aktivitäten sind überall

Alltägliche Gegenstände oder Situationen können für Aktivitäten genutzt werden. Versuchen Sie es in Ihrer Tagesstätte oder Ihrem Demenzprogramm.

Es gibt immer ein Gesprächsthema oder eine Aktivität zu entdecken, wenn wir nur die Augen offen halten. Im St. Aidan's Place hatten wir viel Spaß mit Dingen, die sich im Raum befanden.

Ein Gemälde, das eine Landschaft zeigt – Eines Tages nahmen wir ein Gemälde von der Wand und sagten zu den Personen: „Gehen wir, wohin uns das Bild führt. Wie sollen wir dahin kommen? Zu Fuß, mit dem Pferd, mit dem Fahrrad oder mit dem Zug? Gehen wir hier oder da entlang (die Richtungen anzeigend)? Was machen wir, wenn wir da sind; machen wir ein Picknick oder feiern wir eine Party? Ist es dort heiß oder kalt?“ Jede Person gab ihre eigene Antwort – wir haben ein Bild im Bild geschaffen. Bitten Sie einen Mitarbeiter, die Antworten aufzuschreiben, so dass aus ihnen eine Geschichte oder ein Gedicht gemacht werden kann. Lesen Sie dann der Gruppe die Geschichte oder das Gedicht vor, damit sie das Abenteuer noch einmal erleben kann.

Schmuck – Es gibt immer mindestens eine Person, die Schmuck trägt, und dies ist ein faszinierendes Thema. Lassen Sie alle das Schmuckstück bewundern und fragen Sie sie nach ihrem Lieblingsedelstein. Sprechen Sie über den Stein, der ihrem Sternzeichen entspricht (Information aus der Lebensgeschichte). Wenn Sie keine Bilder der Edelsteine haben, zeigen Sie auf Dinge im Raum, die die gleiche Farbe haben. Bringen Sie Modeschmuck mit, den die Gäste tragen und an dem sie sich erfreuen können. Fragen Sie die Männer, warum sie keinen Schmuck tragen wollen. Stellen Sie im Rahmen eines Kunstprojekts einfachen Schmuck her oder reden Sie über den Bergbau (einer unserer Gäste war tatsächlich früher Bergmann gewesen).

Mahlzeiten – Eines Tages, als eine Gruppe an einem Tisch saß, sagte man uns, dass wir wie eine große Familie beim Abendessen aussähen. Das brachte eine wunderbare Unterhaltung darüber ins Rollen, was jeder zu Abend essen würde, welche Tischregeln es gäbe (Servietten auf dem Schoß, nicht mit vollem Mund sprechen) und wer das Geschirr abspülen und abtrocknen solle.

Vorhänge – Das Beobachten und Erfühlen der Vorhänge in der Tagesstätte war der Anfang eines angenehmen Gesprächs über das Nähen, das Material, Muster, Stoffe mit Blumenmustern für die Herstellung von Kleidern und Badeanzüge aus Wolle.

(Mit freundlicher Genehmigung von Terrye Alexander,
Leiter des Legacy St. Aidan's Place Daycare, Portland, Oregon.)

Tool 9.11: Geschickter werden

Der Sinn dieser Übung ist es, mit einer Prise Humor zu zeigen, wie man etwas auf die falsche Art machen kann. Das ist aktives Lernen, bei dem wirklich etwas hängen bleibt, besonders wenn die Mitarbeiter sich freiwillig melden, um an den Rollenspielen teilzunehmen.

Die folgenden Aussagen geben Stereotype und Unwahrheiten über Demenz wieder. Diese Beispiele für „kein Geschick" können auf verschiedene Weise verwendet werden, um die Haltungen des Personals zu erkunden und die Lektionen dieses Kapitels zu vertiefen. Ziehen Sie die Beispiele aus einem Hut, um sie in der Gruppe zu diskutieren, oder lassen Sie sie in Rollenspiele einfließen. Bitten Sie das Personal, die Fehler zu kommentieren. Führen Sie dann ein Rollenspiel oder eine Diskussion zur richtigen Art durch. Wir besprechen die Kunst des Rollenspiels im Tool 2.11. Nutzen Sie Ihre Kreativität, um diese Beispiele für „kein Geschick" in „Geschick" zu verwandeln und dabei Spaß zu haben.

Wir müssen diese Bilder rechtzeitig für die Kunstausstellung fertig haben!

Malen Sie nicht über den Rand hinaus. Denken Sie daran, wie Sie Ihre Malbücher ausgemalt haben.

Bemühen Sie sich nicht um Einzelbeschäftigungen. Sie haben vergessen, was sie tun wollen.

Personen mit der Alzheimer-Krankheit arbeiten nicht mehr so gern. Sie sind der Arbeit überdrüssig.

Aktivitäten sollten nicht stimulierend sein. Eine Person mit der Alzheimer-Krankheit kann mit der Stimulation nicht umgehen.

Wenn eine Person etwas tun will, dann kann sie das alleine.

Kinder passen nicht gut zu Personen mit der Alzheimer-Krankheit.

Wir haben kein Geld für ein gutes Beschäftigungsprogramm. Die Materialien dafür kosten zu viel.

Ein Puzzle mit 1.000 Teilen sollte die unruhigen Bewohner eine Zeit lang beschäftigen.

Lasst uns ein paar neue Kartenspiele lernen.

Jeder mag Bingo.

Fernsehen ist die beste Gruppenaktivität!

10 Pflegende Angehörige als Mitglieder des Best-Friends-Teams

Die Alzheimer-Krankheit kann Familien zusammenbringen oder auseinander reißen. Die Mitarbeiter in Tagesstätten oder Wohnheimen werden oft Zeuge dieser Familiendynamik. Sie können da sein, um zu informieren, Möglichkeiten vorzuschlagen, zu vermitteln und ihre Unterstützung anzubieten. Leider können Mitarbeiter ohne Erfahrung oder vernünftige Ausbildung ein Teil des Problems statt Teil der Lösung sein. Dabei können sie sich in unangemessener Weise auf eine Seite schlagen, Urteile fällen oder ungebetene und unangebrachte Ratschläge erteilen. Sie können in einen Familienkrieg hineingezogen werden.

Best-Friends-Mitarbeitern wird vermittelt, dass Angehörige ein wichtiger Teil eines Demenz-Pflegeprogramms sind; Schlüsselfiguren, die wir ermutigen sollten, Teil des Best-Friends-Teams zu sein. Sie können entweder Partner in exzellenter Pflege sein, Desinteresse zeigen oder auch gegen das Personal arbeiten; die Aufgabe des Best-Friends-Personals ist es, die erste Möglichkeit zu unterstützen. Das passiert nicht immer, wie das folgende Beispiel zeigt.

Die Tagesstätte „Keine Ahnung"

Es war ein ganz guter Tag in der Tagesstätte „Keine Ahnung" gewesen. Die Gäste hatten Spaß gehabt, und mehrere Neue lebten sich im Programm gut ein. Maggy, die Programmleiterin, bemerkte, dass die Ergotherapeutin, gerade mit einem Gast, Mike, und seiner Frau zum Parkplatz ging.

„Also denken Sie daran, was ich Ihnen gesagt habe", sagte Lulu zu Mikes Frau. „Geben Sie ihm mindestens fünf dieser Gingko-Pillen am Tag und viele Karotten. Ich habe gelesen, dass das die Alzheimer-Krankheit aufhalten kann. Ich glaube auch, dass Mike nur halbtags kommen sollte; er wird immer ziemlich müde nach dem Mittagessen."

In der Zwischenzeit verließ Maggy ihr Büro und redete mit einer anderen Dame, die gekommen war, um ihren Vater abzuholen. Er war relativ neu in der Tagestätte und entwickelte sich gut, aber seine Tochter sah erschöpft aus. Maggy dachte, dass es vielleicht helfen würde, wenn sie ihr ein paar gute Neuigkeiten mitteilen würde. „Ihr Papa ist großartig. Er ist toll. Sie werden nicht glauben, was für eine Hilfe er hier in der Tagesstätte ist. Was wir ihn auch bitten zu tun, er tut es." Maggy war sich sicher, dass sie sich über diesen großartigen Bericht freuen würde, aber sie bemerkte, dass die Tochter umso verstimmter aussah, je mehr sie sagte.

„Bei mir führt er sich ganz anders auf", stieß sie hervor. „Vielleicht sollte er hierher ziehen!" Damit stampfte sie davon und ließ ihren Vater mit einem besorgten Gesichtsausdruck und Maggy total verwirrt zurück.

Lulu half einem anderen Gast, nach draußen zu gehen. Die Tochter der Frau begrüßte sie: „Ich sag's Ihnen, Lulu, meiner Familie ist alles egal. Ich bin die einzige, die sich Sorgen macht." Lulu antwortete: „Ich weiß! Ich kann es einfach nicht glauben, dass Ihr Bruder nicht mehr für seine Mutter tun will. Wie Sie sagen, ich glaube auch, dass es ihm einfach egal ist."

Am nächsten Montag ging Maggy nach einem angenehmen Wochenende in ihr Büro. Sie hatte gleich zwei Nachrichten auf ihrem Anrufbeantworter. Mikes Frau hatte eine Nachricht hinterlassen, dass er jetzt nur noch einmal in der Woche kommen würde anstatt drei Mal. Ein anderer Klient sagte, er würde überhaupt nicht mehr in die Tagesstätte kommen. Verblüfft fragte sich Maggy, was passiert war.

Gerade in diesem Moment klingelte das Telefon. „Wer ist dran?", fragte Maggy ihre Sekretärin. „Ich habe seinen Namen nicht ganz verstanden", sagte ihre Sekretärin, „aber er ist ziemlich sauer. Er sagte, dass jemand in unserer Tagesstätte ihn schlecht machen und sich in seine Familienprobleme einmischen würde." „Oh Gott", sagte Maggy. „Diese Woche fängt ja gut an."

Wie die meisten Menschen, die in der Langzeitpflege arbeiten, geben Maggy und Lulu wahrscheinlich ihr Bestes. Sie haben zwar ein gutes Programm, das den Gästen viel bieten kann, aber sie haben keinen Einblick in die Familiendynamik der Alzheimer-Krankheit. Beide haben viele Fehler gemacht. Sie haben ungebetene Ratschläge erteilt, falsche Informationen verbreitet (das Empfehlen von unbewiesenen Therapien/Behandlungsmethoden), den Familienmitgliedern mehrere „Ansprechpartner" gegeben (die Programmleiterin und die Ergotherapeutin), sich in Familienstreitigkeiten eingemischt (der Streit zwischen Bruder und Schwester) und die Leistungen eines Gastes übermäßig gelobt (Maggy gab der erwachsenen Tochter unabsichtlich das Gefühl, in ihrer Beziehung zu ihrem Vater versagt zu haben). Das Personal der Tagesstätte „Keine Ahnung" machte dem Namen alle Ehre.

Die Best-Friends-Methode

Best-Friends-Mitarbeiter sind nie ahnungslos. Ihr Ziel ist es, für die Angehörigen eine ausgezeichnete Pflege für jede Situation zu entwerfen. Best-Friends-Mitarbeiter bemühen sich auch darum, diese gut kennen zu lernen. Sie zeigen Interesse, indem sie die Namen lernen und die Familiensituation zu verstehen versuchen. Sie grüßen die Angehörigen mit Respekt und schätzen ihr Engagement. Sie nehmen die Familien in die Pflegegemeinschaft auf, die das Best-Friends-Personal zu schaffen versucht.

Es folgen einige wichtige Konzepte, die das Personal über die pflegenden Angehörigen und ihren Einfluss auf Langzeit-Pflegeprogramme lernen sollte. Wenn es diese Konzepte verinnerlicht, wird es leichter, die Familien in das Best-Friends-Teams zu integrieren.

Die Definition von „Familie" ändert sich

Best-Friends-Mitarbeiter verstehen, dass die traditionelle Kernfamilie nicht mehr die Norm ist. Eine landesweite US-Umfrage hat ergeben, dass die meisten Amerikaner die Familie als „eine Gruppe von Leuten, die sich gern haben und die sich umeinander sorgen" verstehen. Zu diesen Familien gehören traditionelle Familien mit einem Vater, der das Geld verdient, und einer Mutter, die Hausfrau ist; Familien mit umgekehrten Rollen, bei denen der Vater zuhause ist; Familien, in denen beide Eltern arbeiten; Familien, in denen die Großeltern ihre Enkel erziehen, weil die Eltern dazu nicht in der Lage oder verstorben sind; Familien mit Stiefkindern; Familien mit Alleinerziehenden, die durch ein Scheitern der Beziehung, Scheidung, Tod, ungewollte Schwangerschaften, aber auch durch freie Wahl entstehen; gleichgeschlechtliche Lebensgemeinschaften; Familien, die erst sehr spät Kinder bekommen; Familien der so genannten „Sandwich-Generation", in denen die Eltern gleichzeitig für ihre eigenen Kinder und ältere Familienmitglieder sorgen; Haushalte mit vier Generationen; eheähnliche Lebensgemeinschaften und viele ältere Leute, die ohne Trauschein zusammenleben.

Die Konsequenz dieser veränderten Familiendefinition ist, dass die Programmleiter mit dem Personal über die Pflegesituation jeder einzelnen Person reden müssen. Die Mitarbeiter sollten daran erinnert werden, dass ein Best-Friends-Programm Vielfalt respektiert und die Familiensituation der Person unterstützt – wie auch immer sie aussehen mag. Marie B. Smart, Spezialistin für Alzheimer-Pflege im The Breckinridge in Lexington, Kentucky, unterstützt diese Ansicht:

> *In dem Jahrzehnt, das ich als Familienberaterin an der University of Kentucky Alzheimer's Disease Research Center Memory Disorders Clinic verbracht habe, habe ich mit allen möglichen Familienkonstellationen gearbeitet. Ich kann bestätigen, dass klassische und „neue" Familien in gleicher Weise fürsorglich und einfühlsam sein können.*

Dies ist ein wichtiger Punkt, den die Mitarbeiter selber erkennen werden, wenn sie im Laufe ihrer Karriere mit immer mehr Familien arbeiten.

Denken Sie daran, dass jede Familie auf die Alzheimer-Krankheit anders reagiert

Best-Friends-Mitarbeiter schätzen die Tatsache, dass die Familien unterschiedlich stark eingebunden werden können oder wollen. Die meisten Familien haben den Wunsch, selbst so lange wie möglich für die Pflege zu sorgen; aber die Mittel, Fähigkeiten und Situationen sind unterschiedlich. Einige Familien können die Kraft für eine effektive häusliche Pflege eines Angehörigen über einen längeren Zeitraum aufzubringen, auch wenn das Verhalten der Person schwierig ist. Andere können das nicht.

Wenn die Aufnahme erst einmal erfolgt ist, kommen einige Familien häufig zu Besuch und engagieren sich stark, wohingegen andere eher selten kommen. Die Tatsache, dass die Familie nicht zu Besuch kommt, heißt nicht, dass sie kein Interesse mehr hat. Viele Familien wohnen weit von der Person entfernt. Manche pflegenden Angehörigen sind selber alt und gebrechlich. Andere finden es vielleicht zu schmerzhaft, ein Familienmitglied in einem Pflegeheim häufig zu besuchen.

Lisa Gwyther, Leiterin des Duke University Medical Center's Alzheimer's Familiy Support Program in Durham, North Carolina, sagt: „Fast alle Familien haben mit der Entscheidung zur Anmeldung zu kämpfen, sogar die, die so tun, als wäre es ihnen egal." Sie ermutigt das Personal, jede Familie als einzigartig zu behandeln: „Wenn man eine Familie kennt, die mit der Alzheimer-Krankheit zurecht kommen muss, kennt man eben nur eine einzige Familie." (siehe Tool 10.5).

Die Mitarbeiter müssen lernen, mit den Familien genauso fürsorglich und aufmerksam umzugehen wie mit den Personen, die sie pflegen.

Erkennen Sie, dass die Aufnahme in ein Heim nicht immer alles leichter macht, nur anders

Best-Friends-Mitarbeiter erkennen, dass die Sorgen, der Stress und die Angst eines pflegenden Angehörigen nicht unbedingt mit der Aufnahme in ein Heim aufhören. Er hat zwar nicht mehr die Verantwortung für die schwere körperliche Pflege zu übernehmen und schläft vielleicht mehr, aber es entstehen neue Sorgen: Kann die Einrichtung mein Familienmitglied behalten? Ist die Einrichtung sicher? Wird sich mein Verwandter anpassen? Was werde ich jetzt mit mir anfangen, da ich mehr Zeit habe? Habe ich das Richtige getan? Hätte ich mich mehr anstrengen können? Robin Hamon Kern, Berater für Angehörige der Alzheimer's Disease Research Center Memory Disorders Clinic, Sanders-Brown Center on Aging, University of Kentucky, bemerkt:

Manchmal wissen die pflegenden Angehörigen nicht, was sie erwarten sollen, wenn eine Einweisung erfolgt ist. Oftmals haben sie Angst, dass sie nichts mehr zu sagen haben. Ich sage ihnen, dass auch wenn sich ihre Rolle ändert, dies nicht heißt, dass sie nicht gebraucht werden. Ihr Familienmitglied braucht ihr Engagement immer noch.

Die Einbindung der Familien ist ein wichtiger Teil unseres Programms. Sie backen Kekse für unsere Partys und schicken uns persönliche Geschichten, Fotoalben und besondere Gegenstände, um sie mit der Gruppe zu teilen.

(Cheryl T. Weidemeyer, Leiterin, Christiana Care/Visiting Nurse Association, Evergreen Center I, Alzheimer's Day Treatment Program, Wilmington, Delaware)

Ich denke, dass es sehr wichtig ist, dass die Leitung einer Einrichtung den Familien von Anfang an die Aufnahme- und Entlassungskriterien mitteilt. Wenn ein Programm es den Personen ermöglicht, an einem Ort alt zu werden, ist es wichtig, dass die Familien das verstehen. Wenn ein Programm öfters schwierigere Personen entlässt oder sie in ein anderes Umfeld verlegt, sollte man den Familien gleich sagen, dass so etwas passieren kann, anstatt sie mit einer unangenehmen Überraschung zu konfrontieren.

(Tonya M. Tincher, Leiterin des Ortsverbandes von Lexington/Bluegrass der Alzheimer Gesellschaft, Lexington, Kentucky)

Best-Friends-Mitarbeiter erkennen dies und erinnern die Familie daran, dass viele Personen mit der Alzheimer-Krankheit sich in einem Wohnheim wohl fühlen. Ein soziales Umfeld kann das Beste aus ihnen herausholen; sie sind in einen Ablauf eingebunden, der zu Hause schwer umzusetzen ist, und ausgebildetes Personal kann oft bessere Einzelpflege bieten. Die Familien sollten daran erinnert werden, dass die *Fürsorge* nicht aufhört, wenn eine Person in ein Wohnheim kommt. Stattdessen ändern sich die Verantwortlichkeiten. Wenn ihnen die Last der schweren, körperlichen Pflege genommen ist, kann dies sogar zu weniger Stress führen und der Person und ihren Angehörigen mehr „wertvolle Zeit" geben.

Binden Sie die Familien in Ihr festes Pflegekonzept mit ein

Best-Friends-Mitarbeiter tauschen sich über ihr Pflegekonzept und ihre Ziele mit den Familien regelmäßig aus. Manche Einrichtungen wollen vielleicht eine eigene Definition ihres Konzepts oder Zielsetzung entwickeln (die Grundrechte der Menschen mit Alzheimer-Krankheit (siehe Kapitel 1) können dabei hilfreich sein), oder sie können die Best-Friends-Grundhaltung übernehmen, dass „das, was die Menschen mit der Alzheimer-Krankheit am dringendsten brauchen, ein guter Freund ist."

Das Konzept der Villa Alamar spiegelt die Welt der Alzheimer-Krankheit wider, in der die Bewohner leben, anstatt von ihnen zu erwarten, sich an unsere Welt anzupassen. Zum Beispiel sagt man den Familien, dass das Personal nicht eingreift, wenn die Bewohner die Mäntel oder Hüte von anderen Bewohnern tragen, solange es die Person, der das Kleidungsstück gehört, nicht stört.

Die Entscheidung der Villa Alamar wirkte sich stark auf das Personal und die Familien aus, sogar in einigen scheinbar einfachen Bereichen. Was die Kleidung anbelangt, so bemerkte die Leiterin, Jackie Marston, dass diese Regelung dem Personal mehrere Stunden Zeit und viel Frust erspart, weil es nicht versuchen muss, die falsch verteilte Kleidung den ursprünglichen Besitzern zurückzugeben. Einige Familien waren ziemlich verärgert, wenn Kleider, die sie für ihre Angehörigen gekauft hatten, schließlich von einem anderen Bewohner getragen wurden. Jackie und ihr Personal blieben bei ihrer Einstellung und wiesen ruhig darauf hin, dass so etwas in jeder Demenzeinrichtung verkommen würde. Ein sehr verärgerter Angehöriger nahm sich diese Botschaft schließlich zu Herzen. Wenn er jetzt eine andere Frau mit dem Mantel seiner Frau sieht, sagt er: „Mensch, sehen Sie heute gut aus. Den Mantel muss Ihnen jemand mit sehr gutem Geschmack geschenkt haben!"

Dieses Konzept der Villa Alamar hat nicht nur die Arbeit des Personals erleichtert, es hat ihm auch dabei geholfen, andere Entscheidungen zu verteidigen, wie die Bewohner länger schlafen zu lassen und die Kleider tragen zu lassen, die sie gern mögen. Am wichtigsten ist aber, dass es den Familien geholfen hat, die Diagnose ihres Angehörigen besser zu akzeptieren.

> Die Fachkräfte können die Familien nicht zwingen, auf Dienstleistungen der Einrichtungen zurückzugreifen. Familien haben ihren eigenen Zeitplan. Viele Familien, die mit dem Gedanken einer Anmeldung in einem Wohnheim spielen, stellen einen flüchtigen Kontakt her, ziehen sich zurück und kommen dann wieder. Die Mitarbeiter sollten sich dessen bewusst sein und mit den Familien, die sich für ihr Programm interessieren, in regelmäßigem Kontakt bleiben.
>
> (Lisa Gwyther, Leiterin, Duke University Medical Center's Alzheimer's Family Support Program, Durham, North Carolina)

Glauben Sie daran, dass die meisten Familien auf Ihrer Seite sind

Best-Friends-Mitarbeiter erkennen, dass die meisten Familien Dankbarkeit zeigen, Komplimente machen und die Bemühungen eines Programms um gute Pflege unterstützen. Leider reichen schon eine oder zwei schwierige Familien aus, um dem Personal das Gefühl zu geben, dass es auf verlorenem Posten steht.

Lisa Gwyther weist darauf hin, dass ein Weg zu besseren Beziehungen zu den Familien die Erkenntnis ist, dass sich die Familien Lieblingsmitarbeiter heraussuchen, oft aus ganz banalen Gründen: „Das ist gar nicht schlecht. Die Programme sollten das ausnützen und den oder die Mitarbeiter auffordern, bei dieser Familie eine größere Rolle einzunehmen."

Da alle Familien unterschiedlich sind, reagiert jede auf denselben Mitarbeiter anders. In manchen Fällen kann die Unkompliziertheit eines Mitarbeiters sehr willkommen sein. Andere Familienmitglieder können vielleicht

> Trauer ist kein Ereignis, sie ist der Prozess des Heilens.
>
> (Linda Blair, Ansprechpartnerin in Trauerfällen, Frankfort, Kentucky)

> Wir fühlen uns auch für die Familien unserer Patienten verantwortlich. Wir ermutigen unsere Familien, zu Besuch zu kommen und hier etwas Zeit zu verbringen – als ob sie ihre Angehörigen immer noch zu Hause besuchen würden.
>
> (Patricia Wesley, Leiterin, Omahanui Private Hospital, New Plymouth, Neuseeland)

> Ihr Personal hat Izzys Freude an der Musik zurückgebracht. Ich weiß, wie viel Freude das ihr, dem Personal und auch den anderen Bewohnern bereitet hat. Sie hat wieder Selbstvertrauen bekommen, und die Aufmerksamkeit, die man ihr geschenkt hat, hat ihr und auch unser Herz erfreut. Da können Sie sicher sein!
>
> (Pat und Ian Crow (Izzys Tochter und Schwiegersohn, in einem Brief an die Villa Alamar))

eine bessere Beziehung zu einem Mitarbeiter aufbauen, der gleich auf den Punkt kommt oder sehr sachlich ist. Wenn die Einrichtungen diese Unterschiede verstehen und akzeptieren, finden sie vielleicht genau den richtigen „Botschafter“ für die Arbeit mit einer schwierigen Familie.

Erstellen Sie einen Pflegeplan für die Familien

Best-Friends-Mitarbeiter haben Strategien entwickelt, um den Familien zu helfen, mit Frust und Verlust umzugehen (siehe Tool 10.1). Ein gutes Langzeit-Pflegeprogramm hat seine eigene Selbsthilfegruppe und Verbindungen zu Verbänden wie der Vertretung der Alzheimer Gesellschaft vor Ort. Es ist wichtig, den Familien Zugang zu Diensten zu verschaffen, die ihnen helfen, mit ihrer Situation besser zurechtzukommen.

Indem es die Familien mit Dienstleistungen der Gemeinschaft zusammenbringt, befreit sich ein Programm etwas von dem Druck, die alleinige Unterstützung für die Familien zu übernehmen. Es kann für die Familien besser sein, andere Familien zu treffen, die ähnliche Sorgen und Themen haben, deren Angehörige aber in einem anderen Umfeld oder anderen Einrichtungen sind.

Leena's Home in Helsinki, Finnland, eine auf Personen mit Demenz spezialisierte Pflegeeinrichtung, stellt zwanzig Betten für Personen, die zu Hause gepflegt werden, für zwei- bis vierwöchige Pflegeaufenthalte zur Verfügung. Dabei verfolgt das Programm zwei Ziele: Die körperliche und geistige Leistungsfähigkeit des Familienmitglieds zu erhalten und die Familien zu unterstützen, die versuchen, Personen zu Hause zu behalten. Hausbesuche des Personals gehören dabei genauso zur Routine wie telefonische Unterstützung. Ein pflegender Angehöriger schreibt: „Es ist mir wirklich wichtig, dass ich nicht allein gelassen werde, wenn ich mich zu Hause um ihn kümmere. Ich kann die Oberschwester immer anrufen, und sie gibt mir dann Rat. Ich bin sehr dankbar für diese Diskussionen mit ihr. Oftmals helfen sie mir, den Tag zu überstehen.“

Wenn die Familien wissen, dass ein Programm ihnen den Rücken stärkt, nimmt das eine schwere Last von ihren Schultern.

Erteilen Sie niemals Ratschläge

Best-Friends-Mitarbeiter erkennen, dass es ihre Aufgabe ist, Informationen zu liefern und darauf zu vertrauen, dass die Familien gute Entscheidungen treffen. Wenn das Personal Entscheidungen übernimmt, behindert das den Wachstums- und Lernprozess der pflegenden Angehörigen. Fürsorgliches Personal arbeitet daran, die Angehörigen dazu zu befähigen, ihre eigenen Entscheidungen zu treffen.

Deborah Dunn, Leiterin der Angehörigenberatung der Ortsgruppe der Alzheimer Gesellschaft in Santa Barbara, Kalifornien, unterstreicht die Wichtigkeit dieses Bereichs für die professionellen Mitarbeiter: „Es ist sehr riskant, sich anzumaßen, alles zu wissen. In der Demenz-Pflege gibt es oft keine richtige oder falsche Antwort oder Entscheidung. Mein Ziel als Familienberaterin ist, die Familien zu befähigen, eine gute Entscheidung zu treffen. Ich tappe nie in die Falle, für sie zu entscheiden."

Gestresste und strapazierte Familien bitten oft Fachkräfte, die Entscheidungen zu treffen; den Mitarbeitern können angemessene Grenzen aufgezeigt werden, so dass sie ihre Rolle nicht zu stark ausweiten.

Ich nenne meine Einzelbetreuer „beste Freunde". Das ist für die Familien weniger bedrohlich und wirkt freundlicher auf sie.

(Meredith Gresham, Autorin und Beraterin, Avon, Connecticut)

Robert Barrett besuchte seine Frau Jean regelmäßig in der Villa Bella in Santa Barbara, Kalifornien. Er freundete sich mit vielen Mitarbeitern an. Als pensionierter Universitätsprofessor ermutigte er sie, sich weiter fortzubilden und an ihre Zukunft zu denken. Zu Weihnachten ließ er eine Pflegekraft zwischen einem Gutschein für ein Kaufhaus und einem Buch über die Alzheimer-Pflege wählen. Er war hocherfreut, als sie sich für das Buch entschied: „Ich glaube, dass viele Pflegekräfte ein starkes Verlangen haben zu lernen. Ich glaube, sie wissen das Interesse der Angehörigen an ihnen und ihren Zuspruch zu schätzen."

Binden Sie Familien in Pflegeentscheidungen und Ihr Programm ein

Best-Friends-Mitarbeiter ermutigen die Familien, zu den Treffen zur Pflegeplanung zu kommen und die Ausbildungsprogramme der Einrichtung zu besuchen. Es gibt viele andere Wege, die Familien zu einem Engagement zu ermutigen. Zum Beispiel kann man sie bitten, ein Erinnerungsbuch zu schreiben oder ein Sammelalbum zu machen, ein Schwarzes Brett zu entwerfen, einen Leserbrief für die hauseigene Veröffentlichung oder eine örtliche Zeitung zu schreiben, bei Ausflügen zu helfen, Veranstaltungen zur Spendenbeschaffung zu unterstützen oder bei einem Personal-Treffen zu sprechen (siehe Tool 10.6). Marie B. Smart vertritt folgende Ansicht:

Familien brauchen Training, um sich in einem Langzeit-Pflegeheim zu engagieren. Gute Programme heißen die Familien willkommen und geben ihnen Tipps, wie sie ein Teil der Gemeinschaft werden können.

Ein Vorschlag sind kürzere, dafür häufigere Besuche. Man kann die Familien auch dazu ermutigen, ihre eigenen Interessen mitzubringen. Vielleicht kann ein pflegender Angehöriger ein gutes Buch lesen, während er einfach nur bei seinem Verwandten sitzt und hin und wieder seine Hand hält.

Die Mitarbeiter drücken manchmal ihren Frust und ihre Enttäuschung darüber aus, dass sich die Familien trotz dieser Bemühungen nicht engagieren. Das Best-Friends-Personal versucht es weiterhin. Das Best-Friends-Personal lernt auch, konkrete Vorschläge zu machen. „Ich weiß, dass Ihre Tochter und ihr Kunstkurs auf der Suche nach Projekten sind. Könnten Sie die Gestaltung unserer Juni-Pinnwand übernehmen?", „Wir nehmen die Bewohner mit zum Memory Walk der Alzheimer Gesellschaft, dem großen Wohltätigkeitslauf. Können wir darauf zählen, dass Sie uns am Samstag morgen zwei Stunden helfen und eine gute Sache unterstützen?"

Bauen Sie einen ehrlichen, effektiven Dialog auf

Best-Friends-Mitarbeiter führen mit den Familien einen ehrlichen Dialog. Sie fordern die Familienmitglieder auf, ihre Bedenken auszudrücken, und lassen sie wissen, dass auch das Programm zu ihnen ehrlich sein wird.

Wie beim vorherigen Beispiel der Tagesstätte „Keine Ahnung" ist es wichtig, dass das Personal die gleichen Ansichten vertritt und die gleiche Botschaft vermittelt. Die Befehlshierarchie in Demenz-Pflegeprogrammen sollte eingehalten werden, weshalb beispielsweise einfache Pflegekräfte die Familien nicht über die Häufigkeit der Tagesstättenbesuche beraten sollten. Ebenso sollten die Familien darüber informiert werden, an wen sie sich bei Beschwerden und Bedenken wenden sollen. Robin Hamon Kern schlägt vor:

Die Familie sollte durch das Personal dazu ermutigt werden, rechtzeitig um ein Treffen mit den beteiligten Parteien zu bitten, bevor die Probleme zu groß werden und die Kommunikationswege offen zu halten.

Es ist wichtig, dass das Personal das Gefühl hat, den Familien eine Rückmeldung geben zu können, wenn Probleme auftreten. Wenn zum Beispiel ein Familienmitglied in ihrer Gegenwart unangemessen über die Person redet (zum Beispiel „Muss Mutter jetzt auf die Toilette?"), dann sollten die Mitarbeiter die Best-Friends-Methode vormachen (indem sie den Raum verlassen, wenn sie über die Person sprechen). Sie können auch dem Angehörigen eine vorsichtige Rückmeldung geben (zum Beispiel „Margie, einer der Punkte, um die wir uns hier sehr bemühen, ist, nie über jemanden in seiner Gegenwart zu reden. Es fällt mir manchmal schwer, daran zu denken. Könnten Sie mir dabei helfen, das nicht zu übersehen? Gehen wir doch in den Flur, wenn wir uns über Ihre Mutter unterhalten."). Das letzte Beispiel zeugt von großem Einfühlungsvermögen und Taktgefühl.

Gehen Sie mit Konflikten angemessen um

Best-Friends-Mitarbeiter sehen ein, dass Konflikte mit den Familien unvermeidbar sind. Konflikte können sogar sehr positiv sein. Sie können Probleme ans Tageslicht bringen und die Suche nach Lösungen bewirken.

Konflikte können auftreten, wenn Erwartungen oder Versprechen nicht erfüllt werden. Wenn eine Familie sich zum Beispiel wegen eines Personalwechsels Sorgen macht, dann spricht ein kluger Programmleiter mit der Familie über die Maßnahmen, die das Programm ergreift, um die Situation zu verbessern (vorausgesetzt, dass das wirklich der Fall ist). Es wäre jedoch dumm, Versprechungen zu machen („Von nun an werden sich immer die gleichen Mitarbeiter um Ihre Mutter kümmern"), die man nicht einhalten kann.

Häufig erwartet die Familie gar keine sofortige Lösung. Sie erwartet, angehört zu werden. Ein guter Programmleiter ist ein guter Zuhörer. Er könnte das Familienmitglied fragen: „Welche Vorschläge haben Sie zur Lösung des Problems?" So eine Frage zeigt Respekt und es wird klar, dass das Programm auf die Meinung des Familienmitglieds Wert legt.

Deborah Dunn weist darauf hin, dass man manchmal Recht haben kann, aber trotzdem nicht darauf bestehen sollte. Sie bemerkt dazu:

> *Es gibt Fälle, in denen ein Programmleiter für eine Person eine Lanze brechen muss. Auch wenn das Programm „richtig" und die Familie „falsch" liegt, kann es manchmal geschickter sein, nicht zu streiten, sich für ein eventuelles Missverständnis zu entschuldigen und zu sagen: „Es tut mir sehr Leid, dass Sie das so sehen." Die Mitarbeiter müssen sich jedoch nicht von Angehörigen beschimpfen lassen. Wenn das passiert, sollte das Personal angehalten werden, die Familie an den Leiter zu verweisen oder andere Maßnahmen zu ergreifen, um die Situation zu entschärfen.*

Der Programmvorschlag in Tool 10.2 zielt auf die Arbeit mit schwierigen Familienangehörigen ab, die fast nie zufrieden sind.

Unterstützen Sie die Familien dabei, Dienstleistungen in Anspruch zu nehmen

Best-Friends-Mitarbeiter ermutigen die Familien dazu, die Dienstleistungen der Stadt oder Gemeinde und das ganze Pflegespektrum, das in vielen Einrichtungen angeboten wird, zu nutzen. Ein wirkungsvoller Ansatz, die Inanspruchnahme von Tagesstättendiensten und später der Pflege in einem Wohnheim zu fördern, ist, die Vorteile für die Person anstatt die für den pflegenden Angehörigen zu betonen. Indem der Mitarbeiter sagt: „Ihre Mutter (mit der Alzheimer-Krankheit) würde wirklich von der Gesellschaft anderer Menschen in unserer Tagesstätte profitieren“, anstatt „Wenn Sie sich keine Pause gönnen, werden Sie noch irgendwann zusammenbrechen“, betont er die positiven Resultate für die Person, anstatt beim Angehörigen möglicherweise Gefühle der Unzulänglichkeit hervorzurufen.

Tonya M. Tincher, Leiterin des Ortsverbandes der Alzheimer Gesellschaft in Lexington/Bluegrass (Kentucky), berichtet uns von ihren Erfahrungen, als sie versuchte, Familien zu bewegen, Tagesstätten zu nutzen:

> *Ich versuche zu verstehen, warum viele Familien so ungern auf die Dienste einer Tagesstätte zurückgreifen. Dann fällt mir ein, dass sie daran zweifeln, ob ihr Familienmitglied hingehen wird; Familien stehen unter Stress, haben Angst vor der Zukunft und fühlen sich schuldig, wenn sie die Verantwortung abgeben. Die Lösung, glaube ich, ist, mit diesen Angehörigen regelmäßig Kontakt aufzunehmen, sie dazu zu ermutigen, bei einem besonderen Mittagessen vorbeizuschauen, und sie wissen zu lassen, dass die meisten Tagesgäste des Helping Hand Day Center Familien haben, die vorher die gleichen Gefühle hatten. Ich erzähle ihnen gern, dass ungefähr 90% unserer Familien zuerst denken, dass die Tagesstättendienste nie funktionieren werden. Später rufen sie dann an, um zu fragen, ob Mutter oder Vater nicht öfters in der Woche kommen könnten!*

Wenn man pflegende Angehörige dazu ermutigt, Dienste auszuprobieren, muss man sie behutsam überzeugen und wiederholt Kontakt suchen. Ohne eine solche Ermutigung werden die meisten Demenzprogramme – egal, wie gut sie sind – damit zu kämpfen haben, ihre Belegungszahlen auf einen hohen Stand zu bringen und zu halten (siehe Tool 10.8).

Helfen Sie den Familien, ihre Beziehungen umzugestalten

Best-Friends-Mitarbeiter helfen den Familien, die Veränderungen, die mit der Alzheimer-Krankheit kommen, zu akzeptieren. Die Mitarbeiter wechseln ihre Rolle von Arbeitskräften zu Freunden. Die Familien können ermutigt werden, ihre Beziehungen auf ähnliche Weise umzugestalten.

Nach einem Besuch im The Fountains sagte eine Tochter, dass sie traurig sei, weil ihre Mutter sie nicht mehr erkenne. Sie sagte, es werde für sie zunehmend schwerer, ihre Mutter zu besuchen. Diane Will, gegenüber der sie diese Gefühle zum Ausdruck brachte, hatte bemerkt, dass die Mutter bei dem Besuch öfters gelächelt hatte und die beiden sich angeregt unterhalten hatten. Sie sagte zu der Tochter: „Ist es nicht toll, zu wissen, dass Ihre Mutter allem Anschein nach immer noch so warmherzig und freundlich auf Sie reagiert? Sie sind von der Tochter zum Freund aufgestiegen."

Dianes aufmerksame und nette Bemerkung half der Tochter, ihre Beziehung umzuformen. Die Tochter hat nun bei ihren Besuchen ein besseres Gefühl und kann die Alzheimer-Krankheit ihrer Mutter eher akzeptieren.

Die Vorstellung, Beziehungen umzugestalten, ist für einige Angehörige zunächst erschütternd, aber es kommt bei der Alzheimer-Krankheit häufig vor, dass die Person anfängt, die Identität eines Menschen zu vergessen oder zu verwechseln. Zum Beispiel könnte ein Mann seine Ehefrau für seine Mutter, seine Schwester oder seine Tochter halten oder sogar für jemand ganz anderen. Verständlicherweise ist das für die Angehörigen sehr beunruhigend.

Best-Friends-Mitarbeiter sind da, um die Familien daran zu erinnern, dass solche Verwechslungen weit verbreitet sind. Der Angehörige ähnelt vielleicht einem anderen Familienmitglied. Die Person hält sich vielleicht für 30 oder 40 Jahre jünger als in Wirklichkeit, was zu der Verwirrung noch beiträgt. Die Sprechfähigkeit kann betroffen sein. Das Gehirn kann den visuellen Eindruck vielleicht nicht mehr verarbeiten und den Namen nicht mehr abrufen.

Der Vorschlag, dass die Familien ihre Beziehungen umgestalten sollen, ist keine Verleugnung der Vergangenheit. Er hilft den Familien, die Kontrolle über die Situation zu gewinnen und eine negative Situation in eine positive zu verwandeln. Wir werden vielleicht nicht mehr als Tochter oder Partner erkannt, aber wir können als Freund erkannt werden, als guter Freund.

Fazit

Oftmals haben Best-Friends-Mitarbeiter die Gelegenheit, die Familien genauso gut kennen zu lernen wie die Personen, die sie pflegen. Best-Friends-Mitarbeiter zeigen Geschick im Umgang mit pflegenden Angehörigen und behandeln sie mit Liebe, Humor und Respekt. Best-Friends-Mitarbeiter geben fundierte Informationen, bieten Unterstützung und ermutigen dazu, Dienste in Anspruch zu nehmen, die den Familienmitgliedern helfen, über die Verleugnungsphase hinaus zu kommen und einen effektiven Pflegeplan für ihre Angehörigen wie auch für sich selbst zu entwickeln.

Natasha Land hatte ihre Großmutter schon immer besonders gern gehabt, zum Teil deshalb, weil diese sie als kleines Mädchen zum Tanz hingeführt hatte – dies ist jetzt Natashas große Leidenschaft. Hier ist ein Auszug aus einem Brief an ihren Großvater, Berdine Erickson aus Rochester, Minnesota, der seine Frau jahrelang liebevoll gepflegt hat:

> *Oma kennt mich nicht mehr… aber das Wichtigste ist, dass ich ein großes Stück von ihr in meinem Herzen trage. Ich werde sie nicht vergessen. Sie überredete meine Eltern, mir Tanzstunden zu bezahlen. Das hat mir sehr viel Freude bereitet, die ganze Zeit, mein ganzes Leben lang. Die Alzheimer-Krankheit kann nicht wegnehmen, was schon passiert ist. Sie überträgt nur die Verantwortung des Erinnerns an diejenigen, die den Betroffenen lieben. Ich akzeptiere das voller Freude, wie hoffentlich alle, die Oma lieben und sich um sie kümmern.*

Im gleichen Brief lobt Natasha ihren Großvater: „Ich finde, dass Du sogar noch einfühlsamer, liebevoller und wohlwollender geworden bist … Dein Schmerz überwältigt Dich nicht." Es ist für die Mitarbeiter erfrischend, wenn sie sehen, dass Familien einen Weg von der Verzweiflung zur Hoffnung beschreiten, von der Dunkelheit ins Licht.

In den 70er und 80er Jahren des vergangenen Jahrhunderts malten die Literatur und Forschung zu Pflegethemen ein trostloses Bild von Stress, Belastungen und Strapazen. Es schien sich abzuzeichnen, dass pflegende Angehörige oft ein höheres Risiko hatten, verfrüht zu sterben oder invalide zu werden als die Person selbst.

Die Traurigkeit, Verluste und Herausforderungen, die die Alzheimer-Krankheit mit sich bringt, bleiben gleich. Trotzdem verstehen die Best-Friends-Mitarbeiter, dass die Angehörigen die Krankheit unversehrt überstehen können, wenn sie ihre Arbeit gut machen. Manchmal werden sie dadurch sogar gestärkt, weil sie die Herausforderung angenommen haben. So wie Natashas Großmutter ihr das Tanzen geschenkt hat, können Best-Friends-Mitarbeiter den Familien gute Pflege und Liebe schenken.

Mit den Familien auf eine fürsorgliche und verständnisvolle Weise zu arbeiten, kann den Mitarbeitern helfen, ihre eigene Familiensituation zu überdenken und neue Fähigkeiten und Selbstvertrauen zu entwickeln, um Probleme und Konflikte anzugehen. Eine Pflegekraft konnte mit Hilfe von Arbeitskollegen eine von Gewalt beherrschte Beziehung beenden. Ein anderer qualifizierter Pfleger eines Best-Friends-Programms ging seine Familiensituation so an: „Ich versuche jetzt, für meine eigene Familie ein guter Freund zu sein, weniger Urteile zu fällen, fröhlicher zu werden und mit meiner Familie mehr Spaß zu haben. Gleichzeitig will ich, dass die Familienmitglieder für mich gute Freunde sind und die Person, die ich bin, und die harte Arbeit, die ich auf mich nehme, um uns allen zu helfen, mehr respektieren." Sein Arbeitsplatz war eine gute Umgebung für ihn, um die Fürsorge für andere und sich selbst zu lernen und zu üben.

Ausbildungstools

Tool 10.0 Aufwärmen: Ein Gesicht auf drei Arten sehen

Projizieren Sie dieses Bild mit einem Tageslichtprojektor an die Wand oder verteilen Sie es als Handout. Fragen Sie das Personal, was es sieht. Stellen Sie die Aufgabe, in diesem Bild drei Figuren zu erkennen. Weisen Sie darauf hin, dass wir oft ein und dieselbe Sache auf viele unterschiedliche Arten betrachten können.

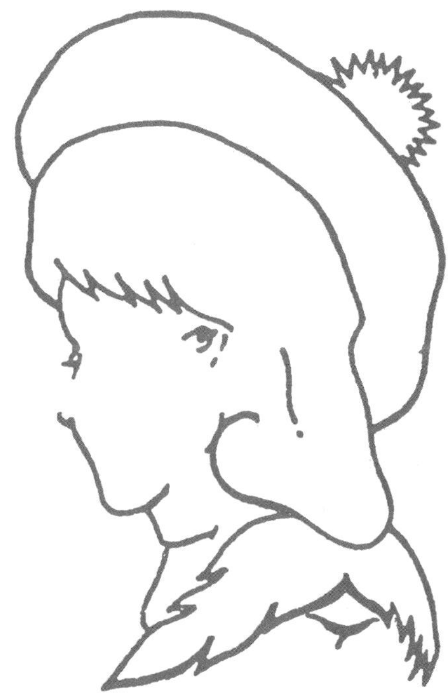

Mutter, Vater und Tochter

(Vorgeschlagen von Kathy Laurenhue, Vorsitzende, Better Directions, San Diego, Kalifornien.)

Tool 10.1 Programmvorschlag: Tipps, die Familien beim Umgang mit Stress helfen sollen

Geben Sie diese Liste dem Personal oder den Familien.

Bewahren Sie sich Sinn für Humor.

Suchen Sie sich jemanden, dem Sie sich anvertrauen können.

Entwickeln Sie realistische Erwartungen.

Üben Sie Entschlossenheit.

Entwickeln Sie Strategien für den Umgang mit ungewollten Ratschlägen.

Halten Sie Kontakt zur Welt.

Bleiben Sie in Kontakt mit Ihrer Glaubensgemeinschaft (wenn das ein Teil Ihres Lebens ist).

Verändern Sie Ihre häusliche Umwelt, wenn nötig.

Gehen Sie Ihren kreativen Neigungen nach.

Hören Sie auf Ihren Körper.

Seien Sie gut zu sich selbst.

Planen Sie voraus.

Vergeben Sie anderen und sich selbst.

Führen Sie ein Tagebuch oder machen Sie sich Notizen zu Ihren Pflegeerfahrungen.

Greifen Sie lieber früher als später auf Dienstleistungen zurück.

Tool 10.2 Programmvorschlag: Vorschläge für die Arbeit mit schwierigen Familien

Familien, die die Verleugnung der Krankheit nicht überwinden können
Erkennen Sie, dass Verleugnung eine gesunde Reaktion sein kann, wenn sie nicht zu lange anhält.
Geben Sie Informationen nach und nach; verteilen Sie nur ein paar Prospekte auf einmal oder nehmen Sie die Familie in ein Seminar mit.
Ermutigen Sie zum Besuch einer Selbsthilfegruppe.
Drängen Sie nicht zu sehr; geben Sie den Angehörigen Zeit, sich anzupassen.

Familien, die Schwierigkeiten damit haben, Veränderungen zu akzeptieren
Nehmen Sie ihre Skepsis von Anfang an ernst.
Bitten Sie sie, einen Vorschlag genau anzuhören.
Bitten Sie sie zu überlegen, warum eine Idee funktionieren könnte.
Bitten Sie ein Mitglied einer anderen Familie, Mentor zu sein.

Familien, die schlecht informiert sind
Laden Sie sie zu einer Konferenz oder einem Seminar ein.
Gehen Sie mit ihnen schriftliche Informationen Punkt für Punkt durch.
Bieten Sie in Ihrem Programm Vorlesungen oder Seminare an.
Verwenden Sie das Internet und E-Mails in angemessener Weise.

Familien mit unrealistischen Erwartungen
Verwenden Sie eine visuelle Übung, wie „Stellen Sie sich vor, eine Meile in den Schuhen von … zu gehen“
Laden Sie sie zu einem Treffen zur Pflegeplanung ein.
Informieren Sie sie über die Konsequenzen, wenn man zu viel von der Person erwartet.
Beschreiben Sie die Ziele und Erwartungen des Personals.

Familien, die dem Personal gegenüber übermäßig kritisch, zornig oder nie mit ihm zufrieden sind
Vergewissern Sie sich, dass Sie sich berechtigte Bedenken anhören und sie berücksichtigen.
Bitten Sie sie, eine Liste über das zu erstellen, was falsch läuft und was gut funktioniert.
Ernennen Sie einen Mitarbeiter zum Sprecher oder bitten Sie einen Dritten zu vermitteln.
Bringen Sie Ihr Pflegekonzept und Ihren Pflegeplan den Angehörigen gegenüber klar zum Ausdruck.
Geben Sie ihnen eine Rückmeldung darüber, wie ihre Kritik von den Mitarbeitern aufgenommen wird.

Tool 10.3 Lernspiele: Rollenspiele

Rollenspiele gehören zu den besten Techniken, um den Mitarbeitern die Zusammenarbeit mit den Familien beizubringen, weil sie den Mitarbeitern zu einem besseren Verständnis verhelfen, was funktioniert und was nicht. Hier ist das Skript zu einem Rollenspiel. Verwenden Sie die Beispiele aus Tool 10.9, um noch mehr Rollenspiele zu schreiben.

Thema: Die Mitarbeiter beschweren sich übereinander (Unprofessionelles Verhalten)

Szene: Eine Mitarbeiterin spricht mit einem Familienmitglied

Die falsche Art

Familienmitglied: Kennen Sie Calvin, die Aushilfskraft, die sich am Tag um meinen Charlie kümmert?

Mitarbeiterin: Ich habe ihn schon mal getroffen.

Familienmitglied: Also, er ist einfach schrecklich. Ich habe ihm immer wieder gesagt, dass Charlie gleich nach dem Aufstehen angezogen werden will. Heute habe ich ihn im Schlafanzug vorgefunden.

Mitarbeiterin: Sie sagen es! Unter uns gesagt, es ist ihm egal. Er versucht, so wenig wie möglich zu arbeiten. Es ist eine Schande!

Besprechen Sie die Situation mit dem Kurs, vor allem, was es für Folgen haben kann, wenn die Mitarbeiter sich nicht respektieren. Fragen Sie, ob dieser Ansatz dem Familienmitglied geholfen hat, seine Bedenken deutlich zu machen.

Die richtige Art

Familienmitglied: Kennen Sie Calvin, die Aushilfskraft, die sich am Tag um meinen Charlie kümmert?

Mitarbeiterin: Ja, ich kenne ihn.

Familienmitglied: Also, er ist einfach schrecklich. Ich habe ihm immer wieder gesagt, dass Charlie gleich nach dem Aufstehen angezogen werden will. Heute habe ich ihn in seinem Schlafanzug vorgefunden.

Mitarbeiterin: Es ist möglich, dass Charlie sich nicht anziehen wollte. Wir bemühen uns alle sehr, die Wünsche von Familien ernst zu nehmen, aber wir wollen Charlie nicht zwingen.

Familienmitglied: Ich denke, das ist Ihre Aufgabe.

Mitarbeiterin: Ich verstehe Ihre Bedenken. Ich würde Sie bitten, darüber mit dem Leiter zu reden. Vielleicht können wir uns auch mit dem Rest des Personals zusammensetzen und uns überlegen, wie wir Sie und Charlie zufrieden stellen können.

Besprechen Sie die positiven Aspekte mit der Gruppe – der Angehörige hatte das Gefühl, angehört zu werden; die Mitarbeiter respektierten sich gegenseitig, es gab einfache Erklärungen ohne Diskussion; es wurde der Vorschlag gemacht, den Leiter zu holen; und die Mitarbeiterin stellte sich nicht zwischen die Familie und einen anderen Mitarbeiter.

Tool 10.4 Lernspiele: Wer ist zuständig, wenn die Familien ...?

Verwenden Sie dieses Spiel, um mit dem Personal darüber zu reden, was es in bestimmten Situationen mit Familien machen soll. Es kann auch als eine gute Methode dienen, um die Rollen zu vertiefen und den Mitarbeitern zu zeigen, wohin sie sich wenden können, wenn sie Hilfe brauchen.

Schreiben Sie die folgenden Halbsätze auf Zettel, geben Sie sie in einen Hut und bitten Sie die Mitarbeiter einen Zettel zu ziehen, den Halbsatz vorzulesen und in der Gruppe zu diskutieren. Weisen Sie darauf hin, dass es die Aufgabe aller Mitarbeiter ist, höflich zu sein und zu helfen, aber dass einige Situationen sofort angegangen werden können, während andere an einen anderen Mitarbeiter verwiesen werden müssen.

Wer ist zuständig, wenn die Familien ...

Fragen, wie es Mutter heute geht?
Fragen, was für Aktivitäten stattfinden oder wie der Nachmittagsplan aussieht?
Frische Bettlaken brauchen?
Einen Rollstuhl brauchen, um Mutter in den Garten zu bringen?
Um Hilfe bitten, wenn sie Vater für eine Spritztour am Nachmittag zum Auto bringen wollen?
Sagen, dass sie sich heute richtig deprimiert fühlen und etwas Liebe gebrauchen könnten?
Verärgert sind, weil Mutter in eine andere Pflegestufe kommt, und anfangen, Fragen zu stellen?
Verärgert sind, dass Kleidungsstücke verloren gehen und eine unverzügliche Suche nach einem Paar Pantoffeln verlangen?
Eine Reihe von Ideen für die Anwerbung von Ehrenamtlichen haben?
Fragen zu einem medizinischen Problem haben?
Fragen, was mit einem Mitarbeiter ist, der gefeuert wurde?

Tool 10.5 Lernspiele: Die Teile zusammensetzen

Diese Übung hilft dem Personal, die Auswirkungen der Demenz auf die Familien zu verstehen.

Schneiden Sie vor der Übung einen Karton in Puzzleteile und erstellen Sie als Hilfe eine Vorlage mit den Umrissen des Puzzles. Schreiben Sie aus den unten aufgeführten Möglichkeiten die Begriffe, für die Sie sich entschieden haben, auf ein Blatt Papier. Schneiden Sie jeden Begriff aus und kleben Sie einen auf jedes Puzzleteil. Teilen Sie den Kurs in Gruppen auf und geben Sie jeder Gruppe ein oder mehrere Teile. Bitten Sie die Gruppen, über den Inhalt des Teils oder der Teile und darüber zu diskutieren, wie er mit der Auswirkung der Alzheimer-Krankheit auf die pflegenden Angehörigen in Beziehung zu setzten ist. Bitten Sie einen Ehrenamtlichen am Ende der Diskussion vor die Klasse zu treten und das Teil zurück ins Puzzle zu setzen.

Verleugnen die Krankheit
Wütend
Traurig
Müde
Wollen sich immer noch selbst um die Pflege kümmern
Verlegen
Machen sich wegen der Vertraulichkeit sorgen
Anerkennend
Fürsorglich
Brauchen mehr Informationen/Seminare
Haben lange selbst für die Pflege gesorgt
Finanzieller Druck
Ihre Aufgabe kann durch Dienste erleichtert werden

Variation: Verwenden Sie die Begriffe zur allgemeinen Diskussion. Bitten Sie die Mitarbeiter, Zettel aus einem Hut zu ziehen und über den Begriff zu reden. Besprechen Sie echte Familiensituationen, die sie erlebt haben, und reden Sie über mögliche Lösungen.

Achtung: Weisen Sie darauf hin, dass jede Familie anders ist, wir aber versuchen sollten, sich in ihre Situationen hineinzuversetzen.

(Adaptiert aus *Putting The Pieces Together,* von Susan D. Berry, Beraterin und Ausbilderin für die Alzheimer-Krankheit, Warsaw, Indiana.)

Tool 10.6 Programmvorschlag: 25 Möglichkeiten, Familien stärker in Ihr Programm einzubinden

1. Bitten Sie sie, zu den Pflegeplan-Meetings zu kommen.
2. Schaffen Sie ein Beratungsgremium für Familien.
3. Weisen Sie sie bestimmten Personen für Einzelaktivitäten zu.
4. Kochen Sie für sie.
5. Laden Sie sie zu Festen, die unter einem Motto stehen, oder an Feiertagen ein.
6. Bitten Sie sie bei Ausflügen um ihre Hilfe.
7. Bilden Sie bei offiziellen Veranstaltungen der Stadt/Gemeinde oder bei einer Spendensammelaktion ein Team.
8. Bitten Sie sie, den Bewohnern ein Hobby oder eine besondere Fähigkeit vorzuführen und/oder darüber etwas zu erzählen.
9. Spielen Sie auf einem Instrument etwas vor oder begleiten Sie Gesang auf dem Klavier.
10. Reden Sie bei einer Personalsitzung über die Lebensgeschichte eines Angehörigen.
11. Bitten Sie sie, beim Pflanzen eines Gemüse- oder Blumengartens behilflich zu sein.
12. Laden Sie sie ein, an Kunstprojekten oder -aktivitäten teilzunehmen.
13. Bitten Sie sie, Mentor für eine Familie zu werden, die neu in der Einrichtung ist.
14. Bitten Sie sie, einer Person vorzulesen.
15. Laden Sie sie ein, an einer Grillparty oder einem Kaffeeklatsch teilzunehmen.
16. Laden Sie zum Nachmittags-Tee oder einer „Happy Hour" nach Dienstschluss ein.
17. Bitten Sie sie, dass sie ihren Wohltätigkeitsverein dazu bringen, sich an einem Projekt zu beteiligen.
18. Veranstalten Sie einen Tag unter dem Motto „Haustiere willkommen".
19. Stellen Sie das Gebäude für Treffen oder Proben der Stadt/Gemeinde zur Verfügung.
20. Bitten Sie sie, bei der Öffentlichkeitsarbeit mitzuwirken oder dem Pressesprecher zu helfen.
21. Organisieren Sie einen Maskenball, Zirkus oder ein besonderes Ereignis für die Kinder des Personals und der Familien.
22. Bitten Sie sie, auch an Geburtstagsfeiern für die Mitarbeiter, nicht nur für die Personen, teilzunehmen.
23. Laden Sie sie zu sportlichen Übungen und einem Fitnesstraining mit Bewohnern ein, die gut in Form sind.
24. Bitten Sie sie, für eine Person, die die gleiche Sprache spricht, zu übersetzen.
25. Bitten Sie sie, in Ihren Ausbildungsprogrammen zu lehren.

Tool 10.7 Programmvorschlag: Eine Informationszentrale für die Familien und das Personal schaffen

Verwenden Sie diese Liste, um eine Informationszentrale (diese kann auch nur aus einem Regal bestehen) für die Familien und das Personal zu schaffen.

Sie kann die folgenden Dinge enthalten:

Prospekte und Informationsblätter mit grundlegenden Fakten zur Demenz

Eine Liste örtlicher Selbsthilfegruppen

Eine Liste örtlicher Fachärzte für Geriatrie oder anderer Ärzte

Veröffentlichungen und Telefonnummern der Alzheimer Gesellschaft

Informationen, über die nächst gelegene Pathologie-Abteilung

Bücher, die man ausleihen oder kaufen kann

Ein Terminkalender mit Fortbildungen und Tagungen

Eine Liste von Zahnärzten, die Demenzpatienten behandeln

Eine Liste von Haushaltshilfen und ambulanten Pflegediensten

Informationen zur Rechtsberatung oder zu Vollmachten, Vormundschaften und Testamenten.

Eine Liste nahe gelegener Universitätskliniken oder Forschungszentren

Eine Liste potenzieller Betreuer oder Dienstleister, die ins Haus kommen

Telefonnummern von Organisationen, die Essen auf Rädern anbieten

Eine Liste von Seniorenzentren

Eine Liste von so genannten „Peer Counselors“ (Senioren beraten Senioren) oder anderen Diensten für psychosoziale Gesundheit

Die Telefonnummern von Seniorenschutzdiensten

Eine Liste von kirchlichen oder überkonfessionellen Ehrenamtlichen-Programmen

Die Telefonnummern der örtlichen telefonischen Seniorenberatung

Tool 10.8 Programmvorschlag: Tipps, wie man Familien dazu bewegt, Dienstleistungen in Anspruch zu nehmen

Familien warten oft lange, bis sie Dienstleistungen in Anspruch nehmen. Hier sind einige Tipps, wie Sie sicherstellen können, dass Ihr Best-Friends-Programm sein Bestes gibt, bedürftigen Familien zu erreichen und sie zur Inanspruchnahme häuslicher Dienste oder der Pflege in Tagesstätten zu bewegen oder die Anmeldung in einem Wohnheim zu erwägen.

Bewerten Sie Ihr Programm

Wenn Sie ein pflegender Angehöriger wären, der Hilfe braucht, wäre Ihr Programm hilfreich?

Sind die Öffnungszeiten angemessen (ist die Tagesstätte zum Beispiel nur vier Stunden pro Tag geöffnet, und schließt damit viele Berufstätige aus)?

Ist der Standort gut?

Haben Sie schon einmal an Öffnungszeiten am Abend oder am Wochenende gedacht?

Gibt es sonst noch etwas, das einer Inanspruchnahme im Weg stehen könnte?

Bewerten Sie Ihre Aktivitäten

Spricht das Beschäftigungsprogramm die Besucher an?

Würden die Mitarbeiter die Aktivitäten des Beschäftigungsprogramms selbst gern ausüben?

Bewerten Sie Ihre Materialien

Sind sie verständlich?

Gehen Sie mit multikulturellen Themen und dem Altern sensibel um?

Ist die Sprache zu anspruchsvoll oder besteht sie nur aus Fachvokabular?

Bewerten Sie, wie potenzielle Klienten persönlich oder am Telefon begrüßt werden

Wird dafür gesorgt, dass sie sich willkommen fühlen?

Verschreckt die Erwähnung des Wortes „Warteliste“ potenzielle Klienten?

Bewerten Sie die weiterführende Betreuung

Haben Sie ein System, mit dem Sie sich regelmäßig um potenzielle Klienten kümmern, die an Ihrem Programm Interesse haben?

Bewerten Sie den Nutzen

Betonen Sie den Nutzen des Programms für die Person? Das Erwähnen des Nutzens für den Angehörigen hat auch seinen Zweck, sollte aber sekundär sein.

Bewerten Sie den Umgang mit Vertraulichkeit

Sind potenzielle Klienten überzeugt, dass die Vertraulichkeit gewahrt bleibt?

Tool 10.9: Geschickter werden

Der Sinn dieser Übung ist es, mit einer Prise Humor zu zeigen, wie man etwas auf die falsche Art machen kann. Das ist aktives Lernen, bei dem wirklich etwas hängen bleibt, besonders wenn die Mitarbeiter sich freiwillig melden, um an den Rollenspielen teilzunehmen.

Die folgenden Aussagen geben Stereotype und Unwahrheiten über Demenz wieder. Diese Beispiele für „kein Geschick" können auf verschiedene Weise verwendet werden, um die Haltungen des Personals zu erkunden und die Lektionen dieses Kapitels zu vertiefen. Ziehen Sie die Beispiele aus einem Hut, um sie in der Gruppe zu diskutieren, oder lassen Sie sie in Rollenspiele einfließen. Bitten Sie das Personal, die Fehler zu kommentieren. Führen Sie dann ein Rollenspiel oder eine Diskussion zur richtigen Art durch. Wir besprechen die Kunst des Rollenspiels im Tool 2.11. Nutzen Sie Ihre Kreativität, um diese Beispiele für „kein Geschick" in „Geschick" zu verwandeln und dabei Spaß zu haben.

Familie spricht mit dem Personal

Können Sie mir versprechen, dass Sie meinen Mann zuerst baden und anziehen?

Was ist mit Herrn Giordellos Familie? Warum kommt sie nie zu Besuch?

Glauben Sie wirklich, dass George hier arbeiten sollte? Ich glaube nicht, dass er seine Arbeit gut macht.

Wer stiehlt Ihrer Meinung nach Mutters Socken? Ich kann nicht glauben, dass Sie so etwas zulassen!

Mutter sagt mir, dass Sie ihr heute nichts zu essen gegeben haben.

Personal spricht mit der Familie

Ich verspreche Ihnen, dass Ihr Vater dieses neue Zimmer bekommt. Ich werde mit dem Heimleiter reden.

Er will nie zur Physiotherapie gehen. Ich glaube auch nicht, dass sich das lohnen würde.

Wenn ich mir Harry so anschaue, bin ich sehr froh, dass ich mit dem Trinken aufgehört habe, bevor mich eine alkoholbedingte Demenz getroffen hat.

Wenn Sie wollen, dass Ihre Mutter weiterhin in die Tagesstätte kommt, könnte ich Ihnen zuhause nebenher ein paar zusätzliche Stunden anbieten.

Obwohl sie schon so lange hier ist, hatte ich keine Ahnung, dass sie früher Krankenschwester war. Jetzt, wo sie Alzheimer hat, spielt das wohl sowieso keine Rolle mehr.

Fazit

Ein Best-Friends-Programm ist nicht ohne Best-Friends-Personal möglich. Die wichtige Botschaft dieses Buchs ist, dass Programmgestaltung und Personalfragen unweigerlich miteinander verbunden sind. Dennoch zeichnet sich in der Literatur zur Langzeitpflege die Tendenz ab, dass man sich einerseits um die Verbesserung der Programmgestaltung und andererseits, unabhängig davon, um bessere Aus- und Fortbildung des Personals bemüht.

Wenn diese Bemühungen zur Unterstützung von Personen und Mitarbeitern verknüpft werden, kann eine fürsorgliche Gemeinschaft entstehen, die das Beste aus jedem ihrer Mitglieder herausholt. Dieser Wandel in der Pflegekultur kann durch die Einhaltung einiger einfacher Richtlinien erreicht werden:

- Investieren Sie in das Personal
- Behandeln Sie das Personal mit dem gleichen Respekt, den gute Pflegeprogramme ihren Bewohnern oder Tagesgästen entgegenbringen
- Nehmen Sie zur Kenntnis, dass das Personal den Wunsch hat, Teil einer Pflegegemeinschaft zu sein
- Geben Sie dem Personal die Hilfsmittel, die es braucht, um sich die nötigen Fertigkeiten für den Beruf und das Leben anzueignen
- Beteiligen Sie das Personal an Entscheidungen
- Nehmen Sie zur Kenntnis, dass Mitarbeiterführung für den Erfolg eines Programms essenziell ist
- Ermutigen Sie das Personal, sich mit den Bewohnern und Tagesgästen in Gruppen- und Einzelaktivitäten zu beschäftigen.
- Weisen Sie jedem Mitarbeiter einen guten Freund zu.

Investieren Sie in das Personal

Die gegenwärtige Personalknappheit hat leider nicht zu einem Anstieg der Löhne für Pflegekräfte geführt. Auch wenn höhere Löhne eine Herausforderung für viele Unternehmen wären, glauben wir, dass diese Mitarbeiter eigentlich ein angemessenes Gehalt verdient hätten. Viele Langzeit-Pflegeheime in Amerika stellen sich der Herausforderung und bieten eine Krankenversicherung, Kinderbetreuung, Transportmöglichkeiten und Unterstützungsprogramme für die Angestellten an. Die Alzheimer Gesellschaft in Santa Barbara (Kalifornien) hat sogar einen Verein für Pflegekräfte in der Langzeitpflege ins Leben gerufen, der soziale und berufliche Unterstützung bietet. Aufstiegsmöglichkeiten für Pflegekräfte werden ebenfalls diskutiert. Gruppen wie das Pioneer Movement (eine Bewegung, die sich die Veränderung der Kultur des Alterns zur Aufgabe gemacht hat) in Amerika entwickeln Methoden, herausragende Mitarbeiter zu belohnen und dazu zu bewegen, weiter im Bereich der Langzeitpflege tätig zu bleiben. Wir hoffen, dass gute Pflegekräfte weiterhin in der Praxis arbeiten, aber auch, dass viele der heutigen Best-Friends-Pfleger die Heimleiter oder Gesellschafter von morgen sein werden, wenn sie sich persönlich und beruflich weiterentwickeln.

Behandeln Sie das Personal mit dem gleichen Respekt, den gute Einrichtungen ihren Bewohnern oder Tagesgästen entgegenbringen

Best-Friends-Programmleiter verstehen, dass sie nicht die Mitarbeiter schlecht behandeln und dann erwarten können, dass diese die Bewohner oder Tagesgäste gut behandeln. Die Botschaft, dass die Mitarbeiter wichtig sind, muss von der obersten Führungsebene kommen und sich ihren Weg durch die Hierarchie nach unten arbeiten. Die Autoren stimmen den Ideen von Patricia Wesley zu, der Leiterin des Omahanui Private Hospital: „Ich behandle meine Mitarbeiter so, wie ich von ihnen erwarte, dass sie die Bewohner behandeln – ich kann gar nicht anders, und sie machen mich sehr stolz."

Nehmen Sie zur Kenntnis, dass das Personal den Wunsch hat, Teil einer Pflegegemeinschaft zu sein

Viele Menschen gehen in den Pflegebereich, obwohl sie nur gering entlohnt werden. Sie fühlen sich von dieser Art der Arbeit angezogen, weil die Beziehungen zu den Bewohnern und Tagesgästen ihr Selbstwertgefühl aufbauen und sie stolz machen. Die Pflegegemeinschaft eines Best-Friends-Programms kann eine „Zuflucht im Sturm" sein, ein Ort, an dem auch Mitarbeiter, die Schwierigkeiten im Privatleben haben, Erfolg haben können. Cynthia Belle, Beraterin und Ausbilderin in der Arbeit mit dementen Personen, dankt ihren Mitarbeitern oft für ihren Beitrag zur Pflegegemeinschaft: „Erkennen Sie, dass Sie durch Ihre Pflege den Schlüssel dafür in der Hand halten, dass der Weg der Person durch diese Krankheit erfolgreich verläuft und dass Sie deswegen seltene und besondere Menschen sind."

Geben Sie dem Personal die Hilfsmittel, die es braucht, um sich die nötigen Fertigkeiten für den Beruf und das Leben anzugeignen

Best-Friends-Mitarbeiter müssen Informationen über die Alzheimerkrankheit lernen, aber, was noch wichtiger ist, sie müssen Fertigkeiten erlernen und entwickeln. Ein Best-Friends-Programm hilft den Mitarbeitern zu wachsen und sich als Menschen und Fachkräfte zu entwickeln. Es bringt ihnen die Grundlagen der Demenzfürsorge bei und zeigt ihnen, wie sie den Personen, die sie pflegen, ein guter Freund sein können. Es vermittelt auch praktische Fertigkeiten für den Alltag wie Entschlossenheit, Konfliktlösungsstrategien und Einfühlungsvermögen.

Beteiligen Sie das Personal an Entscheidungen

Best-Friends-Mitarbeiter sind davon überzeugt, dass sie ein Mitspracherecht in ihrer Einrichtung und bei Entscheidungen haben, die ihre Arbeitserfahrung und die Personen betreffen, die sie pflegen. Wenn die Mitarbeiter zwar große Verantwortung, aber keine Einflussmöglichkeiten haben, sind Stress und Erschöpfung unvermeidbar. Wenn die Stimme eines Mitarbeiters gehört wird, verbessert das nicht nur die Arbeitsmoral, sondern sorgt auch dafür, dass gute Ideen zur Pflegeplanung und -durchführung nicht verloren gehen. Yvonne Smalls Prosper, die Pflegeplankoordinatorin des Fountainview Center, schreibt: „Seit die Pflegekräfte zu unseren Pflegeplan-Meetings kommen habe ich im Umgang mit unseren Bewohnern öfters Umarmungen, Unterhaltungen oder ein Lächeln beobachtet. Da die Mitarbeiter sich jetzt besser informiert und mehr eingebunden fühlen, können sie auch eine tiefere Verbindung mit den Bewohnern eingehen."

Nehmen Sie zur Kenntnis, dass Mitarbeiterführung für den Erfolg eines Programms wesentlich ist

Best-Friends-Mitarbeiter profitieren von einer starken, effektiven Führung. Wenn die oberste Führungsebene sich um eine Verbesserung der Qualität bemüht und die Vision hat, eine Pflegegemeinschaft zu schaffen, wirkt sich das auf alle positiv aus. Es inspiriert die Mitarbeiter dazu, mehr als nur das Minimum zu tun, das in ihrer täglichen Routine verlangt wird. Als die St. Basil's Homes ein Programm zur Qualitätsverbesserung in ihren Einrichtungen und Dienstleistungen einführten, wurden daran auch die Mitarbeiter, Familien und sogar die Mitglieder des Leitungsgremiums beteiligt. Dieser Vorgang zeigte, dass es entscheidend war, eine starke Führungsspitze zu haben, um Einfluss auf das Pflegepersonal zu nehmen.

Ermutigen Sie das Personal, sich mit den Bewohnern und Tagesgästen in Gruppen- und Einzelaktivitäten zu beschäftigen

Best-Friends-Mitarbeiter nehmen an Aktivitäten mit den Bewohnern oder Tagesgästen teil. Diese Beteiligung ist ein grundlegender Teil des Lebens in einer Gemeinschaft – das bedeutet, selbst einen Beitrag zu leisten und freundschaftliche Beziehungen zu Freunden und Nachbarn zu haben. Es ist entscheidend, dass die Programme dieses Konzept verstehen und übernehmen. Manche Heimleiter werden sich vielleicht gegen den Gedanken sträuben, einer Reinigungskraft, einem Gärtner oder Buchhalter Zeit zu geben, die sie mit den Gästen oder Bewohnern verbringen, anstatt sich um ihre üblichen Aufgaben zu kümmern, aber das ist genau der Grund, *warum* sie hier sind – um Programme aufzubauen, die den Personen und ihren Angehörigen nutzen. Wenn man Mitarbeitern, die nicht unmittelbar in der Pflege tätig sind, eine Chance zur Teilnahme gibt, bereichert das ihr Leben. Das wirkt sich positiv auf ihre Arbeitsmoral aus.

Weisen Sie jedem Mitarbeiter einen guten Freund zu

Best-Friends-Mitarbeiter engagieren sich für alle Personen gleichermaßen. Die Programme sollten auf dieses Engagement bauen, indem sie die Mitarbeiter dazu ermutigen, einen bestimmten Menschen zu „adoptieren“. Dies kann die Qualität der Pflege ungemein steigern. Es ist außerdem leicht und kostet praktisch nichts. Karen Wyan, Assistentin der Heimleitung im Laurel Heights Home for the Elderly, hat den Autoren geschrieben, dass alle ihre Mitarbeiter sich einen Bewohner als guten Freund ausgesucht haben: „Es ist wirklich schön zu sehen, dass wir uns nicht auf Bewohner mit der Alzheimerkrankheit beschränken. Jeder Bewohner braucht einen guten Freund.“

Das Best-Friends-Modell als Mittel zur Veränderung

Das Best-Friends-Modell wurde als Modellkonzept der Demenzpflege entwickelt. Das Ziel des Modells ist es, pflegende Angehörige und professionelle Pflegekräfte mit Geschick auszubilden. Die Person sollte von negativen zu positiven Gefühlen finden, wie in Kasten 1 abgebildet. Diese Veränderung kann nur vorübergehend sein, aber die Erfahrungen mit der personzentrierten Pflege geben Grund zu der Annahme, dass schwierige Verhaltensweisen reduziert werden und dass sich die Lebensqualität für Personen mit der Alzheimerkrankheit verbessert, wenn wir diese Momente zusammenfügen.

Das Best-Friends-Ausbildungs- und Entwicklungskonzept, wie es in diesem Buch skizziert wurde, kann eine ähnliche Wirkung auf das Personal haben. Auch die Mitarbeiter sollten von negativen zu positiven Gefühlen gelangen, wie in Kasten 2 gezeigt. Dies ist sicherlich ein längerer Prozess, aber die Pflegegemeinschaft kann ihnen dabei helfen.

Das Best-Friends-Konzept kann den Mitarbeitern helfen, Misserfolg in Erfolg zu verwandeln. Anders als die Veränderungen in Kasten 1 können die in Kasten 2 länger anhalten. Wenn ein Programmleiter seine Aufmerksamkeit einem Mitarbeiter schenkt anstatt nur der Person, kann das diesen Mitarbeiter zu Höchstleistungen anspornen. Dadurch kann die Stimmung der Mitarbeiter verbessert werden, und dies kann ihnen helfen, privat und beruflich zu wachsen. Es kann die Arbeitsleistung und die Pflegequalität verbessern. Besondere Aufmerksamkeit erzeugt bei den Mitarbeitern ein Gefühl von Erfüllung, Verbundenheit, Sinn, Klarheit und Erfolg.

Als die Autoren noch einmal auf die Interviews mit den Pflegern in Kapitel 2 zurückblickten, bemerkten sie, dass viele von ihnen in ihrem Leben schwierige Phasen durchgemacht hatten. Dies könnte zu der Folgerung führen, dass diese Menschen keine guten Mitarbeiter in der Langzeitpflege abgeben würden. Das Best-Friends-Modell der Personalentwicklung kann diesen Leuten jedoch eine Gelegenheit bieten, sich neue Fertigkeiten anzueignen und in eine Pflegegemeinschaft einzutreten. Es kann ihnen helfen, als Angestellte effektiver und erfolgreicher zu sein. Es kann ihnen auch dabei helfen, eine Karriere aufzubauen anstatt nur ihre Aufgabe auszuführen. Es kann ihnen helfen, als Menschen zu wachsen, und deshalb können sie den Personen, die sie pflegen, mehr bieten.

Bei anderen Mitarbeitern, einschließlich den Programmleitern, kann das Best-Friends-Modell die Arbeitsmoral stark verbessern und eine praktikable Grundhaltung für die Umsetzung fast aller Programme liefern. Die Entwicklung eines Best-Friends-Modells für das Personal kann darüber hinaus die Personalanwerbung und -bindung auf einem sehr schwierigen Arbeitsmarkt verbessern. Michael Livni, der Leiter des Serenity Nursing Home, bestätigt das. Das Best-Friends-Konzept hat ihn eindeutig persönlich und beruflich beeinflusst und unterstützt, und zwar im gleichen Maße wie seine Mitarbeiter. Das Modell verhilft nicht nur Personen, sondern auch Programmen zum Erfolg.

Barbara Susan Dicker, Team Facilitator einer Demenzpflege-Station im Carinya Village, Church of Christ Homes, Inc., Mt. Lawley, West Australien, hat den Autoren geschrieben, wie sich das Best-Friends-Modell auf ihr Programm ausgewirkt hat:

Der erfreulichste Aspekt des Best-Friends-Modells ist, dass das Team das Projekt wirklich im Griff hat und dass es uns und unseren Bewohner anscheinend nutzt. Wenn wir dabei Fehler machen, ist das auch in Ordnung, weil wir die Möglichkeit haben, unser Tun zu analysieren, etwas zu verändern und neue Strategien auszuprobieren. Wir hoffen, dass wir auf diese Art unsere

Einrichtung weiterhin von der Pflegestation, die sie einmal war, in eine echte Pflegegemeinschaft von Freunden umwandeln können.

Hier ist noch ein Beispiel:

Im Karrington Cottages begleitete eine junge Pflegekraft eine Bewohnerin in ihr Zimmer, um sie ins Bett zu bringen. Als sie zum Zimmer der Bewohnerin gingen, bestand die Frau darauf, dass sie die Pflegerin ins Bett bringen wollte. Sie sagte, sie müsse das tun, bevor sie selber ins Bett gehen könne. Die Pflegekraft dachte nicht lange nach, ging in ein leeres Zimmer, legte sich ins Bett und erlaubte der Bewohnerin, sie für die Nacht zuzudecken. Die Person ging dann in ihr eigenes Zimmer, und ein anderer Mitarbeiter half ihr ins Bett.

Diese Pflegerin mit Geschick war der Bewohnerin eine wirklich gute Freundin, indem sie ihr die Erinnerung an die Behaglichkeit ihres Zuhauses, die Zeit, als sie ihre eigenen Kinder zudeckte, und den Kuss, den sie ihnen immer auf ihre Stirn gab, ermöglichte. So können ein Best-Friends-Programm und eine neue Pflegekultur beginnen, mit einer einzigen Mitarbeiterin, die einen kleinen Schritt macht und so ihre Art, etwas zu tun, verändert.

Danksagungen

Die Autoren danken den folgenden Einrichtungen für die Geschichten und Materialien, die sie zu diesem Buch beigetragen haben: ADCare, LifeSpan Services Network, Inc.: Betty Woolslayer, Barri Dymott, Pam Richards; Alzheimer's Care at Aspen Ridge: Gail Gardiner, Susan Maxwell Jones; Alzheimer's Four Seasons: Dana E. Newquist; The Breckenridge: Solomon Lee Van Meter, Marie B. Smart; Care Club of Collier County, Inc.: LuAnne Dupree Wahlstrom, Terry Elder; Carilion Adult Day Center: Carla Groff; Carinya Village Nursing Home, Churches of Christ Homes and Community Services, Inc.: Lesley Polmear, Barbara Susan Dicker; Christian Health Center, Christian Church Homes of Kentucky: Jerry Rogers; Christiana Care, Visiting Nurse Association, Evergreen Center I, Alzheimer's Day Treatment Program: Cheryl T. Weidemeyer, Carol M. Shelly; Eden Pines: Hannah Herward; Encore Senior Living Rediscovery™ Program: Delores M. Moyer; The Fountains Continuum of Care, Inc.: Diane Will, Robin Henson; The Fountainview Center for Alzheimer's Disease: William M. Small, Jr., Linda Kimball, Kay Lloyd, Vioris Thomas, Yvonne Prosper, Mariegold Brown, Susan W. Muse, Stacy Colna, Shirley Miller, Janice Makonnen, Ann M. Helmly, Martha Shattuck, Deanna R. Pham; Friendship Adult Day Care Center: Heidi S. Holly; Haven Nursing Center: Jennifer Raeis; Helping Hand Day Center, Lexington/Bluegrass chapter, Alzheimer's Association: Tonya M. Tincher, Gwen Hutchinson, Laurie Simpson; Heritage Court, The Samarkand Retirement Community: Steven Paul Anderson, Ann Cox, Val Maxey; The Homestead, Hennis Care Center of Bolivar: Davis Hennis, Steven Pleili, Kari Staron; Hotel Pawnee, A Retirement Residence, the Urban Group: Bob und Alyce Parsons; Karrington Cottages, a Sunrise Assisted Living Community: Linda R. O'Connor, Barbara Lawrence; Laurel Heights Home for the Elderly: Kathey Young, Karen Wyan, Buffey Nichols, Carol Miller, Laura Stewart, Irene Brummett, Dorothy Bailey, Carol Gregory, Milton Kidd, Beulah Lincks, Jennifer Callansa, Candy Smith, Tracy Brown, Wilma McDowell; Leena's Home (Leenankoti): Leena Qvick, Paivi Voutilainen; Legacy St. Aidan's Place Daycare: Terrye Alexander; Liberty Commons Assisted Living, Liberty Healthcare Management Services, Inc.: Cindy Stancil; Margolic Psychogeriatric Center, Tel Aviv Medical Center: Debi Lahav; The Olive Branch Senior Care Center: Mary Jane Eiland; Omahanui Private Hospital: Patricia Wesley, Glennie Muir; Pinegrove Special Care, Vista Del Monte: Jeanne M. West, Rosemarie Harris; Porterville Senior Day Care: Cherie Taylor; Riverside Adult Day Program, Christiana Care Health Services: Gayle Pennington; St. Basil's Homes: Judith Montano, Sue Haroulis, Margaret Ryan; Serenity Nursing Home: Michael Livni; Sunshine Terrace Adult Day Center: Bonnie Baird Smith; Toca das Horttensias: Lilian Alicke; Villa Alamar: Bernard MacElhenny, Jr., Jackie Marston, Barbara Garman; Villa Bella Residential Alzheimer's Care Center: Ray und Faith Stazzoni, Tom Henry; The Wealshire: Carly R. Hellen; Wellington Parc of Owensboro: Holly Cecil, Susan Cecil, Stephanie K. Wilkerson; West Park Long Term Care Center: Jeanne Kaiser, Gerry Jenson, Kelli Martin, Lisa Snyder.

Die Autoren danken auch folgenden Personen, die in den Bereichen Alzheimer-Pflege und damit verbundene Dienstleistungen arbeiten, für ihre Beiträge zu diesem Buch: Joyce Beedle, Cynthia Belle, Susan D. Berry, Linda Blair, Elizabeth C. Brawley, Carole A. Bromgard, Dee Carlson, Leslie Congleton, Barbara Susan Dicker, Deborah Dunn, Mynga Futrell, Meredith Gresham, Lisa Gwyther, Carly R. Hellen, Robin Hamon Kern, Kathy Laurenhue, Cindy Lynch, Debbie McConnell, Briana Melom, Susan Peters Rachal, Joanne Rader, Carolyn Read, Lynn Ritter, Beverly Sanborn, Vicky L. Schmall, Dorothy Seman, Marie B. Smart, Beth Spencer, Virginia M. Sponsler, Tonya M. Tincher und Jitka M. Zgola. Robert Barrett, Ph.D. und Robert Harbaugh, M.D. muss für ihre Hilfe mit Kapitel 3 gedankt werden.

Es wird den folgenden Kollegen der Senior and Disabled Services Division, State of Oregon, gedankt, die Teil einer landesweiten Initiative zur Übernahme des Best-Friends-Modells durch pflegende Angehörige waren: Megan Hornby, Kathryn Labadie, Anne Laporte, Rita Litwiller, Allison McKenzie, Linda Nickolisen, Wendy Samples und Gini Shaw von der Initiative „State of Oregon Dementia Education".

Schließlich noch ein paar persönliche Danksagungen:

Von beiden Autoren – Danke an unsere langjährigen Unterstützer Elayne Brill, Claire Macfarlane und Maggy Patterson, sowie an unsere zuständige Redakteurin bei Health Professions Press, Mary Magnus, für ihre Unterstützung und Betreuung bei diesem Projekt. Wir bedanken uns auch bei unseren vielen Freunden und Kollegen im Netzwerk der ganzen Alzheimer Gesellschaft der Vereinigten Staaten und bei Alzheimer's Disease International.

Von Virginia Bell – Danke an den Vorstand und das Personal der Lexington/ Bluegrass-Ortsgruppe der Alzheimer Gesellschaft, an die Präsidentin Kathy Riley und die Mitarbeiter Michael Smith, Tonya Tincher, Helen Kientz, Gwen Hutchinson, Laurie Simpson und Ron Alpern; an die ehrenamtlichen Mitarbeiter des Helping Hand Day Center; an meinen Mann Wayne und die Kinder, Enkel und Urenkel.

Von David Troxel – Danke an den Vorstand und das Personal der Santa Barbara-Ortsgruppe der Alzheimer Gesellschaft, an den Präsidenten Lawrence Sorensen und die Mitarbeiter Marge Collins, Deborah Dunn, Debbie McConnell, Cindy Matsumura, Judy J. Miller, Cynthia Thompson, Dianne Timmerman, Anna Marie Weiner und Donna Wick; an meine Eltern Fred und Dorothy Troxel, Harold und Joan Jorgensen, und Ronald Spingarn.

Literatur

Verwendete Literatur

Alzheimer's Association. (1995a): Activity Programming for persons with dementia: A sourcebook. Author, Chicago
– (1995b): Terms and tips: An Alzheimer's care handbook (Publication No. PF303Z). Author, Chicago
– (1996): Is it Alzheimer's? Warning Signs You Need to Know. (Publication No. PR301Z. Author, Chicago
– (1997): Key elements of dementia care. Autor, Chicago
Beedle, J. (1990): The care book: A workbook for caregiver peace of mind. Portland, OR: Lady Bug Press
Bell, V., Troxel, D. (1999): Another face of Alzheimer's disease. American Journal of Alzheimer's Disease, 14(1), 60–64
–, – (2004): Richtig helfen bei Demenz. Ernst Reinhardt, München/Basel
Berman, K. (Hg) (1996): Friendship. Kansas City, MO: Ariel Books/Andrews-McMeel
Fagan, R. M., Williams, C. C., Burger, S. G. (1997): Meeting of Pioneers in Nursing Home Culture Change, Final report, Rochester, NY
Hellen, C. R. (1998): Alzheimer's disease: Activity-focused care. Woburn, MA: Butterworth-Heinemann.
Kitwood, T., Breden, K. (1992): Person to person: A guide to the care of those with failing mental powers. Loughton, England: Gale Centre Publications.
Massachusetts Mutual Insurance Company survey. (1990) (winter/spring). Newsweek Special Edition.
Newstrom, J., Scannell, E. (1989): Games trainers play.: McGraw-Hill, New York
Rader, J. (1995): Individualized dementia care: Creative, compassionate approaches. Springer Publishing, New York
Rochester (MN) Post Bulletin (1998): Nursing Assistant Shortage hits hard: Area suffers as nursing home beds go empty., 15. Dezember
Seman, D., Stansell, J. (1995): Activity programming for persons with dementia: A sourcebook. Chicago: Alzheimer's Disease & Related Disorders Association, Inc.)
Zgola, J. M. (1999): Care that works. A relationships approach to persons with dementia, The John Hopkins University Press, Baltimore

Videos

My Challenge with Alzheimer's Disease (1996), Terra Nova Films, Chicago
Helping Hand Day Center (1997): Best friends. Health Professions Press

Literaturempfehlungen

Alzheimer Europe (Hrsg.) (1999): Handbuch der Betreuung und Pflege von Alzheimer-Patienten. Thieme, Stuttgart

Avadian, B. (2001): Die Zeit mit dir. Lübbe

Bauer, J. (1994): Die Alzheimerk-Krankheit. Neurobiologie, Psychosomatik, Diagnostik und Therapie. Schattauer, Stuttgart

Bell, V., Troxel, D. (2004): Richtig helfen bei Demenz. Ernst Reinhardt, München/Basel

Beyreuther, K., Einhäupl, K. M., Förstl, H., Kurz, A. (Hg.) (2002): Demenzen. Grundlagen und Klinik. Thieme, Stuttgart

Buijssen, H. (2003): Demenz und Alzheimer verstehen - mit Betroffenen leben. Ein praktischer Ratgeber. Beltz, Weinheim

– (1997): Senile Demenz. Eine praktische Anleitung für den Umgang mit Alzheimer-Patienten. Beltz, Weinheim

Bundesministerium für Gesundheit und Soziale Sicherung (2003): Wenn das Gedächtnis nachlässt. Ratgeber für die häusliche Betreuung demenzkranker älterer Menschen. Berlin

Dürrmann, P. (Hrsg.) (2001): Besondere stationäre Dementenbetreuung. Vincentz Verlag, Hannover

Feil, N. (2004): Validation in Anwendung und Beispielen. Der Umgang mit verwirrten alten Menschen. 4. Aufl., Ernst Reinhardt, München/Basel

– (2002): Validation. Ein Weg zum Verständnis verwirrter alter Menschen. 7. Aufl., Ernst Reinhardt, München/Basel

Flensburger Hefte (1996): Gedächtnis und Erinnerung. Flensburger Hefte Verlag, Flensburg

Förstl, H. (2003): Antidementiva. Urban & Fischer, Stuttgart

Füsgen, I. (2001): Demenz. Praktischer Umgang mit der Hirnleistungsstörung. 2. Aufl. Urban & Vogel, München

Hampel, H., Padberg, J., Möller, H. J. (2003): Alzheimer-Demenz. Klinische Verläufe, diagnostische Möglichkeiten, moderne Therapiestrategien. Wissenschaftlicher Verlagsgesellschaft, Stuttgart

Kitwood, T. (2002): Demenz. Der person-zentrierte Ansatz im Umgang mit altersverwirrten Menschen. Hans Huber, Bern

Powell, J. (2003): Hilfen zur Kommunikation bei Demenz. Kuratorium Deutsche Altershilfe - Wilhelmine-Lübke-Stiftung, Köln

Schützendorf, E. (2004): Das Recht der Alten auf Eigensinn. Ein notwendiges Lesebuch für Pflegende und Angehörige. 3. Aufl., Ernst Reinhardt, München/Basel

Wächtler, C. (Hrsg.) (2003): Demenzen. Frühzeitig erkennen, aktiv behandeln, Betroffene und Angehörige effektiv unterstützen. Thieme, Stuttgart

Videos

Feil, N., Feil, E. (2001): Zwei Lehrfilme zur Validation. Ernst Reinhardt, München/Basel

–, – (2000): Auf de Suche nach Gestern. Ernst Reinhardt, München/Basel

–, – (2000): Lebe Dein Alter. Ernst Reinhardt, München/Basel

–, – (2000): Myrna – desorientiert und unglücklich. Ernst Reinhardt, München/Basel

Sachregister

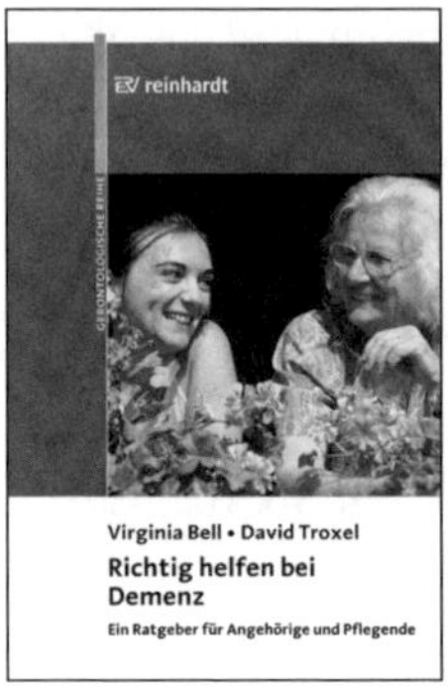

Ein Ratgeber für Angehörige und Pflegende

Aus dem Amerikanischen von Andreas Wimmer

(Reinhardts Gerontologische Reihe; 28)

2004. 257 Seiten. 12 Abb. (3-497-01694-2) kt

Virginia Bell/David Troxel
Richtig helfen bei Demenz

Wenn der vertraute Boden alltäglicher Kenntnisse und Fähigkeiten zunehmend brüchig wird, reagieren Menschen mit beginnender Demenz oft verunsichert, ängstlich, misstrauisch, depressiv oder auch zornig. Wer einen verwirrten Elternteil oder Partner pflegt, weiß, wie zermürbend und belastend die tägliche Betreuung sein kann. Rätselhafte Verhaltensweisen wie nächtliches Umherirren oder Weglaufen machen den gemeinsamen Alltag schwierig. Auch professionelle Pflegekräfte sind im hektischen Pflegealltag mit Demenzpatienten schnell am Ende ihrer Kräfte. Solange Medikamente noch nicht heilen, kann man nur mit psychosozialen Maßnahmen die Lebensqualität für Kranke und Pflegende verbessern.
„Richtig helfen bei Demenz" gibt Angehörigen und Pflegenden neuen Mut: Es zeigt, wie man die Lebensqualität für die Betroffenen verbessern und mit schwierigen Verhaltensweisen umgehen kann. Dabei vermitteln die Autoren eine Grundhaltung von Vertrauen, Wertschätzung und Optimismus. Der Helfer lernt, wie er für den Erkrankten trotz fortschreitender Persönlichkeitsveränderung Vertrauensperson („Best Friend") wird oder bleibt, die ihm im Alltag beisteht, ihn ermutigt, Freude mit ihm teilt und der er ohne Scham sein Herz ausschütten kann. Anhand von Fallbeispielen wird gezeigt, wie man Demenz-Patienten in Phasen der Trauer, Angst oder Wut beistehen kann. Das Buch gibt außerdem zahlreiche Tipps, wie man zentrale Lebensthemen aufspürt und in der Vertrauensbeziehung fruchtbar macht.

Naomi Feil
Validation

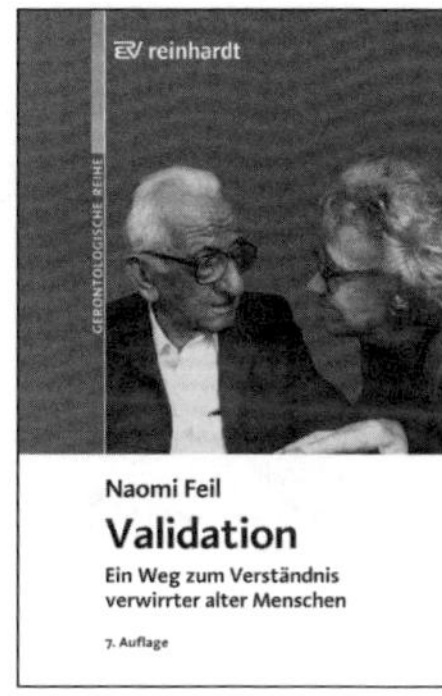

Dieses Buch ist die ideale Einführung für alle, die Validation für die Arbeit mit altersverwirrten Menschen kennen lernen wollen.

Eine Demenzerkrankung beginnt meist mit Orientierungsproblemen, steigert sich über Ruhelosigkeit und zeitliche Verwirrung bis hin zum völligen Pflegefall. Diese Phasen unterteilt Naomi Feil in die Stadien der Desorientierung. Für jedes Stadium hat sie optimale Pflegevorschläge entwickelt, die dem Pflegenden die Arbeit erleichtern. Zahlreiche Arbeitsblätter und Checklisten erleichtern das Aufstellen eines individuellen Pflegeplans. Das Buch ist ein unverzichtbarer Leitfaden für alle, die mit der Behandlung und Betreuung desorientierter alter Menschen betraut sind.

Aus dem Inhalt

Was ist Validation: Grundprinzipien. Die Gründe für die Desorientierung. Wer sind die desorientierten, sehr alten Menschen? Diagnose Demenz. Die Validations-Anwender/innen. Forschungsergebnisse
Die vier Stadien der Desorientierung
Die Anwendung individueller Validation
Validations-Gruppen: Funktionsweise einer Validations-Gruppe. Validations-Gruppen im Vergleich mit anderen Gruppen. Validation in Institutionen. Beurteilung wahrnehmbaren Verhaltens. Unterschiede zwischen seniler und präseniler Demenz. Arbeitsplan für individuelle Validation. Lebensgeschichte und grundlegendes Verhalten. Auswahl der Mitglieder einer Validations-Gruppe

Ein Weg zum Verständnis verwirrter alter Menschen

Aus dem Amerikanischen übersetzt von Andrea Marenzeller

(Reinhardts Gerontologische Reihe; 16)

7. Auflage 2002
133 Seiten. 5 Abb.
2 Tab.
(3-497-01633-0) kt

Ernst Reinhardt Verlag • München Basel
E-Mail: info@reinhardt-verlag.de
http://www.reinhardt-verlag.de

reinhardt

Naomi und Ed Feil
Zwei Lehrfilme zur Validation

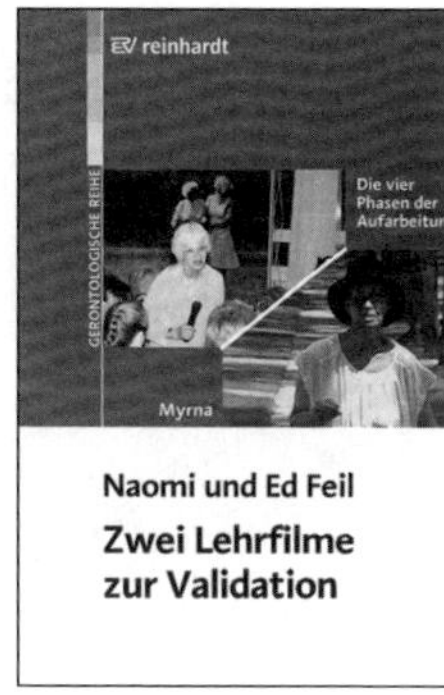

Die Videofilme von Naomi und Ed Feil demonstrieren eindrucksvoll die Möglichkeiten und Anwendungen der Validation.

In den meisten Fällen spielt Naomi Feil selbst die verwirrte Person, die durch eine Betreuerin entsprechend validiert wird. Da einerseits die praktische Umsetzung der Validation vorgeführt wird, andererseits aber auch auf die Theorie eingegangen wird, eignen sich diese Videos sowohl für die persönliche Weiterbildung als auch für den Einsatz in der institutionellen Fortbildung.

Dieses Lehrvideo eignet sich für den Unterricht in Validation. Es enthält zwei Filme: „Die vier Phasen der Aufarbeitung" (8 Min.) und „Myrna" (26 Min.).
Der erste Film ist ideal für einen Einstieg in die Validation. Naomi Feil erklärt darin die vier Phasen von der ersten, leichten Desorientierung bis hin zur Phase des Vegetierens. Sie spielt typische Szenen vor. Der zweite Film enthält eine durchgehende Geschichte: Naomi Feil spielt eine alte Frau namens Myrna, die zunehmend verwirrter wird. Myrna hat das Glück, auf die Betreuerin Sally zu treffen, die die Validationsmethode auf beeindruckende Weise anwendet und erklärt.

Die vier Phasen der Aufarbeitung (8 Min.). Myrna (26 Min.).

(Reinhardts Gerontologische Reihe; 26)

2001. VHS-Video
34 Minuten
Mit dt. Untertiteln
(3-497-01590-3)

Ernst Reinhardt Verlag • München Basel
E-Mail: info@reinhardt-verlag.de
http://www.reinhardt-verlag.de

reinhardt

Karl-Heinz Menzen
Kunsttherapie mit altersverwirrten Menschen

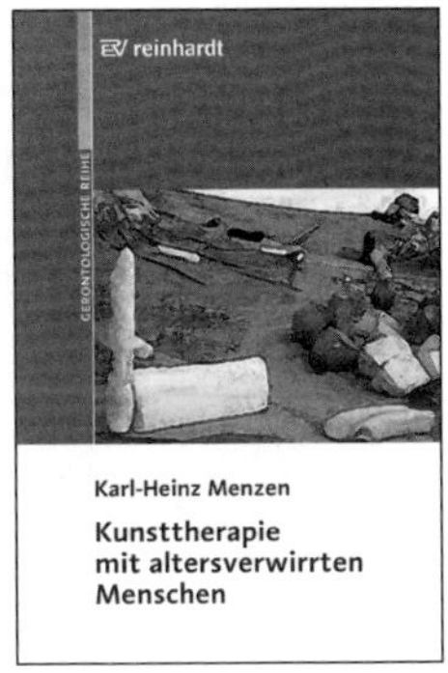

Will man den fortschreitenden Abbau geistiger Fähigkeiten bei Demenz eindämmen, muss man die noch vorhandenen fördern. Kunsttherapie eignet sich dafür besonders gut, da sie den Menschen mit allen seinen Sinnen anspricht. Beim Sehen, Tasten, Riechen, Malen und Hantieren werden Erinnerungen an die Kindheit, Familie, Freunde, den Beruf wachgerufen. Verloren geglaubte Kenntnisse können wieder zu Tage treten und stärken nicht nur Denken und Orientierung, sondern auch das Selbstwertgefühl. Der Autor stellt die aktuellen Forschungsergebnisse zu Ursachen und Entwicklung der kognitiven, emotionalen und psychosozialen Beeinträchtigungen bei Demenz zusammen. Auf dieser Grundlage entwickelt er Themen und Methoden, mit welchen man Demenzpatienten kunsttherapeutisch fördern kann. Gemeinsam lassen sie Bildwelten entstehen, die die verwirrten Menschen aus ihrer krankheitsbedingten Isolation locken können.

Mit vielen praktischen Vorschlägen, die sich in Altenpflegeheimen, Tagesstätten und in der Gerontopsychiatrie leicht umsetzen lassen!

(Reinhardts Gerontologische Reihe; 30)

2004. ca. 180 Seiten. Zahlr. Abb. (3-497-01702-7) kt

Ernst Reinhardt Verlag • München Basel
E-Mail: info@reinhardt-verlag.de
http://www.reinhardt-verlag.de

reinhardt

Wilhelm Stuhlmann
Demenz – wie man Bindung und Biographie einsetzt

(Reinhardts Gerontologische Reihe; 33)

2004. ca. 150 Seiten. ca. 11 Abb. ca. 4 Tab. (3-497-01724-8) kt

Wie kann man dementen Menschen Sicherheit geben? Indem man auf Ressourcen in ihrer Biografie zurückgreift. Dazu gehört vor allem Bindung, d. h. die innige Beziehung zu vertrauten Personen. Positive Bindungserfahrungen geben dem Demenzkranken Sicherheit in einer Welt, in der er sich immer weniger auf seine Fähigkeiten verlassen kann. Anschaulich erklärt der Autor, wie man Bindungserfahrungen und andere biographische Ressourcen in der Arbeit mit Demenzkranken einsetzt. Anhand zahlreicher Fallbeispiele zeigt er, wie sich Bindungsstörungen auf die Krankheitsbewältigung auswirken und wie man schützende Faktoren in der Biographie des Kranken aufspürt. Er gibt einen Überblick über Pflegeansätze bei Demenz und macht deutlich, wie sich Bindung in die Praxis einzelner Verfahren integrieren lässt. Gezeigt wird außerdem, wie Pflegende aus eigenen Bindungsressourcen Kraft schöpfen können.
Mit einem Glossar der Fachbegriffe und einem Leitfaden zur Ermittlung des Bindungsverhaltens.

Maria Langfeldt-Nagel
Gesprächsführung in der Altenpflege

Lehrbuch

(Reinhardts Gerontologische Reihe; 32)

2004. ca. 270 Seiten. ca. 20 Abb. ca. 7 Tab. (3-497-01720-5) kt

Das Gespräch gehört zu den wichtigsten Aufgaben der Altenpflege. Wie kann man sich in alte Menschen einfühlen, wie sie verstehen ? Wie kann man mit dementen oder depressiven alten Menschen umgehen, wie auf aggressives Verhalten reagieren? Im Team wird besprochen und informiert. Wie kritisiert man, ohne zu verletzen? Wie bewältigt man Konflikte? Wie berät man Angehörige? Wie erkennt man krisenhafte Entwicklungen und welche Unterstützung kann man geben, um sie zu verhindern?
Die Autorin zeigt, wie Kommunikation auch in der Hektik des Alltags gelingen kann. An Fallbeispielen wird demonstriert, wie sich unterschiedliches Gesprächverhalten auswirkt, und wie man geeignete Strategien von ungeeigneten unterscheiden kann. Die Arbeit im Heim wird dabei ebenso berücksichtigt wie die des ambulanten Dienstes.
Das Buch deckt wichtige Lernfelder der Altenpflegeausbildung in Deutschland, Österreich und der Schweiz ab. Es enthält zahlreiche Übungsaufgaben und Anregungen zur vertiefenden Diskussion.
Ein grundlegendes Lehrbuch für die Altenpflegeausbildung.

Wolfgang George / Ute George
Angehörigenintegration in der Pflege

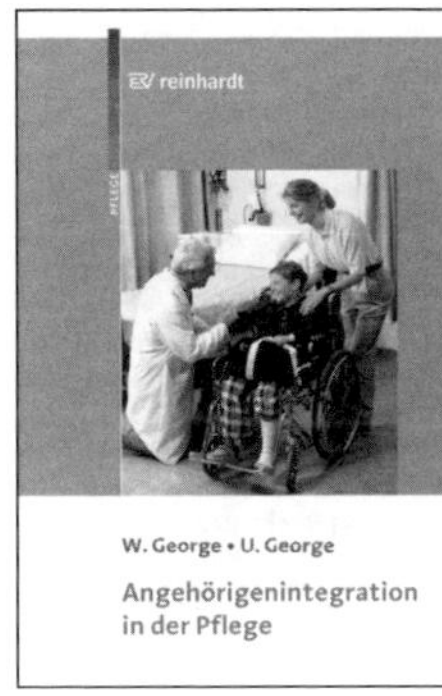

Sie stellen lästige Fragen, nehmen Zeit und Geduld in Anspruch und kritisieren, sie wollen aufgeklärt, beruhigt, getröstet und unterstützt werden: Die Angehörigen von Patienten kommen im hektischen Klinikalltag oft zu kurz. Dabei spielen gerade sie für die Genesung des Patienten eine herausragende Rolle: Sie sind Ko-Pfleger, aufmerksame Beobachter der Krankheitsentwicklung, Terminmanager und psychische Stütze zugleich.
In der professionellen Pflege hat man diesen Stellenwert erkannt und bemüht sich zunehmend um eine adäquate Integration der Angehörigen im Gesundheitswesen. Dieses Buch zeigt fachlich fundiert und praxisnah, wie die einzelnen Berufsgruppen im Gesundheitswesen die Angehörigenintegration verbessern können. Dabei werden die einzelnen Schritte im Versorgungsprozess untersucht: Vom Erstkontakt über Informations-, Beratungs- und Konfliktgespräche bis hin zur Rückkehr des Patienten ins eigene Heim bieten sich zahlreiche Möglichkeiten, Angehörige sinnvoll einzubinden und damit Genesung und Wohlbefinden des Patienten zu fördern. Besonderen Herausforderungen wie der Sterbebegleitung, Intensivstation oder der Situation von Eltern erkrankter Kinder wird ebenfalls Rechnung getragen. Diskutiert werden außerdem die Angehörigenintegration als Unterrichtsthema in Ausbildung und Lehre und die Konsequenzen für ein Qualitätsmanagement im Gesundheitswesen.
Mit Literaturempfehlungen, Glossar und Schlüsselbegriffen am Ende jedes Kapitels – besonders für Ausbildung und Studium geeignet!

Unter Mitarbeit von
Y. Bilgin,
G. Dannenmaier,
G. Drouven,
W. Hargens

Mit einem Vorwort von U. Prümel-Philippsen

2003. 262 Seiten.
9 Abb. 41 Tab.
(3-497-01676-4) kt

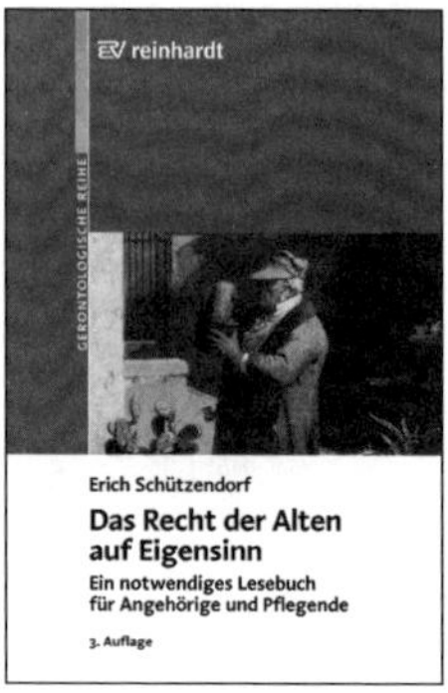

Erich Schützendorf
Das Recht der Alten auf Eigensinn

Ein unkonventionelles Buch erwartet seine Leser. Es gibt nichts Schwierigeres als Beziehungen, heißt es gemeinhin. Am schwierigsten aber sind Beziehungen zu Menschen, die sich nicht mehr an die Verhaltensregeln der Erwachsenenwelt halten können, die von Normen abweichen und den Ausdruck ihrer Freuden, Ängste, Phantasien, Bösartigkeiten und Gelüste (die wir alle haben) nicht mehr kontrollieren können. Der Autor eröffnet ungewohnte Sichtweisen, indem er vertraute Reaktionsformen von Angehörigen und Pflegenden in Frage stellt und Vorschläge für andere Formen des Umgangs anbietet. Mit viel Verständnis und Nachsicht für die menschlichen Schwächen beider Seiten werden Wege zu einem gelassenen und entlastenden Umgang mit den „starrsinnigen Alten" aufgespürt. Dabei erhebt der Autor an keiner Stelle den Zeigefinger. In so manchen Beispielen aus der Praxis der Altenpflege wird sich der Leser mit einem Lächeln selbst wieder erkennen.

Ein notwendiges Lesebuch für Angehörige und Pflegende

(Reinhardts Gerontologische Reihe; 13)

3. Auflage 2004
228 Seiten. 8 Abb.
(3-497-01662-4) kt

reinhardt

Ernst Reinhardt Verlag • München Basel
E-Mail: info@reinhardt-verlag.de
http://www.reinhardt-verlag.de